DIE HYSTERIE

VON

PROFESSOR DR. **M. LEWANDOWSKY**
IN BERLIN

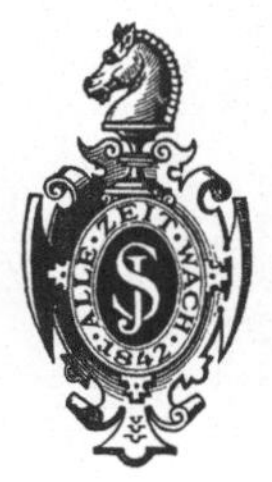

BERLIN

VERLAG VON JULIUS SPRINGER

1914

ISBN 978-3-642-90038-9   ISBN 978-3-642-91895-7 (eBook)
DOI 10.1007/978-3-642-91895-7

SONDERABDRUCK AUS
HANDBUCH DER NEUROLOGIE, BAND V.

Inhaltsverzeichnis.

Geschichtliche Einleitung.

Hysterie gab es sicherlich schon längst, ehe das griechische Wort gebildet wurde, das in so merkwürdiger Art die Krankheit mit dem weiblichen Geschlechtsorgan verknüpft. Nicht nur, weil der Uterus als der Sitz der Hysterie galt, mußte die Hysterie nun fast zwei Jahrtausende dunkel und unbestimmt bleiben; auch die physiologisch-pathologischen Kenntnisse wurden ja bekanntlich erst im 19. Jahrhundert so weit entwickelt, daß eine Grundlegung der Geistes- und Nervenkrankheiten durch sie möglich war. Aber auch die rein klinisch symptomatologische Forschung hat es bis fast in die Neuzeit hinein zu keiner nur halbwegs zureichenden und brauchbaren Bestimmung der Hysterie gebracht. Nicht nur, daß die Herausarbeitung der organischen und funktionellen Nervenkrankheiten ja ganz neuen Datums ist, und daß ohne diese moderne Entwicklung eine praktische Definition der Hysterie im Einzelfalle uns heute ebenso unmöglich erscheint, wie etwa dem modernen Chirurgen die Chirurgie ohne die Voraussetzung der Asepsis. Auch innerhalb des Kreises dessen, was wir heute mehr weniger genau als „Neurosen" bezeichnen, war nicht nur eine Unterscheidung von der erst im 19. Jahrhundert abgegrenzten Neurasthenie unmöglich; gerade im Altertum wurde viel der Hysterie Zugehöriges der Epilepsie zugezählt, und Gilles de la Tourette macht mit Recht die Bemerkung, daß die Epilepsie ihren heiligen Charakter (morbus sacer) zum großen Teil sicherlich der Beobachtung von Hysterischen verdankt. Gerade die großen Zeugen der hysterischen Veranlagung im Mittelalter, die Besessenheit und die Wunder, sind erst viel später in ihren Beziehungen zur Hysterie gewürdigt worden[1]. Dem Zeitgenossen, der etwa hier von Hysterie zu sprechen gewagt hätte, wäre es wohl nicht gut ergangen. Erst im 19. Jahrhundert haben zuerst Piorry, dann Gendrin und Briquet die hysterischen Anästhesien beschrieben. Daß man sich dem Problem der Hysterie nach keiner Richtung nähern konnte, solange man die Krankheit von dem Uterus abhängig machte, und sie demgemäß nur beim weiblichen Geschlecht fand, ist wohl die Hauptursache der völligen Unfruchtbarkeit, die so die Lehre von der Hysterie bis in das 17. Jahrhundert hin auszeichnet. Es ist demnach kein Zufall, daß der erste, der die Hysterie nicht nur beim Weibe, sondern auch beim Manne fand, Carolus Piso (Charles Lepois), 1618 zugleich sie als

---

[1] Vgl. speziell Charcot et Richer, Les démoniaques dans l'art; Paris 1887 vgl. auch schon bei Briquet 1859, S. 268 ff.

eine Nervenkrankheit erklärte, womit dann in gewissem Sinne der Beginn der modernen Erforschung der Hysterie gegeben ist. Gegen Ende des 17. Jahrhunderts trat bekanntlich insbesondere Sydenham und auch Willis der Lehre von Ch. Lepois bei. Nach Gilles de la Tourette ist die Arbeit von Sydenham jedoch erst von Briquet 1856 in ihrem vollen Werte gewürdigt worden. Die anderthalb Jahrhunderte von Sydenham bis Briquet hatten nicht nur keinen Fortschritt gebracht, sondern immer wieder wurde versucht, die Hysterielehre auf den Standpunkt des Altertums zurückzuschrauben, indem man die Erkrankung wieder auf das weibliche Geschlecht beschränkte, und indem man die klare objektive Beobachtung von Lepois und Sydenham durch eine mit unklaren und falschen naturwissenschaftlichen bzw. naturphilosophischen Vorstellungen seltsam verquickte spekulierende Darstellungsweise ersetzte. So erregt insbesondere eine Arbeit von Louyer-Villermay aus dem Jahre 1816, die wieder von weiblichem Samen, von Wanderung des Uterus, von Pléthore spermatique spricht, den Unwillen Georgets und Briquets. Louyer-Villermay war Mitglied der Académie royale de médecine, also Vertreter der offiziellen Wissenschaft. Aber auch außerhalb dieser ist eine Arbeit von einiger Bedeutsamkeit, die die fortschrittlichen Anschauungen von Lepois und Sydenham entwickelt hätte, bis zu Briquet nicht zu finden. Die männliche Hysterie wurde fast allgemein abgelehnt (Dubois 1833, Landouzy 1846), und damit war jede Möglichkeit des Fortschritts verbaut. Von Hufeland stammt die bekannte Formulierung, daß die Hypochondrie beim Manne dasselbe sei, wie bei der Frau die Hysterie, eine Ansicht, der übrigens schon Sydenham nicht fernstand. Aber Romberg, dessen neurologische Lehre um die Mitte des vorigen Jahrhunderts in Deutschland wohl als die maßgebende zu gelten hatte, widerspricht aufs heftigste der Analogisierung von Hysterie und Hypochondrie, die einander vollkommen entgegengesetzt wären. Er erklärt die hysterischen Symptome als reflektorisch, bedingt durch eine Reizung des Uterinsystems, also eine modernere Fassung der alten Uteruslehre, und beschränkt demnach die Hysterie auf das weibliche Geschlecht. „Bedingung für die Entstehung der Hysterie ist die Geschlechtsreife der Weiber[1])“. Mit der reflektorischen Theorie der Hysterie war dem damaligen Stande der Wissenschaft entsprechend auch ausgesprochen, daß der Sitz der Hysterie das Rückenmark sein müsse, wo er übrigens auch von einer anderen Reihe der um die Mitte des 19. Jahrhunderts schreibenden Autoren zum Teil allerdings aus anderen Gründen gesucht wurde (Ollivier, Todd, Isaac Porter).

Georget ist wohl der erste gewesen, der in klarer Weise die Ansicht begründete, daß der Sitz der Hysterie das Gehirn sein müsse (1821), da sie aus psychischer Ursache hervorgehe. Die Ansicht, daß der Uterus Sitz der Hysterie sei, erklärt er für absurd und lächerlich. Die Arbeit Georgets enthält so den ersten großen Fortschritt, seitdem Ch. Lepois die Hysterie überhaupt als eine nervöse Erkrankung erkannt hatte. Mit der Lokalisierung im Gehirn tat Georget den zweiten Schritt in der Richtung, die wir auch heute in der Erforschung der Hysterie festhalten.

Obwohl eine kleine Reihe von Autoren der nächsten Jahrzehnte Georget

---

[1]) Das stimmt freilich nicht mit einer anderen Stelle, wo Romberg das weibliche Geschlecht als das „vorzugsweise“ von der Hysterie befallene nennt. Eine Aufklärung des Widerspruchs habe ich nicht finden können. Der weiteren Darstellung Rombergs liegt durchaus die ausschließliche Erkrankung des weiblichen Geschlechts zugrunde.

zustimmte, erhielt die Lehre vom Gehirn als Sitz der Hysterie doch erst
ihre eigentliche Begründung in dem Buche Briquets, das wohl als
die erste klassische literarische Darstellung der Hysterie im modernen Sinne
zu gelten hat. Hier finden wir zum erstenmal eine auf 430 zum Teil wiedergegebenen Krankenbeobachtungen gegründete Darstellung der Briquet bekannten und von ihm außerordentlich bereicherten Symptomatologie, wir
finden ein genaues Studium der Ätiologie, eine Darstellung der Verlaufs-
weisen, eine Diagnose und Differentialdiagnose und nach der ausführlichen
Darstellung der Geschichte der Theorien der Hysterie eine auf die Erfahrung
gegründete Hypothese über die Entstehung und den Sitz der Krankheit.
Wenn man von dem letzten Abschnitt, dem über die Therapie, absieht, so
kann die Arbeit von Briquet in allen wesentlichen Punkten auch heute
noch aufrecht erhalten werden, und es kann kein Zweifel sein, daß die
Charcotsche Lehre mit ihrer Schematisierung der hysterischen Symptome
in vieler Hinsicht ein Rückschritt gegenüber der Briquetschen Lehre war.
Wer die Schriften Briquets und Charcots (bzw. seiner Schule) vergleicht,
wird sagen müssen, daß, wenn die Charcotsche Schematisierung[1]) nicht gekommen wäre, sich auf dem Fundament der Lehre Briquets die Entwicklung der Hysterielehre vielleicht schneller vollzogen hätte, als sie es wirklich getan hat.

Briquet erklärte die Hysterie als ein „dynamisches" Leiden derjenigen
Teile des Gehirns, die den Affekten und Empfindungen dienten. Die Erregbarkeit dieser Teile würde durch die die Hysterie verursachenden Momente
gesteigert, die affektiven Reaktionen verliefen nicht mehr in normalen
Grenzen, sondern übermäßig, ungeordnet und verkehrt. Die anscheinend
erkrankten Organe, wie der Uterus, der Magen usw. wären niemals der Sitz
der Hysterie „ces organes n'éprouvent quelque chose que quand l'encéphale
a dirigé vers eux ses manifestations". Diese Betrachtungsweise mit ihrer
Betonung der krankhaften Wirkung der Affekte hat deutliche Beziehungen
zu den neuen Theorien der Hysterie, und sehr bemerkenswert ist die prinzipielle Ablehnung jeder anderen Ursache der Hysterie, als einer im Gehirn, der Ausschluß jeder Beteiligung des Rückenmarks, der peripheren
Nerven und Organe. Sehr fein und beachtenswert ist auch die Heraus-
hebung der Beziehungen, die zwischen den Affektreaktionen Normaler und
den krankhaften Erscheinungen Hysterischer bestehen; wenngleich die Begründung dieser Analogie im einzelnen in der damaligen Zeit noch unmöglich gelingen konnte, darf man schon ihre Aufstellung doch als eine geniale
Intuition bezeichnen.

Während Briquet mit großem Recht so aus der von ihm festgestellten
Ätiologie der Krankheit die ätiologische Einheit der Hysterie als eine psychische betonte, während er, und wiederum mit Recht, die klinischen Züge
der Krankheit objektiv beschrieb, dabei wohl absichtlich manches im Unklaren lassend, was damals für die ätiologische Analyse noch nicht reif war,
stellte Charcot zuerst die Ätiologie zurück und versuchte, die Hysterie
klinisch als Zustandsbild zu definieren. Das klinische Bild der Hysterie
baut sich nach seiner Lehre auf aus dem Allgemeinzustand, den dauernden
Stigmata, und den sich aus diesem entwickelnden Anfällen. Die Bezeichnung
Stigmata stammt von den Stigmata diaboli, den unempfindlichen Stellen

---

[1]) Nicht mit Unrecht nennt Wernicke einmal Charcot den Meister der schema-
tischen Darstellung. Monatsschr. f. Psych. u. Neur. 1, S. 2.

der „Besessenen“. Gilles de la Tourette, der nach dem Zeugnis Charcots selbst „so treu als möglich die Charcotschen Lehren wiedergibt“, hat
ein Kompendium dieser Lehre gegeben, das von historischer Bedeutung
bleiben wird. Es ist dort alles zusammengetragen, was über die hysterischen
Stigmata bislang bekannt war. Die Schematisierung der Symptomatologie
war aber für die Auffassung der Hysterie ein Hindernis, und ist es auch
für Charcot geblieben. Zwar hat Charcot im weiteren Verlauf seiner
Untersuchungen die Lehre von dem psychischen Ursprung der hysterischen
Symptome nach Analogie der hypnotischen aufgestellt, die ein wesentlicher
neuer Gedanke gegenüber der Briquetschen Darstellung war. Zwar hat
er sogar gegenüber der Lehre von einer besonderen traumatischen Neurose
deren hysterische Natur und psychischen Ursprung betont. Trotzdem geht
durch die Darstellungen seiner Schule von der Hysterie ein Sprung. Die
psychogene Natur der Erscheinungen wird nicht zum einheitlichen Er-
klärungsprinzip. Wäre sie es, so könnten nicht Einzelheiten, wie etwa die
Einwirkung verschiedener Metalle auf die Anästhesien, einen so breiten
Raum einnehmen. Vielleicht liegt auch der wesentliche Fehler darin, daß
Charcot wie die Mehrzahl seiner Schüler (Pitres u. a.) die hysterischen
Symptome den organischen Hirnsymptomen zu sehr annäherte, daß er hysterische Störungen z. B. im Carrefour sensitif lokalisierte usw. Auch in der
Darstellung von P. Janet ist diese mangelnde Einheitlichkeit der Gesichts-
punkte noch mannigfach zu bemerken, wie sehr er auch die psychologische
Betrachtungsweise vertiefte. Freilich scheinen die betreffenden Stellen, von
denen wir später noch einige erwähnen werden, recht unorganisch und viel.
leicht unter dem direkten Einfluß Charcots seiner Betrachtung eingefügt.
Erst Moebius hat dann, freilich ohne sich auf viel Einzelheiten einzulassen.
die psychische Genese aller hysterischen Symptome behauptet (vgl. unten
S. 72).

Wir können hier diese historische Einleitung abbrechen, da die spätere
Entwicklung der Hysterielehre im Zusammenhang mit ihrer systematischen
Beschreibung ohnehin genauer zur Darstellung kommt.

I. Die hysterische Einzelreaktion.

Wir behandeln zunächst die Symptomatologie der Hysterie, die hysterische Einzelreaktion, dabei die Frage ganz außer acht lassend, ob die
Hysterie als eine eigene Krankheit aufgefaßt werden dürfe.

Die Frage der Hysterie bei Tieren genauer zu erörtern, ist hier kein Raum.
Daß der hysterischen nahestehende Reaktionen auch bei Tieren vorkommen, das macht
z. B. folgender von Aruch berichtete Fall wahrscheinlich: Ein Hund bekam zum
erstenmal einen ohne Bewußtseinsverlust einhergehenden Anfall infolge eines heftigen
Verweises seitens seines Herrn. Seitdem wurde das Tier jedesmal, wenn sein Herr ins
Haus trat, von ähnlichen Anfällen betroffen, während es früher auf das Erscheinen
des Herrn mit Freudenbezeugungen reagiert hatte[1]. Auch bei Pferden sind ähnliche,
anscheinend rein psychische Krampfanfälle beschrieben (Lafosse). Dexler möchte
diese und eine Reihe anderer Fälle als Hysterie nicht anerkennen. Er gibt aber zu,
daß es sich um „Erinnerungseffekte“ handelt, und damit sind jedenfalls gewisse Beziehungen zu der modernen Theorie der Hysterie gegeben.

---

[1] Berichtet bei Gilles de la Tourette. Deutsche Übersetzung S. 76. Andere
an dieser Stelle erwähnte Fälle sind nicht einwandfrei, können vielmehr auch als vorübergehende organische Störungen gedeutet werden.

A. Die sog. körperlichen Symptome.

Indem wir hier die körperlichen Symptome der Hysterie voranstellen, finden wir sogleich den Anschluß an die soeben erwähnte Lehre Charcots von den Stigmata der Hysterie, und damit den sicheren historischen Boden der Tatsachen. Man könnte daran denken, die Hysterie auch einmal umgekehrt darzustellen, indem man zuerst eine Definition gibt und jedes Symptom vom Gesichtspunkt dieser Definition beurteilt. Ein solches Verfahren würde wahrscheinlich immer zu einem sehr künstlichen Gebilde führen. Babinskis Versuch, durch die definitorische Aufstellung des Pithiatismus ein „démembrement de l'hystérie traditionelle" herbeizuführen, ist u. E. ein Beweis dafür, ein anderer die Freudsche Einteilung der Neurosen und Psychoneurosen. Wir müssen vielmehr versuchen, auf Grund der kritischen Prüfung der Tatsachen induktiv zu einer Umgrenzung der Hysterie zu kommen — soweit eine solche überhaupt möglich ist.

Indem wir die körperlichen Symptome zum Ausgangspunkt der induktiven Darstellung machen, brauchen wir diese allerdings nicht mit derjenigen Ausführlichkeit mehr darzustellen, wie das früher unter dem Einfluß der strengen Charcotschen Lehre üblich war. Der Wert, den wir der körperlichen Einzelsymptomatologie heute beimessen, hat sich vermindert unter dem Einfluß der Betonung psychischer (psychogener, suggestiver usw.) Entstehungsmechanismen auch dieser körperlichen Symptome. Soviel dürfen wir nach der oben gegebenen Einleitung schon voraussetzen.

a) Sensibilitätsstörungen und sensorielle Störungen.

Sensibilitätsdefekte.

Von den dauernden, d. h. nicht nur anfallsweise auftretenden Zeichen der Hysterie, der Stigmata im Sinne Gendrins und Charcots, stehen seit jeher die Störungen der Sensibilität an erster Stelle, und unter ihnen wieder die **Anästhesien und Hypästhesien der Haut** und der unterliegenden Teile. Gendrin und Henrot, auch Szokalsky waren sogar der Ansicht, daß Hypästhesien oder Anästhesien bei jedem Fall von Hysterie beständen, und diese Ansicht wurde von Briquet, dann noch von Pitres eigens widerlegt. Allerdings fand letzterer unter 40 Fällen nur 2 frei von Hypästhesien. Charcot machte besonders darauf aufmerksam, daß Kinder häufig keine dauernden sensiblen Stigmata haben, die Hysterie bei ihnen vielmehr häufig in monosymptomatischer Art verläuft. (Es scheint das richtig, und hängt wohl damit zusammen, daß die spezielle Suggestibilität, durch welche die ärztliche Untersuchung so viele Symptome erzeugen kann, bei Kindern noch wenig entwickelt ist, vgl. weiter unten.)

Die Eigenschaften der hysterischen Hypästhesien sind von früheren Autoren nach allen Richtungen hin zergliedert worden. Was die Empfindungsqualitäten betrifft, so unterscheidet Pitres schematisch: 1. Totale Anästhesie (Beteiligung aller Qualitäten) und zwar a) vollständige Anästhesie und b) unvollständige (Hypästhesie). 2. Partielle Anästhesien, d. h. solche einzelner Empfindungsqualitäten und zwar a) Verlust der Schmerzempfindung allein = Analgesie, b) Verlust der Temperaturempfindung allein, c) Verlust der Tast- und der Schmerzempfindung bei Erhaltung der Temperaturempfindung, d) bloßen Verlust der elektrischen Empfindung, e) Vorhandensein nur der elektrischen Empfindung bei Verlust aller anderen Quali-

täten. Schon Briquet erwähnt auch den Verlust des Schmerzsinnes der
Muskulatur, die man beliebig drücken könne, ohne Schmerz zu erregen,
ebenso auch den Verlust der Wahrnehmung des elektrischen Stromes, trotzdem sich unter seiner Einwirkung die Muskeln zusammenziehen. Es gibt
jedenfalls alle möglichen Dissociationen. Der Berührungssinn braucht nicht,
wie Briquet will, ausnahmslos geschädigt sein. Schon Briquet erwähnt
ferner die vollkommene Astereognosie, erwähnt, daß die Kranken Gegenstände
nur festhalten können, wenn sie hinsehen. Er erwähnt ferner den Verlust
des Sinnes für die „Situation des membres", den er freilich den Hautsinnesqualitäten zuzuschreiben scheint, während Charcot und seine Schule, speziell Pitres vom Muskelsinn spricht, und Charcot auch einen Gelenksinn
kennt, der bei Hysterie verloren gehen könne. Zweifellos kann die tiefe
Sensibilität völlig aufgehoben oder sehr vermindert sein. Gilles de la
Tourette erwähnt, daß das Gefühl der Lage vorhanden sein kann,
während das Gefühl der Bewegung, der Ermüdung und des Schmerzes bei
Stichen verschwunden sind. Gilles de la Tourette scheint hierhin auch
die von Briquet und Lasègue beschriebene, von Duchenne als Paralysie
de la conscience musculaire bezeichnete Erscheinung zu rechnen, d. i. die
Unmöglichkeit, ein Glied zu bewegen ohne es zu sehen; er bemerkt aber, daß
diese Unmöglichkeit keine obligatorische Folge der Anästhesie sei. Briquet
erwähnt auch Fälle mit Anästhesie der Knochen.

Wenn wir von einer Störung einzelner „Qualitäten" sprechen, so ist
dieser Ausdruck aber überhaupt nur mit großer Vorsicht aufzunehmen.
Schon die Möglichkeit, z. B. gerade die „elektrische" Empfindung aufzuheben, zeigt, daß es sich hier nicht um Qualitäten in der Definition der Sinnesphysiologie, d. h. um die Ausschaltung electiv funktionierender Endorgane oder ihrer Bahnen handelt. Denn die elektrische Empfindung setzt sich aus der Erregung einer Anzahl von Qualitäten zusammen.
Derselbe beweist die Möglichkeit einer anscheinend scharfen Trennung von
Lagesinn und dem Sinn für passive Bewegungen. Ebensowenig entspricht
die Qualität der hysterischen Sensibilitätsstörungen den durch organische
Läsionen hervorzurufenden. Sie kann ihnen entsprechen, z. B. ist eine hysterische Aufhebung des Schmerz- und Temperatursinnes von der organischen
Störung gleicher Art unter Umständen nicht zu unterscheiden. Deswegen
beruht die hysterische und die organische Dissociation aber nicht auf dem
gleichen Mechanismus. Darüber ist heute wohl auch nirgends mehr Streit
oder Zweifel. Zu beweisen ist die Verschiedenheit durch die Unveränderlichkeit der organischen Störungen gegenüber der Möglichkeit die hysterischen durch psychische Einflußnahme zu verändern.

Auch die Nervenstämme selbst beteiligen sich oder können sich an
der Anästhesie beteiligen. Pitres sah sogar bei Nadelstichen in den N. ulnaris
am Olecranon keine Schmerzreaktion.

Alle diese Anästhesien und Hypästhesien können nun in sehr verschiedener Ausdehnung beobachtet werden. Die allgemeine vollständige
Anästhesie als Dauererscheinung ist sehr selten. Briquet sah sie unter
240 Fällen mit Anästhesie nur 4 mal, Szokalsky sah sie merkwürdigerweise bei 17 Hysterischen 5 mal, auch Pitres sah sie häufig, Binswanger
verfügt nur über eine Beobachtung. Berühmte Fälle, bei welchen außer
der allgemeinen Haut- und Schleimhautanästhesie noch Anästhesie der
Sinnesorgane vorhanden waren, sind von Stümpell, Heyne, Ziemssen,
Ballet, Winter, Féron, Krukenberg, Köster beschrieben. Es ist gar

kein Zweifel, daß in dem Maße, als wir es möglichst vermeiden, Kunstprodukte gröberer Art zu schaffen, die ganz groben Störungen immer seltener geworden sind. Insbesondere auf Krankenabteilungen mit wechselndem Krankenbestand sind sie gar nicht mehr zu finden, während in den Siechenhäusern wohl noch eine größere Anzahl solcher Fälle gehegt werden.

Häufiger als die allgemeine Anästhesie ist die Hypästhesie der Haut und der Schleimhäute, die in allen verschiedenen Abstufungen vorkommt, und auch die oben erwähnten mehr oder weniger isolierten Störungen einzelner oder mehrerer Qualitäten. Am häufigsten ist wohl eine allgemeine Analgesie, meist mit herabgesetzter Berührungsempfindung zusammen. Diese Analgesie ist übrigens meist nicht ganz gleichmäßig ausgebreitet. Bekanntlich bleibt z. B. der Eingang der Nase bzw. die Nasenschleimhaut meist etwas empfindlich. Auch diese allgemeinen Hypalgesien sind mit organischen Herdstörungen nicht zu verwechseln. Dagegen sind gewisse Formen der katatonen und auch der Anästhesie bei progressiver Paralyse an und für sich, d. h. wenn wir keine anderen diagnostischen Anhaltspunkte hätten, manchmal nicht zu unterscheiden.

Den Fällen mit allgemeinen Anästhesien und Hypästhesien stehen dann diejenigen am nächsten, in denen einzelne Bezirke von der Sensibilitätsstörung ausgenommen sind. So beobachtete ich einen Mann, bei dem nur zwei kleine Bezirke in der Gegend des Auges noch empfindlich waren. Daran schließen sich dann die inselförmigen Defekte. Die Fälle sind nicht sehr häufig, würden indessen wieder häufiger werden, wenn man danach suchen würde. Statistische Angaben erscheinen mir jedenfalls recht zwecklos. Es kommen auch innerhalb größerer anästhetischer Gebiete kleine ausgesparte Inseln erhaltener Sensibilität (diese häufig sogar mit Hyperästhesie) vor. So beschrieb jüngst di Gaspero einen Fall mit einer schmalen intakten Zone an der Unterfläche und der Rückfläche des Ellbogengelenkes bei sonst ganz anästhetischem Arm.

Die inselförmigen Defekte leiten dann über zu denjenigen Formen, wo größere zusammenliegende Regionen des Körpers von der Anästhesie oder der Hypästhesie befallen sind. Am häufigsten sind einzelne Glieder betroffen, und die Grenzlinie verläuft dann meist circulär (Anästhesien in Form geometrischer Segmente). So entsteht die strumpfförmige Anästhesie am Bein, die handschuhförmige am Arm. Die kappenförmige Anästhesie am Kopf ist analog. Dabei kann nur eine oder beide Seiten, diese in derselben oder in verschiedener Ausdehnung, betroffen werden. Es kommen aber auch circulär die Extremitäten umgreifende anästhetische Zonen oder eine Anästhesie beider Beine und des Unterkörpers vor usw. Diese Anästhesien können in einzelnen Fällen den organischen vollständig gleichen. So gibt es seltene Fälle von Syringomyelie mit circulären oder auf die Extremitätenenden beschränkten Sensibilitätsstörungen; auch kann die hysterische Anästhesie der unteren Körperhälfte genau so begrenzt sein, wie die durch eine Rückenmarksverletzung bedingte. Daß das aber Zufälle sind, geht daraus hervor, daß die große Menge der hysterischen Sensibilitätsstörungen in ihrer Ausdehnung keiner organischen gleicht.

Die häufigste Abgrenzung der Hypästhesie oder Anästhesie ist die in der Mittellinie, so daß also eine Differenz der beiden Körperhälften besteht. Diese Differenz kann sehr verschieden groß sein; von einer leichten Abstumpfung der Sensibilität an einer Seite geht die Störung bis zur absoluten Vernichtung. Nach den älteren Beobachtungen ist ganz überwiegend häufig die linke Körperhälfte befallen (70:20 Briquet, usw.). Vielleicht kommt das daher, daß eine Anästhesie der rechten Seite — auch wenn sie nur hysterisch ist — dem Rechtshänder doch mehr Unbequemlichkeiten macht, als eine der linken. Nicht immer geht die einseitige Hypästhesie oder Anästhesie über den ganzen Körper, häufig sind auch einzelne Regionen ausgespart. Selbstverständlich kann auch eine anscheinende Hemianästhesia alternans vorkommen usw. Endlich können auch nur ganz kleine circumscripte Gebiete sich anästhetisch zeigen, wie z. B. die Haut der Brustwarzen und des Warzenhofes usw.

An den ausgedehnten Anästhesien beteiligen sich gewöhnlich die Schleimhäute, die übrigens auch für sich allein, d. h. ohne Hautanästhesie, unempfindlich werden können. Regeln gibt es auch hier in keiner Richtung. Nach Lichtwitz wäre die Nasenschleimhaut von der Anästhesie meist verschont. Thaon konstatierte nicht ganz selten Anästhesie der Epiglottis, Henrot und Chairon solche des Pharynx (über den Würgreflex vgl. weiter unten). Nicht selten ist ferner Anästhesie der Genitalschleimhäute, speziell der Vagina. Auch Anästhesie der Urethra kommt vor. Bei Anästhesie der Analschleimhaut kann es vorkommen, daß die Defäkation vom Kranken unbemerkt von statten geht.

Daß auch die sonst so schmerzhaften Eingeweide bei der Hysterie anästhetisch werden können, geht schon aus alten Hexenberichten hervor. So beschrieb Carré de Montgeron 1730, wie er eine Unglückliche, namens Jeanne Mouler mit einem ca. 30 Pfund schwerem Feuerblock in der Magengegend so bearbeitete, daß der Block bis zum Rücken vorzudringen schien, und daß man hätte meinen sollen, die sämtlichen Eingeweide wären unter der Wucht der Schläge zerschmettert. Das Opfer aber schrie nur: „Das tut gut. Mut, mein Bruder, schlage noch mehr, wenn du kannst"[1]). Aber auch bei unseren Kranken ist eine weitgehende Hypästhesie bei tiefem Druck in die Bauchhöhle nicht selten zu beobachten, und Pitres betont mit Recht, daß nicht nur die bewußte Empfindung, sondern auch die Ohnmacht, bzw. der Shok, der sonst so leicht bei Insulten der Bauchorgane eintritt, bei den Hysterischen fehlen könne.

Die Grenzen der hysterischen Anästhesien gegen die normal fühlenden Hautgebiete sind meist scharf, in einer Minderzahl von Fällen ist der Übergang ein allmählicher. Manchmal erhält man andere Grenzen, je nachdem man bei der Prüfung aus dem anästhetischen Gebiet heraus oder in dasselbe hinein prüft, entsprechend dem bei den Sehstörungen zu beschreibenden Verschiebungstypus.

Mit der Wertung der Anästhesie als dauerndem Stigma steht ihre überall betonte Veränderlichkeit in Widerspruch. Aber eine scharfe Abgrenzung der dauernden von den vorübergehenden Zeichen der Anästhesie ist überhaupt nicht durchzuführen. Es sei nur tatsächlich bemerkt, daß alle die Anästhesien von einem Augenblick zum anderen, besonders auch nach, manchmal auch vor hysterischen Anfällen, entstehen oder schwinden, daß sie sich ausbreiten oder verkleinern, von einer Seite auf die andere übergehen können usw. usw. Andererseits gibt es Fälle, wo Anästhesien selbst komplizierter Art über Jahre und Jahrzehnte in völlig konstanter Form und Abgrenzung verharren.

Ehe man die rein psychogene Natur der hysterischen Anästhesien — die wir wohl hier schon vor der theoretischen Begründung voraussetzen

---

[1]) Zit. nach Gilles de la Tourette, deutsche Übers., S. 82.

können — erkannt hatte, hat man sich große Mühe gegeben, die physikalischen Bedingungen ausfindig zu machen, durch die sich die Anästhesien beseitigen und verändern lassen. Im Anschluß an Behauptungen, die Burq seit 1849 aufgestellt hatte, untersuchte Charcot die Wirkung von Metallen, Magneten und mechanischen Erschütterungen. Diese Untersuchungen über „ästhesiogene" Substanzen wurden dann durch eine Kommission der Société de biologie fortgesetzt und bei dieser Gelegenheit von Gellé die Erscheinung des Transferts, der Übertragung von einer auf die andere Seite, entdeckt. Die Bedeutung, die man seinerzeit und noch lange nachher diesen Untersuchungen beimaß, sind ein Zeichen, wie weit Charcot und ein Teil seiner Schule von einem prinzipiellen Verständnis der hysterischen Erscheinungen eigentlich entfernt war. Bei Janet finden wir eine Reihe von wichtigen Beobachtungen, die gar nicht anders als im Sinne psychogener Entstehung zu deuten sind, z. B. daß die Anästhesie im Schlafe oder im somnambulen Zustande verschwinden kann, und trotzdem die Bemerkung: „Ich würde trotzdem nicht behaupten wollen, daß alle diese Dinge, besonders die Wirkung des elektrischen Stroms bloße Suggestionswirkungen sind." Das widerspricht allerdings so sehr dem sonstigen Inhalt der Janetschen Schrift, daß man vielleicht annehmen kann, er hat diese und ähnliche Bemerkungen Charcot zu Liebe in seine Darstellung eingestreut.

Was die subjektive Wahrnehmung der Hyp- und Anästhesie anlangt, so ist es überall vermerkt, daß die meisten Kranken gar nicht wissen, daß sie anästhetisch sind, sondern daß sich die Anästhesie erst bei der ärztlichen Untersuchung herausstellt; daß die gleichen Autoren, die solches betonen, sich gegenüber den Ansichten von Boettiger und Babinski, daß diese Anästhesien eben durch die ärztliche Untersuchung suggeriert seien, ganz ablehnend verhalten, ist einigermaßen merkwürdig.

In vielen Fällen besteht die Anästhesie überhaupt nur während der ärztlichen Untersuchung, so z. B. wenn eine hysterisch-anästhetische Kranke kurz nach der Feststellung der Anästhesie mit allen Zeichen feinster Abstufung des Tastgefühls ein kleines Hündchen streichelt usw. Darüber, daß die anästhetischen Kranken oft so garnicht an Beschäftigungen gehindert sind, die ein feines Tasten erfordern, wie Nähen und Sticken, haben sich schon ältere Beobachter, wie Lasègue, gewundert. Ganz unberechenbar sind ferner die Folgen der hysterischen Anästhesie für die Bewegung. Es gibt Fälle, die trotz anscheinend völliger Anästhesie der Haut und der Muskulatur in ihren Bewegungen gar nicht gehindert sind, andere, die angeblich Bewegungen nur dann machen können, wenn sie sie sehen (vgl S. 6), und endlich solche, die Erscheinungen im Sinne ausgesprochener Astasie-Abasie zeigen. Nur die echte Ataxie, wie wir sie bei organischen Sensibilitätsstörungen beobachten, ist niemals zu sehen. Ganz bekannt ist es ja ferner, daß Hysterische sich trotz absoluter Analgesie und Anästhesie so gut wie niemals unabsichtlich verletzen, wie das bei den organischen Sensibilitätsstörungen, etwa der Syringomyelie, so häufig ist. Auch im hysterischen Anfall gehören ernstere Verletzungen im Gegensatz zum epileptischen zu den großen Seltenheiten. Verletzungen anästhetischer Gebiete bei Hysterischen sind wohl immer mehr oder minder absichtlich herbeigeführt.

Es gibt auf der anderen Seite auch Fälle, die mit der Angabe, daß sie da oder dort nichts fühlen, schon zum Arzte kommen; insbesondere ist das nach Traumen der Fall. Ein Kranker gab mir an, daß er seine Anästhesie selbst entdeckt hätte, als er nämlich nach einem Gefecht eine stark blutende Schußwunde an seinem Fuße sah, die ihm keine Schmerzen verursacht hatte. Fälle, die viel untersucht und demonstriert sind, wissen natürlich, daß und wo sie anästhetisch sind.

Aus dem Gebiete der Allocheirie hat Jones als Dyscheirie die rein hysterische Übertragung einer Empfindung von einer auf die andere Seite abgetrennt. Er unterscheidet dabei 1. Acheirie, wo ein Urteil über die berührte Seite überhaupt nicht zustande kommt, 2. komplette Allocheirie, wo die Empfindung exakt auf die homologe Stelle der anderen Seite lokalisiert wird, 3. Syncheirie, wo nebst der Empfindung auf der falschen Seite auch eine Empfindung auf der richtigen mit anklingt. Diese echte Allocheirie oder Dyscheirie ist nach ihm immer psychogen, während die falsche Allocheirie bei allen Erkrankungen vorkommen kann, bei denen überhaupt eine falsche Lokalisation vorkommt, somit nur einen Spezialfall der falschen Lokalisation darstellt. Bei der falschen Allocheirie ist auch die Übertragung auf die andere Seite niemals eine so genau lokalisierte, wie bei der echten, hysterischen.

Begleiterscheinungen der hysterischen Sensibilitätsdefekte.

Von den Folge- bzw. Teilerscheinungen der Sensibilitätsstörungen sind die für die **Hautreflexe** zu erwähnen. Briquet machte zuerst darauf aufmerksam, daß trotz völliger Anästhesie der Haut die contractilen Gebilde, insbesondere Brustwarze und Clitoris, sich bei Berührung kontrahieren. Übereinstimmung herrscht heute wohl darüber, daß sämtliche Hautreflexe trotz völliger Anästhesie erhalten bleiben, nach Pantoppidan und Voß sogar gesteigert sein können, daß aber Fälle vorkommen, wo sie aufgehoben erscheinen. Was die einzelnen Reflexe betrifft, so ist das Fehlen der Bauchdeckenreflexe von Pitres, H. Curschmann, Voß, und zwar sowohl beiderseitig wie auch einseitig, gesehen worden. Dagegen hält Binswanger mit Rosenbach das Fehlen der Bauchdeckenreflexe für unbedingt beweisend für eine organische Läsion. Ich selbst habe das Fehlen des Bauchdeckenreflexes nie beobachtet, und möchte nur darauf aufmerksam machen, daß bei solchen Prüfungen die Patienten selbstverständlich von der sensiblen Reizung überrascht werden müssen und sie nicht sehen dürfen. Es dürfte überhaupt die Frage berechtigt sein, ob der anscheinende Ausfall des Bauchdeckenreflexes nicht manchmal durch eine Kontraktion der Bauchmuskulatur vorgetäuscht wird. Denn eine Veränderung des dem Bauchdeckenreflex doch so nahe stehenden, aber durch einen dem Willen entzogenen Muskel bewirkten Cremasterreflexes scheint nie beobachtet.

Häufig fehlt ohne Zweifel bei hysterischer Anästhesie der Fußsohlenreflex. Wenigstens kann man bei Streichung der Fußsohle häufig weder eine Bewegung der Zehen oder des Fußes sehen, noch auch eine sie verdeckende Kontraktion der Muskulatur feststellen (womit eine solche aber doch noch nicht ganz ausgeschlossen ist). Binswanger macht darauf aufmerksam, daß der Zehenreflex in normaler Weise erhalten sein könne, während die Dorsalflexion des Fußes, die Anspannung des Tensor fasciae latae und die Bewegungen im Knie und Fußgelenk zu gleicher Zeit ausfallen könne.

Als eine unumstößliche Tatsache muß festgehalten werden, daß der positive Babinskische Reflex also die Umkehrung der normalen Plantarflexion in die Dorsalflexion der Zehen bei Reizung der Fußsohle bei Hysterie nicht vorkommt[1]).

---

[1]) Dagegen ist ein normaler, also auch bei Hysterie vorkommender Dorsalreflex der großen Zehe bei Reizung der Zehe selbst und ihrer nächsten Umgebung häufig zu beobachten. R. Hirschfeld u. Lewandowsky, Zeitschr. f. d. ges. Neurol. u. Psych. **16**, 1913. S. 232.

Von den Schleimhautreflexen fehlt der Würgreflex unzweifelhaft recht häufig, wenngleich über den Prozentsatz der Fälle unter den verschiedenen Autoren sehr große Differenzen bestehen. Voß weist wohl mit Recht darauf hin, daß die Technik der Untersuchung bei diesen verschiedenen Angaben eine große Rolle spiele. Da der Reflex auch bei Gesunden fehlen kann, so kommt ihm eine praktisch diagnostische Rolle ohnehin nicht zu.

Beim Lidschlußreflex unterscheiden Robineau und Voß scharf zwischen Conjunctival- und Cornealreflex. Beide Autoren geben auf die fehlende Reflexempfindlichkeit der Konjunktiva nichts, weil diese zu häufig auch beim Gesunden zu finden sei, was allerdings doch wohl nur für allerleichteste Berührung zutreffen dürfte; dagegen legt Robineau, noch mehr Voß Wert auf die Areflexie der Cornea, die bei hysterischer Anästhesie doch häufiger sei als beim Gesunden. Ein völliges Fehlen der Cornealreflexe ist jedoch nach Oppenheim, mit dem wohl die meisten übereinstimmen werden, nur ausnahmsweise zu konstatieren, übrigens bereits in einer der Wunderheilungen des Carré de Montgeron 1745 erwähnt.

Trotz des fehlenden Lidschlußreflexes kann es zu einer reflektorischen Tränenabsonderung bei Reizung der Conjunctiva kommen (Pitres). Einmal sah ich jedoch auch anscheinendes Fehlen jeder Tränensekretion unter diesen Umständen.

Sehnenreflexe. An die Störung der Hautreflexe müßten wir hier das Verhalten der Sehnenreflexe bei Hysterie ausschließen, obgleich deren Störungen in nicht so engen Beziehungen zur Sensibilität stehen wie die ersteren.

Ein dauerndes Fehlen der Sehnenreflexe bei Hysterie wird von den neueren Autoren nicht anerkannt, und in der Tat liegen bei fast allen Fällen der Literatur komplizierende Momente vor (Blutverluste, hochgradige körperliche Schwäche). Dagegen haben Nonne und sein Schüler Wohlwill Fälle beschrieben, wo während des Bestehens schwerer hysterischer Motilitätsstörungen die Sehnenreflexe nicht zu erzielen waren. Sie kehrten aber wieder, als die Kranken wieder gehen lernten. Die Fälle von dauernder Aufhebung der Patellarreflexe bei Hysterie (Hösslin u. a.) erkennen auch diese Autoren nicht an. Voß beschreibt zeitweilige Unauslösbarkeit der Achillesreflexe bei Hysterie, anscheinend jedoch nicht in strenger Abhängigkeit von hysterischen Anästhesien oder Lähmungen, sondern nur zusammen mit „allgemeiner hochgradiger Hypotonie“. Daß sich in Stuporzuständen manchmal die Sehnenreflexe nicht auslösen lassen (Kjelgaard, eigene Beobachtungen), habe auch ich beobachtet. Ich habe auch einen Fall gesehen, den ich für eine hysterische Paraplegie halten mußte und bei dem trotz wiederholter Untersuchungen nie Sehnenreflexe an den unteren Extremitäten zu erhalten waren. Die Kranke war seit 6 Jahren bettlägerig. In solchem Falle wäre es wohl möglich, daß sich infolge der langen Inaktivität schon organische, sekundäre Veränderungen der Muskulatur ausgebildet hätten.

Einseitiges Fehlen der Patellarreflexe ist bei Hysterie anscheinend überhaupt nicht beschrieben. Dagegen erwähnt Sternberg eine Herabsetzung der Sehnenreflexe auf der Seite einer hysterischen Hemiplegie. Knapp sah Steigerung des Sehnenreflexes auf der Seite der Anästhesie. Erhebliche Differenzen dürften jedoch außerordentlich selten sein, ich konnte sie nie beobachten.

Eine Steigerung des Patellarreflexes auf der hemiparetischen und anästhetischen Seite konnte Voß mit dem Sommerschen Reflexmultiplikator feststellen. K. Berliner beobachtete bei „psychogenen Erkrankungen" gleichfalls mit dem Sommerschen Apparat auffallende Unregelmäßigkeiten im Verlauf des Kniephänomens, die er auf einen häufigen Wechsel des hemmenden corticalen Einflusses bezieht. Berliner fand in einem Fall traumatischer Psychogenie dann noch eine Verlängerung der Reflexzeit auf der Seite der Hypalgesie und Contractur; diese Verlängerung kann aber wohl vorgetäuscht sein (vgl. Handb. d. Neur. Bd. I, S. 586). Vielleicht könnten sich bei weiterer Verwendung der graphischen Apparate hier aber noch feinere Differenzen ergeben, die für die klinische Prüfung ohne Apparate freilich nicht in Betracht kommen.

Dagegen können wir nicht selten eine doppelseitige, mehr weniger erhebliche Steigerung der Sehnenreflexe bei der Hysterie ebenso, wie bei allen anderen Psychopathien feststellen. Zu diagnostischen Schwierigkeiten gegenüber organischen Erkrankungen kann hier der Fußclonus führen. Babinski will als organischen Fußclonus nur den ansehen, den man 1. bei jeder Untersuchung der Kranken und 2. bei völliger Erschlaffung der Muskulatur, speziell ohne Gegenspannung der Plantarflexoren bekommt. Treffen diese beiden Merkmale nicht zu, so spricht Babinski von einer Epilepsie spinale fruste im Gegensatz zu der organischen Epilepsie spinale parfaite. Nach E. Levi, Claude und Rose, die den Fußclonus graphisch verzeichneten, ist der hysterische Fußclonus frequenter und unregelmäßiger. Auch ich glaube, daß die von Babinski, E. Levi, Claude und Rose gegebenen Unterscheidungszeichen bei dem hysterischen bzw. allgemein „funktionellen" Fußclonus zutreffen; und daß das sogenannte „echte" Fußzittern bei Hysterie nicht vorkommt. Nur halte ich es nicht für richtig, daß nicht Fälle von schwachem organischem Clonus sich in gleicher Weise darstellen können, speziell auch nur bei Gegenspannung auszulösen sind usw. Man muß wohl anerkennen, daß in seltenen Fällen allein aus der Art des Fußclonus auf seinen organischen oder funktionellen Ursprung nicht mit Sicherheit geschlossen werden kann.

Die elektrographische Prüfung des Fußclonus ist von Wertheim-Salomonson zur Differentialdiagnose herangezogen worden. Der echte Fußclonus ergibt zweiphasische Aktionsströme, der hysterische tetanische Contractionen. Ob diese Unterscheidung durchgängig ist, muß abgewartet werden. Bei der Kompliziertheit der Untersuchungsmethode ist eine praktische Verwertbarkeit in großem Maßstabe nicht zu erwarten[1]).

Auf Störungen der **Vasoinnervation innerhalb der Grenzen der Anästhesie** weisen schon die alten Hexenberichte hin, nach denen die Wunden der Hexen wenig oder gar nicht bluten. Es ist gar kein Zweifel, daß ähnliches nicht allzu selten bei hysterischer Anästhesie vorkommt. Grisolle und Charcot beobachteten sogar, daß Blutegel auf der anästhetischen Seite

---

[1]) Trömner behauptet neuerdings, daß der gekreuzte Adduktorenreflex auch bei funktionellen Neurosen vorkomme, entgegen meinen Ausführungen im 1. Bande des Handbuchs der Neur. S. 599. Ich habe das niemals gesehen. Wie aber auch dort angegeben, kommt der gekreuzte Adduktorenreflex bei cachectischen Zuständen, auch bei Tuberkulose, vor, also bei Zuständen, wo wir eine Erschöpfung oder eine Intoxikation des Nervensystems anzunehmen haben. Er mag deshalb ein etwas zu feines Reagens genannt werden, aber er bleibt doch ein sehr brauchbares Zeichen, das unter entsprechenden Umständen von ausschlaggebendem Wert sein kann. So fand ich ihn vor kurzem als einziges nervöses Zeichen bei einem (durch die Operation inzwischen sichergestellten) Fall von Wirbeltumor, der lange Zeit von sehr kompetenter Seite als Hysterie diagnostiziert worden war.

weniger Blut sogen. Differenzen in der Stärke der Blutung auf der anästhetischen Seite gegenüber der fühlenden habe ich selbst nicht gesehen, wohl aber das fast völlige Ausbleiben der Blutung bei generalisierter Anästhesie. Ein Parallelismus zwischen Sensibilitätsstörung und verminderter Neigung zu Blutung besteht ganz sicher nicht, aber wohl wahrscheinlich eine Neigung zur Vasokonstriktion innerhalb anästhetischer Gebiete. Pitres beschreibt dabei, daß in dem Augenblick; in dem man die Nadel in die Haut einsticht, sich ein blasser Fleck von 1—2 mm Durchmesser bilde. Nach einigen Sekunden entstehe um den blassen Fleck eine rote Zone von 1—2 cm Durchmesser, und es bilde sich dann an der Stelle des weißen Fleckes eine Urticaria-ähnliche Quaddel, die $^1/_2$—1 Stunde bestehen könne. Oft käme dann aus der Stichwunde ein kleines Tröpfchen Flüssigkeit. Ich habe diese Quaddelbildung nicht gesehen. Pitres beschreibt noch, daß nach Erzeugung einer lokalen Vasodilatation durch Auflegen eines Senfpflasters die Stiche recht reichlich bluten, und keine Quaddeln mehr erzeugen, trotz Fortbestehens der Anästhesie.

Teissier hatte behauptet, daß bei einer hysterischen Malariakranken die subcutanen Chinininjektionen auf der anästhetischen Seite wirkungslos blieben, und daraus auf eine mangelnde Resorption der anästhetischen Seite geschlossen. Guichon hat diese Behauptung widerlegt. Daß sich geringe Differenzen finden ließen in den Fällen, in denen auch zirkulatorische bzw. vasoinnervatorische Störungen vorliegen, ist natürlich möglich.

Daß die anästhetischen Partien der Haut nicht **schwitzen**, oder auch übermäßig schwitzen, beobachtete Janet. Damit dürfte die von Vigouroux beobachtete Tatsache zusammenhängen, daß der **elektrische Leitungswiderstand** der Haut auf der empfindungslosen Seite beträchtlich erhöht war — eine Beobachtung, die auch mit Rücksicht auf das psychogalvanische Reflexphänomen nicht ohne Interesse ist. Denn es erscheint danach nicht unwahrscheinlich, daß auch dieses auf der anästhetischen Seite Unterschiede gegenüber der fühlenden zeigen kann.

Janet teilt auch eine Beobachtung mit, die er allerdings nicht selber gemacht, sondern von einem Präparator gehört hat. Eine hemianästhetische Frau, die lange Zeit Pillen von Argent. nitric. eingenommen hatte, wurde nach einem Schwefelbad auf der normalen Seite braun, auf der anästhetischen nicht. Das könnte wohl auf der geringen Durchfeuchtung der anästhetischen Seite beruhen.

Die höheren reflektorischen, man könnte wohl sagen **psychoreflektorischen Reaktionen** bei Reizung der anästhetischen Stellen scheinen nicht einheitlich verändert zu sein.

Pitres und Janet beobachteten niemals eine Änderung der Schmerzreaktion der Pupille bei kräftiger Reizung der anästhetischen Haut. In einigen Fällen jedoch kann sie unserer Beobachtung nach doch fehlen.

H. Curschmann[1] fand bei faradischer Reizung hysterisch analgetischer Stellen keine Veränderung des Blutdrucks. Dieses Verhalten ist zwar nicht ohne Ausnahme, aber für die Auffassung der hysterischen Anästhesie von Interesse.

Hyperästhesien.

Wenn Briquet in der Einleitung zu seinem Buche sagt, er glaube so ungefähr alles gesehen zu haben, was auf dem Gebiete der Hysterie vorkomme, so trifft das besonders auch für das Kapitel der **Hyperästhesien** zu. Auch hier muß gesagt werden, daß die Entwicklung der Lehre unter den Händen Charcots und seiner Schule keinen Fortschritt, eher einen

---

[1] Schmerz und Blutdruck, Münch. med. Wochenschr. 1907, S. 2074.

Rückschritt bedeutet, in diesem Falle darum, weil das Interesse Charcots ganz speziell von der Bedeutung der hyperästhetischen Zonen als hysterogener, anfallsauslösender Mechanismen in Anspruch genommen wurde.

Briquet unterscheidet zunächst die Hyperästhesie der Haut. Hier hat er drei Fälle mit allgemeiner hochgradiger Hyperalgesie beobachtet. Die Kranken hatten dauernde Sensationen und Schmerzen in der Haut. Der geringste Druck war schmerzhaft, eine Berührung wurde wie ein Nadelstich empfunden. Wegen dieser außerordentlichen Hyperästhesie konnten die Kranken weder gehen, noch sich ihrer Hände bedienen. Schon die Berührung des Hemdes war ihnen schmerzhaft. Da auch die Muskulatur sehr schmerzhaft war, konnten die Kranken nicht die geringste Bewegung machen, ohne Schmerzen zu empfinden. Man erkennt unschwer das Bild, das Moebius später als Akinesia algera bezeichnet hat, und sogar zunächst nicht einmal der Hysterie zurechnen wollte.

Von dieser allgemeinen hochgradigen Hyperästhesie kommen alle Abstufungen des Grades und des Umfanges vor. Briquet erwähnt Kranke, die wegen einer Hyperästhesie des Rückens auf dem Bauche liegen mußten, andere die keine Kleidung an sich duldeten. Er erwähnt, daß der Gebrauch der Glieder je nach dem Sitze der Hyperästhesie eingeschränkt sei. Er erwähnt endlich die Hyperästhesie der Vulva und der Vagina (Vaginismus), und die Hinderung des Coitus durch diesen Zustand. Auch daß Hyperästhesie und Anästhesie zusammen vorkommen können, ist ihm bekannt.

Auch der Pruritus in seinen verschiedenen lokalen und allgemeinen Formen ist nicht selten ein Ausdruck der Hysterie.

Am häufigsten sind nach Briquet die Hyperalgesien und die Schmerzen der Muskulatur, die von Henrot zuerst beschrieben worden waren. Unter seinen 430 Fällen waren nur ungefähr 20 zur Zeit der Beobachtung ganz davon frei. Vielleicht ist diese Angabe etwas sehr hoch. Wenn auch sicherlich die Muskelschmerzen und Hyperalgesien außerordentlich häufig sind, so dürfte Briquet, auf sie besonders aufmerksam geworden, eben besonders sorgfältig nach ihnen gesucht haben, und was man bei der Hysterie sucht, das findet man.

Die Häufigkeit des Rückenschmerzes bei Hysterie ist schon von Sydenham erwähnt. Trotzdem wird er auch heute noch meist als „Muskelrheumatismus" diagnostiziert. Unerfahrene und Erfahrene fühlen hier mit Vorliebe ihre Muskelknoten, Muskelschwielen u. dgl. Es sind in der großen Mehrzahl der Fälle nichts als die reflektorischen lokalen Contractionen, die ein jeder empfindliche Muskel bei Druck zeigt. Es sind bekanntlich auch diese „Nervenpunkte", die eine Gruppe von „Nervenpunktmasseuren" so sehr faszinieren, daß sie den Ursprung der Hysterie wieder in die Peripherie, nämlich in diese Nervenpunkte verlegen und damit die Wissenschaft um mehr als ein halbes Jahrhundert zurückschrauben wollen. Wie die Kranken mit solchen hysterischen Rückenschmerzen früher behandelt wurden, wie sie als Tabes jahrelang im Bett gehalten, oder wie ihnen der ganze Rücken mit Brandwunden und Narben bedeckt wurde, berichten Brodie und Briquet. Von einigen wird die Meinung vertreten, daß viele dieser Rückenschmerzen reflektorisch speziell von den Genitalien und dem Ovarium ausgelöst würden. Zweifellos gibt es eine Anzahl solcher Fälle; denn die Kreuzschmerzen der Frauen in der Gravidität oder bei der Menstruation sind sicherlich im allgemeinen nicht hysterisch. Durch die Forschungen

Danas über die referred pains und die Heads über seine Zonen sind diese reflektorischen Störungen ja verständlich geworden. Es ist diese Differentialdiagnose jedenfalls fast die einzige, die häufiger ernstliche Schwierigkeiten macht. In den allermeisten zunächst zweifelhaften Fällen aber dürfte es sich dann bei längerer Beobachtung herausstellen, daß es sich um rein hysterische Symptome gehandelt hat.

Immerhin ist es richtig, daß bei der Mehrzahl der bis dahin nur nach den Körperregionen bezeichneten Schmerz- und hyperalgetischen Zuständen — Epigastralgie, Rachialgie — die Schmerzhaftigkeit der Muskeln wohl das hervorstechendste Symptom ist. Außer den genannten behandelt Briquet noch die Coelialgie (Schmerzhaftigkeit der Bauchwandmuskulatur), die Pleuralgie an den Seitenflächen des Thorax, die Thoracalgie (die die vordere Brustwand betrifft, die Mielosalgie (Schmerzen der Glieder), endlich die Cephalalgie.

Bei Besprechung der Muskelhyperalgesie der Bauchwand weist bereits Briquet die von Piorry, Schützemberger und Négrier ausgesprochene Ansicht zurück, daß die Druckschmerzhaftigkeit gewisser Stellen des Abdomens eine Empfindlichkeit oder eine Entzündung des Ovariums bedeute. Briquet behauptet, daß diese Schmerzhaftigkeit ausschließlich in den Muskeln sitze, und daß, wenn man diese Schmerzhaftigkeit beseitigt habe, man die Gegend des Ovariums soviel drücken könne, wie man wolle, ohne eine pathologische Hyperalgesie zu erzeugen. Vorsichtig fügt er hinzu, daß er nicht behaupten wolle, daß die Ovarien bei den Hysterischen niemals empfindlich seien. In der Tat ist es im allgemeinen ja unmöglich, bei einfachem Druck auf das Abdomen das Ovarium überhaupt zu erreichen. Briquet gibt dann eine genaue statistische Zusammenstellung der Lokalisation der Überempfindlichkeit der Bauchwand auf die verschiedenen Partien.

Die nach der Richtung der Lokalisation wenigstens vorurteilsfreien Studien Briquets hinderten Charcot nicht, die Empfindlichkeit der Bauchwand mit dem Ovarium in einen festen Zusammenhang zu bringen (Ovarie). Dazu wurde zuerst die Hyperästhesie auf einen Punkt konzentriert. „Wenn man auf einer horizontalen Linie durch die Spinae anteriores superiores senkrechte errichtet, die das Epigastrium seitlich begrenzen, so bezeichnet der Durchschnittspunkt dieser Linien die schmerzhafte Stelle, welche die Kranken angeben, und die durch den Finger als solche erkannt wird. Die tiefere Untersuchung dieser Gegend läßt den Teil des Beckeneinganges erkennen, der einen nach außen konvexen Bogen beschreibt. Etwa in der Mitte dieses festen Kammes trifft die Hand sehr oft einen eiförmigen Körper an, der etwas nach hinten verlängert ist, und wenn man ihn gegen die feste Knochenwand drückt, unter den Fingern weggleitet" usw. Weiter beschreibt Charcot einen „spezifischen Schmerz", und zwar „keinen gewöhnlichen Schmerz", sondern eine „zusammengesetzte Empfindung", welche die Charaktere der hysterischen Aura hat usw. So ist die „Ovarialzone" für Charcot und seine Schule eine der wirksamsten und kräftigsten hysterogenen Zonen — ein merkwürdiger Rückfall in die Zeit, da man die Ursache der Hysterie in den Genitalien suchte. Daß hier eine ganze Kette von Irrtümern vorliegt, ist eine Tatsache, die wir heute nicht mehr im einzelnen zu begründen brauchen. Es gibt keinen Ovarialpunkt, ja es gibt, selbst wenn man von der Zurückführung auf das Ovarium ganz absehen will, überhaupt keine fixen hyperalgetischen Punkte, und wenn einzelne Regionen bei der Hysterie mit einer gewissen Vorliebe hyperästhetisch werden, so ist auch das noch zu einem Teil auf die seit langem auf diese Punkte eingestellte Untersuchungstechnik der Ärzte zurückzuführen. Man wird natürlich nach wie vor von hysterischen Jugulardruckpunkten, Intercostalpunkten, Wirbelpunkten, Mammalpunkten, Paraumbilicalpunkten, Iliacalpunkten usw. sprechen, ohne aber den einzelnen Punkten eine spezifische Bedeutung beizulegen. Solche Punkte können wir eben an jeder Stelle des Körpers finden. Wichtig ist hauptsächlich dies, daß diese hysterischen Druckpunkte mit den Valleixschen Druckpunkten bei organischen Neuralgien nicht übereinstimmen.

Die hysterische Schmerzhaftigkeit der Körperdecke und speziell der Muskulatur kann zu der irrigen Annahme von Erkrankungen der inneren Organe führen. So warnt schon Briquet davor, die hysterische Pleuralgie auf eine Pleuritis zu beziehen. Am Abdomen hat die Schmerzhaftigkeit insbesondere zu der irrigen Annahme einer Appendicitis (hysterische Pseudoappendicitis) geführt. Auch Mastoiditis ist schon bei hysterischer Druckschmerzhaftigkeit des Proc. mastoideus angenommen und operiert worden.

· Mit den hysterischen Hyperästhesien, besonders den Hyperalgien, sind durchweg mehr oder minder heftige **Schmerzen** oder **Parästhesien** verbunden. Die Schmerzen können von außerordentlicher Heftigkeit sein und entweder mehr dauernd oder mehr neuralgiform auftreten. Wiederum ist es Briquet, der es trotzdem ausspricht, daß die wirklichen (véritables) Neuralgien bei der Hysterie ziemlich selten und mehr als Komplikationen denn als Äußerungen der Hysterie zu deuten sind. Briquet gibt für diese Behauptung keine nähere Begründung, aber wir wissen heute, daß die typische Verteilung der echten — organischen — Neuralgie mit ihren Druckpunkten und einer den peripheren Nerven- oder Wurzelgebieten entsprechenden Ausdehnung und Hyperalgesie in der Tat der Hysterie nicht zugehört. Wir finden bei der Hysterie eben nicht die Valleixschen Nervendruckpunkte, sondern beliebige.

Die praktische Unterscheidung der hysterischen Pseudoneuralgie von der echten, als deren Substrat wir doch wohl einen leichten neuritischen Prozeß anzunehmen haben, kann dann Schwierigkeiten machen, wenn eine organische Neuralgie nicht typisch lokalisiert ist, sondern sich mehr in Seitenästen, z. B. in den Glutäalästen des N. ischiadicus abspielt. Der Gruppe der Nervenpunktmasseure (vgl. oben S. 14) war es vorbehalten, auf Grund solcher Beobachtungen den Unterschied zwischen echter Neuralgie und hysterischer Neuralgie zu leugnen und das Substrat auch der hysterischen Neuralgie in der Peripherie zu suchen. Schwierigkeiten der praktischen Untersuchung machen ferner diejenigen organischen Neuralgien, die keine dauernden Druckpunkte haben, wie das ja z. B. bei Trigeminusneuralgie oder bei radiculärer Ischias nicht so selten ist. Es sind das Fälle, wo man in der Tat nach dem Eindrucke urteilen muß; und wenn die organische Neuralgie nicht sehr stark ist — dann wird man sie ja auch nach der Art der Beschreibung nicht verkennen können —, sondern milder und diffus, so wird man hier sehr lange zweifelhaft bleiben können. Für die hysterische Neuralgie ist es manchmal kennzeichnend, daß sie zu ganz bestimmten Tages- oder auch Nachtstunden einsetzt (den zweiten Fall bezeichnet Oppenheim als Nyctalgie); ziemlich regelmäßige Intervalle kommen aber auch bei organischen Neuralgien vor, und sogar das ganz regelmäßige Einsetzen der Schmerzen zu bestimmter Stunde beobachten wir hier, z. B. bei Erkrankungen der Nebenhöhlen der Nase. Sehr häufig sind bei Hysterie durch den Körper „wandernde" Schmerzen. So geben die

Kranken etwa an, daß der Schmerz von der Magengegend ausgehe und allmählich zum Kopf aufsteige. Tritt dann ein hysterischer Anfall ein, so hat man solche und ähnliche Beschwerden mit dem entbehrlichen Namen der hysterischen Aura belegt.

Sehr schwer sind natürlich die Kombinationen von organischer und hysterischer Neuralgie zu diagnostizieren. So kommt es gar nicht selten vor, daß wir geringe Zeichen einer „organischen" Ischias haben, oder daß eine schwere Ischias sich nach Maßgabe der objektiven Symptome anscheinend erheblich gebessert hat, daß aber die subjektiven Beschwerden unverhältnismäßig stark sind. In solchen Fällen gelingt es manchmal durch einen für die echte organische Neuralgie sehr gleichgültigen, vielmehr offenbar nur psychisch wirkenden Eingriff, etwa einen tiefen Einstich in die Glutäalmuskulatur, die Schmerzen mit einem Schlage fast zu beseitigen und so ihre hysterische Natur zu beweisen. Die geringen organischen Symptome (Druckpunkte usw.) bleiben dann unbeeinflußt. Es sind das natürlich die Fälle von Neuralgie, insbesondere von Ischias, die auch durch alle Wunderkuren und Charlatanerien so ausgezeichnet beeinflußt werden können. Aber die genaue Diagnostik kann hier in der Tat unmöglich sein.

Die sog. hysterische Gelenkneuralgie ist ein recht seltenes Symptom. Zuerst von F. Hoffmann beobachtet, wurde sie von Brodie genauer beschrieben. Brodie beobachtete sie an der Hüfte und am Knie, wo sie verhältnismäßig am häufigsten ist, Briquet beschrieb sie dann auch an den oberen Extremitäten. Sie ist meist auf ein einzelnes Gelenk beschränkt, kann aber auch mehrere ergreifen. Die Beweglichkeitsbeschränkung ist eine entsprechende. Oft verbindet sich die Gelenkneuralgie mit Contractur. Die Schmerzen können eine solche Heftigkeit erreichen, daß die Patienten sich allen Operationen unterwerfen. Mayo machte (in der vorantiseptischen Zeit!) bei einem Kranken deswegen nacheinander die Amputation des Unterschenkels, des Oberschenkels, die Exartikulation und die Durchschneidung des N. ischiadicus. Man wird zur Gelenkneuralgie nur diejenigen Fälle rechnen, die nicht mit starker Schmerzhaftigkeit der umgebenden Weichteile einhergehen. Wenn Brodie sogar Rötung und Schwellung in einer Anzahl seiner Fälle beobachtet hat, so wird es sich vielleicht doch um anatomisch faßbare Gelenkerkrankungen gehandelt haben. Denn es ist sehr schwierig und mit Sicherheit erst in neuerer Zeit durch die Röntgenuntersuchung möglich, solche Erkrankungen auszuschließen. So machte Garré jüngst auf kleine, nur röntgenologisch nachweisbare osteomyelitische Herde der Epiphysen aufmerksam. Auch die langsam wachsenden Tumoren der Epiphysen verbergen sich oft unter angeblich hysterischen Neuralgien. Insbesondere am Hüftgelenk bieten sogar gröbere Erkrankungen der Erkennung manchmal sehr große Schwierigkeiten. Auch der dem flüchtigen Ödem nahestehende Hydrops intermittens der Gelenke dürfte nach den Beschreibungen der Autoren hier in Betracht kommen. Er ist der einfachen Hysterie jedenfalls nicht zuzurechnen.

Eine Störung, die der hysterischen Lähmung durch Schmerz sehr nahe steht, ist vielleicht das aus unbekannter Ursache auftretende sog. Dérangement interne der Gelenke bei Kindern, schlaffe schmerzhafte Lähmungen ohne groben Befund, wenngleich diese Angelegenheit nicht ganz geklärt ist. Durlach[1] meint neuerdings, daß es sich dabei um leichte Knorpelverschiebungen handeln könne, die an Kindern mit

---

[1] Berl. klin. Wochenschr. **48**, 2111, 1911.

energischem Temperament noch ausgeglichen würden[1]). Einen psychogenen Faktor erkennt er aber auch an.

Als Haphalgesie bezeichnete Pitres die Erscheinung, daß Kranke in anästhetischen oder auch normal empfindenden Bezirken die Berührungen bestimmter Stoffe nicht ertragen können, sondern bei Berührung damit — im besonderen sind es Metalle wie Kupfer, Blei, Gold usw. — Schmerzen (und Anfälle) bekommen. Eine Kranke hatte nach den Anfällen, die ihr die unwillkürliche Berührung der kupfernen Gegenstände verursachte, alle diese aus ihrer Wohnung entfernen lassen.

Als Hyperaesthesia ungium (Onychalgia nervosa) hebt Oppenheim die meist schon in der Kindheit hervortretende Hyperästhesie der Nägel vor.

Der Kopfschmerz ist eins der allgemeinsten Zeichen der Hysterie; kaum ein Kranker, der davon verschont bleibt. Die Formen des Kopfschmerzes können sehr verschieden sein. Wohl am häufigsten ist der allgemeine Kopfdruck, der dem neurasthenischen wohl nicht nur gleicht, sondern auch gleich ist. Der Kopfdruck kann sich zu Kopfschmerz steigern und wieder sich in verschiedener Weise lokalisieren. Sehr häufig ist gerade bei Hysterischen der Hinterkopfschmerz, der sich entweder nach dem Nacken oder auch nach dem Scheitel lokalisieren kann. Seltener, aber häufig genug ist der Schläfen- und Stirnkopfschmerz. Als Clavus hystericus (Sydenham) wird ein streng auf einen kleinen Bezirk beschränkter Schmerz von großer Heftigkeit bezeichnet. Er kann Stunden bis Wochen in der gleichen Heftigkeit andauern, kann die Kranken am Schlaf hindern. Wenn angegeben wird, daß er nicht nur mit Schwindel, sondern auch mit Erbrechen, mit Verdauungsstörungen und Fieber verbunden sein kann, so wird das gegen die in dieser Weise komplizierten Fälle etwas mißtrauisch machen. Es dürfte sich in einer Anzahl um Migräne gehandelt haben. Die Migräne, über deren Verbindung mit der Hysterie später (S. 69) gesprochen werden wird, gehört als solche nicht zur Hysterie. Empfindlichkeit der Schädeldecke kann bei hysterischem Kopfschmerz vorhanden sein, und zwar kann sowohl die Haut, wie die Kopfmuskeln wie auch der Knochen empfindlich scheinen; es kann aber auch jede Empfindlichkeit fehlen.

Die Differentialdiagnose des hysterischen Kopfschmerzes als solchen kann außerordentlich schwer sein gegenüber den Erkrankungen, für die wir sichere organische Zeichen nicht haben. So vermögen wir oft genug nicht mit Sicherheit zu sagen, ob der Kopfschmerz ein reflektorischer, etwa von der Nase ausgehender, oder ein hysterischer ist. Ich selbst habe einen Fall veröffentlicht[2]), wo ein Jahre lang bestehender, nach einer zweifellosen Schädelfraktur entstandener circumscripter Kopfschmerz durch Trepanation und Spaltung der Dura an der schmerzenden Stelle dauernd geheilt wurde, und trotzdem kann niemand in diesem Falle eine Hysterie ausschließen, ja viele werden sie sogar wahrscheinlich finden.

Hier muß dann auch die sogenannte hysterische Pseudomeningitis erwähnt werden, die bereits Briquet erwähnt und von der dann Pitres und viele andere Beispiele beigebracht haben. Eine viel zitierte Arbeit hat ihr Starck gewidmet. Wir erwähnen von den von ihm aufgeführten Symptomen: Delirien, stuporöser Zustand, Schüttelfrost, Nackensteifigkeit, Empfindlichkeit der Wirbelsäule, Muskelzuckungen, Erbrechen, Einziehung des Leibes, Strabismus, enge Pupillen, Verlangsamung und Irregularität des Pulses. Erhöhte Temperaturen werden angegeben; ob sie immer auf Betrugsversuchen beruhen, muß dahin gestellt bleiben. Die Krankheit leitet sich oft mit einem typischen Prodromalstadium ein, kann aber auch plötzlich entstehen. Sie kann verbunden sein und ist es gewöhnlich mit anderen Zeichen von Hysterie, Anästhesien,

---

[1]) Es ist bekannt, daß sogar schwere Frakturen z. B. der unteren Epiphyse des Oberarmes bei Kindern manchmal nur mit geringen Schmerzen und fast ohne Beweglichkeitsbeschränkung einsetzen.

[2]) Erfolgreiche Trepanationen ohne Befund. Therapeutische Monatshefte **1911**.

Lähmungen und dergleichen. Häufig tritt sie ganz plötzlich auf. Schwierigkeiten der
Diagnose haben sich, wie z. B. in einer neueren Beobachtung von Dünner[1]), besonders
nach der Seite der tuberkulösen Meningitis ergeben. Sollte die Diagnose der organischen
Meningitis einmal nicht mit Sicherheit ausgeschlossen werden können, so werden wir
in der Untersuchung des Liquor heute ein fast untrügliches Mittel haben, die Differentialdiagnose zu stellen. Es dürfen natürlich nicht, wie in einer der Krankengeschichten
der Literatur, die Reagensgläser verwechselt werden. Auch ist zu beachten, daß bei
Neurasthenischen und Hysterischen gelegentlich Lumbaldrucke bis 400 mm Wasser
vorkommen. Aber die physikalische und cytologische Untersuchung wird uns kaum
im Stich lassen, wenn ich auch sagen muß, daß ich zwei Fälle von (1 mal tuberkulöser,
1 mal seröser) Meningitis gesehen habe, in denen bei allerdings hohem Druck im Beginn
die physikalische und cytologische Untersuchung der Lumbalflüssigkeit absolut negativ
war. Wenn man keine Lumbalpunktion macht oder machen darf, dann kann es wohl
öfter vorkommen, daß man Zweifel an der Diagnose hat. Es scheint mir dann auch,
daß einige der als hysterische Pseudomeningitis in der Literatur geführten Fälle ebensogut leichte seröse Meningitis gewesen sein können. Es erscheint aber sehr wenig
lohnend, hier den Nachrichter zu spielen, wie denn überhaupt die Lehre aller der
hysterischen „Pseudokrankheiten" wegen ihrer Künstlichkeit und Verschwommenheit ein höchst unergiebiges und zum Teil auch recht unnützes Gebiet darstellt.

Geschmack- und Geruchsstörungen.

Die Geschmackstörungen finden sich nach den Berichten aller
Autoren seit Briquet meist einseitig und schneiden genau in der Mittellinie
ab. Fast immer sollen sie mit tactiler Hyp- oder Anästhesie und mit
Analgesie der Mund- und Zungenschleimhaut verbunden sein (Lichtwitz).
Sehr häufig ist die Geschmacksstörung auch eine totale. Läßt man sich
auf genauere Untersuchungen ein, so findet man in einer Anzahl von Fällen
natürlich auch partielle in verschiedener Weise begrenzte nicht schmeckende
Bezirke. Es kann auch nur der Geschmack für einzelne Substanzen verloren
gehen, ohne daß man daraus natürlich Schlüsse auf die Beeinflussung der
Geschmacksqualitäten im Sinne der Physiologie ziehen dürfte. Die halbseitige
Geschmackstörung kommt am häufigsten anscheinend dann vor, wenn auch
die anderen Sinnesorgane der betreffenden Seite anästhetisch sind, die totale
Geschmacksaufhebung ist wohl meist mit Aufhebung des **Geruches** verbunden. Auch die Geruchsfunktion kann jedoch einseitig aufgehoben sein.
Manchmal verlieren die Kranken, wie Lichtwitz berichtet, auch nur die
angenehmen oder unangenehmen „Gefühlsbetonungen" dieses oder jenes Geruches, z. B. der Asa foetida. Auch das Umgekehrte kommt vor, daß einzelne Gerüche den Kranken unerträglich werden, ihnen Schmerzen und
Anfälle machen (entsprechend der „Haphalgesie" auf dem Gebiete der Haut-
empfindung). Die meisten dieser Geschmackstörungen und Geruchsstörungen
werden wie die Sensibilitätsstörungen erst bei der Untersuchung gefunden,
bzw. erst erzeugt, wenn z. B. Lichtwitz mit großer Genauigkeit die Störungen
des elektrischen Geschmacks untersuchte; aber ausnahmslos ist das doch
nicht der Fall. So gab mir eine nervöse Kranke, die ich seit vielen Jahren
kenne, und die ich niemals auf hysterische Stigmata untersucht habe, die
auch von anderer Seite darauf nie untersucht wurde, eines Tages ganz
spontan an, daß sie seit einigen Tagen weder mehr rieche noch schmecke.
Alles schmecke ihr gleich fade. Auffällig war mir bei diesem und noch
einem anderen Falle, daß die Kranken trotz der Geschmack- und Geruch-
losigkeit zwar nicht mit sehr großem, aber doch nicht ganz ohne Appetit
aßen im Gegensatz zum Verhalten derer, die auch nur infolge eines leichten
Magenkatarrhs einen schlechten Geschmack im Munde haben.

---

[1]) Diss. Berlin 1912.

2*

Sehstörungen.

Die schwerste hysterische Sehstörung ist die totale Amaurose, die nach Gilles de la Tourette schon Celsus bekannt war. Dann wurde sie erst wieder von Ch. Lepois (1618), dann wieder von Pommes (1771) beschrieben; nach langem Abstand folgen dann erst die Autoren des 19. Jahrhunderts. Die Hexen- und Wundergeschichten bringen auch zu diesem Kapitel ihr Material, insbesondere durch Wunderheilungen. Die hysterische Amaurose soll meist plötzlich auftreten und sich wie alle anderen schweren „Stigmata" häufig nach Anfällen entwickeln. Wie bei allen lokalen Manifestationen der Hysterie sind auch hier Traumen von erheblichem Einfluß.

Als das wesentliche Kennzeichen der hysterischen Amaurose gilt die erhaltene Pupillenreaktion. Es gibt aber Fälle, in denen eine völlig erloschene Reaktion der Pupillen vermerkt ist. Abgesehen von wenig beweisenden Fällen ist hier ein von Adamück sehr genau beschriebener zu erwähnen. Bei einem 44 jährigen Mann trat während einer Unterhaltung urplötzlich eine Amaurose ein, die über zwei Tage andauerte und dann innerhalb weniger Sekunden unter subjektiven Lichterscheinungen wieder schwand. Der Zustand der Pupillen, die während der Amaurose auch different waren, war nach der Erholung wieder völlig normal. Wilbrand und Sänger[1]) scheinen diesen Fall ohne weiteres als hysterisch anzuerkennen. Es bestand aber sonst kein Zeichen von Hysterie; wir erfahren nur, daß der Betreffende zu den nervösen Naturen gehörte, so daß man doch an der Diagnose Hysterie Zweifel haben kann, ohne sagen zu können, zu welcher Form transitorischer Amaurosen der Fall zu rechnen sei. Ebenso habe ich Bedenken, den Fall Mauthners ohne weiteres der Hysterie zuzurechnen. Ein Mangel der Beobachtung Adamücks ist, daß der Fall nur einmal und zwar kurz nach Eintritt der Amaurose untersucht wurde. Denn Fälle, in denen die Pupillen zeitweilig reaktionslos waren (oder schienen), sind mehrfach beobachtet, z. B. von E. Mendel. Es ist indessen heute die Frage berechtigt, ob die zur Feststellung der Reaktionslosigkeit angewandte Methodik zureichend war. Denn Oppenheim hat vor kurzem die Beobachtung veröffentlicht, daß auch nicht ausgesprochen hysterische Neuropathen ihm selbst bei Untersuchung mit der elektrischen Taschenlampe bei einzelnen Untersuchungen reflektorische Starre zu zeigen schienen, dieselben Patienten aber dann bei Tageslicht reagierten. Das beruht wohl auf der Gegenwirkung des Schrecks als eines pupillenerweiternden Agens[2]). Wenn Wilbrand und Sänger keinen Fall von hysterischer Pupillenstarre anerkennen wollen, der nicht mit der Westienschen Lupe im Dunkelzimmer untersucht ist, so gibt es einen solchen Fall nicht; aber diese Forderung dürfte doch nur für diejenigen Fälle berechtigt sein, die eine hochgradige Miosis zeigen. Warum die Reaktion weiter Pupillen nicht auch ohne Westiensche Lupe festzustellen sein soll, ist nicht recht einzusehen. Ich möchte es nicht für ganz unmöglich halten, daß durch psychische Einflüsse die Pupille nicht nur erweitert wird, sondern auch dann in diesem Zustand der Erweiterung schlecht oder gar nicht auf Licht reagiert[3]). Über reaktionslose Pupillen bei hysterischer

---

[1]) Neurologie des Auges 3/2, S. 1012, 1906.

[2]) Daß die Belichtung exzentrischer pupillomotorisch wenig wirksamer Netzhautbezirke als einzige Erklärung genügt (Bartels), will nicht einleuchten. Wir untersuchen doch alle Patienten auf ungefähr die gleiche Weise.

[3]) Bei der Erweiterung der Pupille durch elektrische Reizung der entsprechenden Stelle der Rinde kann es beim Tier zu vorübergehender Aufhebung der Pupillarreaktion kommen.

Amaurose berichten noch Cramer, Jacobson, Dujardin-Beaumetz und Abadie, Steffen, Adamück (sämtlich zitiert bei Wilbrand-Sänger). In dem Falle von Cramer soll die Pupille auch bei Akkommodation nicht reagiert haben. Daß der Mangel der Lichtreaktion der Pupille aber eine direkte Folge der hysterischen Blindheit ist, ist wohl kaum wahrscheinlich. Die Weite der Pupillen bei doppelseitiger hysterischer Blindheit wird verschieden angegeben. Auch Differenzen der Pupillenweite sind mehrfach vermerkt.

Wenn also auch einige wenige Fälle mit fehlender Lichtreaktion nicht ganz geklärt sein mögen, so ist es doch auffallend, daß in neuerer Zeit solche Fälle bei Hysterie nicht mehr publiziert zu sein scheinen. Es dürfte das doch die Folge unserer besseren Diagnostik sein. Zweifellos entgingen früher viele Fälle von retrobulbärer Neuritis ohne Befund bei multipler Sklerose der Diagnose. Auch wäre es wohl möglich, daß einzelne Fälle der Migräne angehören. Hier wäre die fehlende Lichtreaktion nicht verwunderlich. Ferner muß man natürlich auch mit Täuschungsversuchen durch Atropinisierung rechnen, z. B. wenn in einem Fall von Jacovides das eine Auge dauernd und das andere ab und zu auf Stunden bei Tage mydriatisch war. Doppelseitige Amaurose ohne Pupillenstarre kann noch bei doppelseitigen Occipitalherden vorkommen; in solchen Fällen kann die Diagnose recht schwierig sein, wenn andere Symptome einer organischen Hirnkrankheit fehlen, z. B. in einem neueren von Kutzinski berichteten Fall.

Außer der totalen Amaurose kommen bei der Hysterie alle Grade der Amblyopie vor. Die Kranken sehen alles wie durch einen Schleier, sehen undeutlich usw. Andere ermüden sehr leicht, erklären z. B., nur 5 Minuten lesen zu können, dann verschwimme alles und so fort.

Auch bei totaler Amaurose ist doch — wenigstens in zwei Fällen, die ich sah — das Benehmen der Kranken auffällig. Das Herumtasten im Zimmer hat etwas Theatralisches; ein Schein der Unwirklichkeit liegt über der Blindheit.

Unter dem Kapitel der hysterischen Amblyopie ist auch die hysterische Gesichtsfeldeinengung zu besprechen, die von v. Graefe entdeckt, durch Charcot zu einer außerordentlichen und, wie wir wohl heute sagen können, sehr übertriebenen Berühmtheit gebracht wurde. Wir finden bei darauf gerichteter Untersuchung Einengung des Gesichtsfeldes auf eine wechselnde Anzahl von Graden. Nach Foerster wird ferner das Gesichtsfeld bei Führung des Objekts nach dem Zentrum zu weiter gefunden, als bei der umgekehrten Prüfungsart (Foersterscher Verschiebungstypus). Daß diese Einengung des Gesichtsfeldes nicht als in irgendeiner Weise „organisch" aufzufassen ist, das wurde schon denen klar, die beobachteten, daß sich Kranke mit hochgradigster Einengung (am Perimeter) im Raum ganz frei bewegen — wie die Kranken mit Anästhesie die feinsten Näh- und Stickarbeiten machen. Den Beweis führte im einzelnen Schmidt-Rimpler, daß sich die sogenannte hysterische konzentrische Gesichtsfeldeinengung niemals (oder nur in zufälligen Ausnahmen) entsprechend den optischen Gesetzen verhalte, daß daher Veränderungen der Retina nicht vorliegen können. Einer der wichtigsten Beweise hierfür ist das oft vorhandene sog. „röhrenförmige Gesichtsfeld", das Gleichbleiben des auf das Perimeter projizierten Gesichtsfeldes bei verschiedener Entfernung des Patienten. Auch gelang es Schmidt-Rimpler leicht, das Sehen angeblich blinder Netzhautstellen nachzuweisen, indem er mit Hilfe prismatischer Verschiebung dem Patienten die Orientierung unmöglich machte.

Wir führen das hier schon in dem Teile, der der objektiven Beschreibung gewidmet ist, an, weil die rein psychische Natur der Gesichtsfeldeinengung uns der Notwendigkeit überhebt, alle die zahllosen Modifikationen, mit denen sie beschrieben ist, zu erwähnen, andererseits es gestattet, alle diejenigen Erklärungen, die in der Retina oder im Opticus die Ursache der Gesichtsfeldeinengung annehmen, unter den Tisch fallen zu lassen. Daß auch der Verschiebungstypus mit der Netzhaut nichts zu tun hat, hat besonders Klien nachgewiesen, auf dessen Arbeit wir noch zurückkommen.

Der hysterischen Amblyopie kann auch die hysterische Farbenblindheit zugerechnet werden. Sie zeichnet sich, wie die hysterische konzentrische Gesichtsfeldeinengung, dadurch aus, daß sie nach den Gesetzen der physikalischen und physiologischen Farbenmischung nicht aufzulösen ist. Das hat schon Bernheim gezeigt. Eine auf dem linken Auge farbenblinde Hysterische sah mit diesem ein vorgehaltenes grünes Papier grau, mit dem rechten Auge grün. Brachte man vor das eine Auge ein Prisma, so sah sie nun nicht etwa die beiden Papierstücke weiter grau und grün, sondern beide entweder grau oder grün. Regnard sah, daß eine Hysterische, die eine der komplementären Farben einer Scheibe als weiß bezeichnete, bei der Rotation der Scheibe sie doch grau sah, also die Komplementärfarbe perzipiert haben mußte. Ein von mir beobachteter Kranker stellte andererseits am Helmholtzschen Farbenmischapparat alle Farbengleichungen, wie ein völlig Farbentüchtiger ein, so daß dadurch seine Angabe, er könne Farben schlechter unterscheiden als früher, als jedenfalls nicht auf organischer Grundlage beruhend nachgewiesen war. Bei der Prüfung am Perimeter brauchen die Grenzen für die verschiedenen Farben nicht die übliche Reihenfolge einzuhalten; sie können es aber tun, ohne daß das etwas gegen Hysterie beweist. Klien erhielt recht gut mit organischen Gesichtsfeldausfällen übereinstimmende Bilder sogar bei Leuten, denen er den Auftrag gegeben hatte, eine Einschränkung des Gesichtsfeldes zu simulieren.

Bregmann beobachtete hysterisches Gelbsehen und Rotsehen, Borel beobachtete halbseitiges Rotsehen. Es ist selbstverständlich gleich dem „neurasthenischen" Farbensehen (Hilbert, Kellner).

Freund beobachtete in einem Falle frischer Unfallneurose eine angebliche Erweiterung des Gesichtsfeldes für Weiß und Farben, Wolffberg eine Steigerung des macularen Farbensinns, ebenso Frankl-Hochwart und Topolenski. Daß diese Angaben den modernen Methoden der Prüfung des Farbensinnes Stand halten würden, ist freilich unwahrscheinlich.

Häufiger als die totale Amaurose wird die Amaurose des einen Auges entweder von den Hysterischen angegeben oder auch bei der Untersuchung entdeckt. Daß diese Amaurose keine organische ist, zeigt sich dadurch, daß diese Fälle ausnahmslos auf eine oder die andere der als „Simulationsproben" bezeichneten Proben mit dem Stereoskop oder mit Prismen „hereinfallen", daß sich also das anscheinend amaurotische Auge als sehtüchtig erweist. Sehr charakteristisch ist die in der Literatur erzählte Geschichte eines Lehrers, der physikalisch gebildet genug war, um einsehen zu müssen, daß bei der stereoskopischen Prüfung sein blindes Auge gesehen hatte. Er beharrte darauf, daß er mit dem Auge eben nur unter dem Stereoskop sehen könne, sonst wäre es blind. Von Simulation war hier keine Rede.

Nicht ganz klar sind die Fälle einseitiger, angeblich hysterischer Amaurose mit erheblicher Pupillendifferenz, d. h. Pupillenerweiterung auf der amaurotischen Seite. Einen neueren Fall berichtet Voß. Die Pupille des amaurotischen Auges war etwa 4 mal so weit als die des sehenden, beide reagierten auf Licht. Es dürfte hier doch sehr wahrscheinlich sein, daß eine organische Störung von einer hysterischen überdeckt war; denn der positive Nachweis einer Hysterie kann ja eine organische Störung niemals ausschließen. So deuten auch Wilbrand und Saenger eine Anzahl von eigentümlichen Amaurosen aus der Literatur durch die Rolle organischer Erkrankungen als „agents provocateurs" hysterischer Amaurose. Sie erwähnen Papilloretinitis, retro-bulbäre Neuritis und Sehstörungen bei multipler Sklerose. Bei solchen Erkrankungen können natürlich auch Pupillendifferenzen vorkommen.

Zur hysterischen Amaurose müssen, wie wir glauben, auch eine Anzahl der Fälle von sogenannter „Amaurose nach Blepharospasmus" gerechnet werden. Albrecht v. Graefe führte diese von ihm zuerst beschriebene Amaurose auf den Druck der Lider auf das Auge zurück. Schon Leber hat diese Erklärung angezweifelt. Auf ihn machten die Kinder — denn um solche handelt es sich immer — den Eindruck, als hätten sie den Gebrauch ihrer Augen verlernt. Daß aber ein vierjähriges Kind etwa in den Zustand eines solchen verfallen kann, das überhaupt noch nicht gesehen hat, und dem man nun etwa durch eine Staroperation das Augenlicht schenkt, ist wohl auszuschließen. In der Mehrzahl der beschriebenen Fälle scheinen Blepharospasmus ebenso wie die ihm folgende vorübergehende Blindheit einfach hysterischen Ursprungs gewesen zu sein.

Auch die monokuläre Diplopie und Polyopie ist als hysterische Erscheinung hier zu erwähnen. Sie kann — mit einigen hier nicht in Betracht kommenden Ausnahmen — nicht auf physikalischen oder physiologischen Zuständen beruhen und gilt daher mit Recht fast ohne weiteres als Zeichen der Hysterie. Parinaud bezeichnete den Akkommodationskrampf als Grundlage der monokulären Diplopie, was aber nicht zutrifft. In einem von mir beobachteten Falle machte der Kranke die naive Angabe, daß er beim Blick nach oben nicht mehr doppelt sehe. Ähnliche „Unstimmigkeiten" sind ja bei allen diesen hysterischen Funktionsanomalien an der Tagesordnung.

Ein zentrales Skotom wurde bei Hysterie zuerst von Parinaud beschrieben. Es ist nicht einzusehen, warum das nicht vorkommen sollte, wenngleich natürlich gerade hier die Verwechslung mit beginnenden Fällen multipler Sklerose zu vermeiden sein wird. Wölfflin beobachtete Ringscotome bei Hysterie.

Auch warum nicht hemianopische oder wenigstens hemianopischen täuschend ähnliche Sehstörungen bei Hysterie vorkommen sollen, ist nicht einzusehen, und der Widerspruch von Wilbrand und Saenger gegen diese Form nicht recht zu verstehen. Das typische hemianopische Gesichtsfeld mit der Aussparung des Fixationspunktes usw. wird freilich ein nicht medizinisch gebildeter Mensch niemals produzieren können.

Makropsie und Mikropsie kommen auch als hysterische Symptome vor (Charcot). Nach Binswanger, W. Köster, O. Fischer[1]), sind sie mit Störungen der Akkommodation in Zusammenhang zu bringen, was, wenn überhaupt, aber sicherlich nicht für alle Fälle richtig ist. In einem von mir beobachteten Falle wechselte Makropsie mit Mikropsie ab. Voß sah Mikropsie beim Sehen in die Nähe und Makropsie beim Sehen in die Ferne.

---

[1]) Neur. Centralbl. 1907, S. 237.

Auch in einem zweiten von mir beobachteten Falle war die angegebene Mikropsie so hochgradig, daß m. E. von einer physikalischen Ursache durch Akkommodationsstörung gar keine Rede sein konnte. Die Annahme einer „zentralen dynamästhetischen Störung" (Veraguth) ist höchstens geeignet, die Tatsache zu verschleiern, daß es sich auch bei der Mikropsie und Makropsie aller Wahrscheinlichkeit nach eben einfach um psychische Störungen handelt.

Den Hyperästhesien auf dem Gebiete der Hautsinne entsprechen solche auch auf dem Gebiet des Gesichtssinnes. Am häufigsten ist eine allgemeine Lichtscheu, das Gefühl der Blendung bei verhältnismäßig geringer Lichtintensität, weswegen solche Kranke manchmal jahrelang jede helle Lichtstimmung meiden, dunkle Gläser tragen, usw. Eine andere Form besteht darin, daß sich die mit der exzentrischen Partie der Retina wahrgenommenen Gegenstände dem Patienten besonders stark aufdrängen, so daß er gezwungen ist, nach der Seite zu sehen, seine Aufmerksamkeit immer der Peripherie des Gesichtsfeldes zuzuwenden (A. Pick). Diese Dinge als Hyperästhesie der Retina zu bezeichnen, halte ich für unbegründet.

Die „mouches volantes" sind ja objektive Glaskörpertrübungen. Daß sie manchmal als Zeichen der Hysterie erwähnt werden, ist falsch. Sie drängen sich dem Hysterischen nur mehr auf, als dem Normalen, der sie mehr oder weniger vernachlässigt.

Daran würden sich dann die hysterischen Photopsien, Funkensehen etc., anschließen, die zu den hysterischen Halluzinationen überleiten.

Alle hysterischen Sehstörungen sind sehr häufig mit anderen hysterischen Erscheinungen im Bereiche des Auges und zwar am häufigsten Hypästhesien der Augengegend und der Conjunctiva, seltener mit hysterischen Augenmuskelstörungen, Ptosis, Akkommodationskrampf etc. verbunden. Darüber ist dann weiter unten zu vergleichen.

An dem Beispiel der konzentrischen Gesichtsfeldeinengung hat Klien den wichtigen Nachweis geliefert, daß diese der Vorstellung des Nichtsehenkönnens bzw. des Schlechtsehens entspricht. Nicht nur, daß weder Herabsetzung der optischen Empfindlichkeit noch auch Herabsetzung der Erregbarkeit der Sinnessphären in Frage kommen kann; nicht nur daß sich die Wilbrandsche Auffassung des Verschiebungstypus als Ermüdungserscheinung und als Ausdruck „peripherer, durch den komplizierten Mechanismus der Netzhaut bedingter Vorgänge" als unhaltbar erwies, selbst die Herabsetzung der Aufmerksamkeit kommt nicht so sehr in Frage, als man geglaubt hat. Denn diejenigen Formen konzentrischer Gesichtsfeldeinengung, bei denen man eine dauernde oder vorübergehende Herabsetzung der Aufmerksamkeit annehmen muß, bei epileptischen Dämmerzuständen, bei manchen alkoholistischen Delirien, bei epileptischer Demenz, bei arteriosklerotischer oder seniler Demenz, bei traumatischer Demenz nach Contusio oder Commotio cerebri, Dementia praecox, Dementia paralytica, bei einem starken Depressionszustand[1]) zeigen einen anderen Typus der Gesichtsfeldeinengung, nämlich einen umgekehrten (negativen) Verschiebungstypus! Das Gesichtsfeld ist bei zentrifugaler Führung weiter als bei zentripetaler. Ferner ist das Gesichtsfeld sehr zackig, die Störung ist auf beiden Seiten gleich, und es besteht keine wesentliche Komplementärerweiterung (d. h. bei Aufnahme des Gesichtsfeldes bei exzentrisch gerichteter Augenstellung zur Aufnahme des wirklichen Gesichtsfeldes, ohne die Einengung durch Nase und sonstige Gesichtsvorsprünge). Diese Eigenschaften hat das hysterische

---

[1]) Auch die konzentrische Gesichtsfeldeinengung bei organischer Hemianopsie ist Klien geneigt, auf eine solche allgemeine Hirnstörung zurückzuführen, und nicht als ein Herdsymptom aufzufassen.

Gesichtsfeld im allgemeinen nicht, vielmehr ist es identisch mit den simulierten Gesichtsfeldeinschränkungen. So erhielt Klien z. B. bei der Untersuchung eines Wärters, dem er aufgegeben hatte, bei der Augenuntersuchung Angaben zu machen, „als ob er schlecht sehe", ein Gesichtsfeld, das in allen Beziehungen mit dem hysterischen identisch war. Insbesondere zeigte sich dabei, daß auch bei der Angabe des Farbengesichtsfeldes sehr einfache Methoden (Einstellung der Intensitätsschätzung, der Entfernungsschätzung, und Verschiebung des Signalisiermomentes) instinktiv von den Simulanten angewandt werden, die zu dem hysterischen Gesichtsfeld völlig entsprechenden Resultaten führen. Derselbe Gesichtsfeldtypus fand sich auch bei einer Hysterischen, der in der Hypnose die Suggestion gegeben war, daß sie auf dem einen Auge „schlecht sehe". Alle Eigentümlichkeiten des hysterischen Gesichtsfeldes erklären sich aus der Vorstellung des Nichtsehenkönnens. Zu diesen Eigentümlichkeiten gehört auch das von Klien sogenannte Nachschleppen des Gesichtsfeldes: In den Fällen von starker komplementärer Erweiterung der Farbengrenzen bei Ablenkung des Blickes nach der entgegengesetzten Seite verengern sich die Grenzen bei Ablenkung des Auges nach der Seite des untersuchten Meridians und zwar relativ noch stärker. (Die Konstatierung ist nur möglich bei ausnahmsweise stark eingeengtem Gesichtsfeld, weil nur dann die Weichteile nicht hindern.) Dieses Nachschleppen kann so weit gehen, daß das Gesichtsfeld gewissermaßen am Perimeter „klebt".

Hörstörungen.

Die hysterischen Hörstörungen können wie alle anderen Sinnesstörungen entweder total sein oder in verschiedenem Umfang auftreten. Die absolute hysterische Taubheit zunächst ist nicht ganz selten. Der Nachweis, daß eine eventuelle Taubheit nur hysterisch, d. h. weder von einer Veränderung des schallaufnehmenden Apparates, noch von einer groben Veränderung im Gehirn abhängig ist, ist viel schwerer zu erbringen, als etwa bei der hysterischen Blindheit. Was die Unterscheidung von den peripheren Störungen anlangt, so verfügen wir beim Ohr über keinen Reflex, der uns die Unterscheidung so erleichterte, wie der Pupillenreflex beim Auge. Allerdings verfügen wir über mit reflektorischer Sicherheit eintretende Reflexe an dem dem (cochlearen) Gehörapparat ganz benachbarten Vestibularapparat, und man wird sagen dürfen, daß wenn die Reaktionen des Vestibularapparats völlig ungestört sind, dann auch eine so starke organische Störung des Cochlearapparats, daß sie zu völliger Taubheit geführt hätte, wenig wahrscheinlich wird. Aber man kann die Möglichkeit auf Grund der bis heute vorliegenden Erfahrungen durchaus nicht mit Sicherheit ausschließen. Ich selbst habe zwei Fälle der Art beobachtet, wo auch der Otiater die Differentialdiagnose nicht stellen konnte. In dem einen Falle erwies der Verlauf bald die hysterische Natur, in dem anderen, der dauernd taub geblieben ist, ist die Diagnose zweifelhaft geblieben, der organische Ursprung — die Ursache war ein Trauma — aber sehr wahrscheinlich geworden.

Sind subjektive und objektive Vestibularisstörungen vorhanden, so wird man von vornherein geneigter sein, die organische Natur der Hörstörungen anzunehmen[1]); gerade in den Fällen organischer Hörstörungen, z. B. bei Otosklerose, sind die Hörstörungen gewöhnlich nicht absolut.

---

[1]) Dabei ist allerdings zu berücksichtigen, daß es eine Anzahl Normaler gibt, die ohne nachweisbare Ursache auf die gebräuchlichen Vestibularreize, Drehreiz und calorischen Reiz, gar nicht oder so gut wie gar nicht reagieren.

Die vollkommene zentrale Taubheit kann der hysterischen gegenüber außerordentliche diagnostische Schwierigkeiten machen. Ich erlebte das jüngst in einem, später mit Sicherheit als organisch zu diagnostizierenden Fall, in dem begleitende psychotische Erscheinungen (Stupor) die Diagnose zuerst ganz unmöglich machten. Vestibularstörungen fehlen hier natürlich auch.

Die partiellen Hörstörungen bestehen entweder in Schwerhörigkeit beider Ohren oder in Taubheit, bzw. Schwerhörigkeit eines Ohres. Hier treten die Simulationsproben der Otiatrie[1]) ein, denen diese Kranken, ebenso wie die einseitig blinden den analogen Methoden der Ophthalmologen, regelmäßig unterliegen. Es ist aber falsch, aus dem positiven Ausfall der Simulationsprobe auf die bewußte Simulation Taubheit zu schließen, wie das z. B. Racine und Muck in einem Falle — 12 jährige Schülerin, Taubheit als Folge von Ohrfeigen, nebenbei andere hysterische Erscheinungen — tun.

Analog den hysterischen Sehstörungen sind die hysterischen Hörstörungen häufig mit Aufhebung der gemeinen Sensibilität im Bereiche des Ohres verknüpft, Anästhesie des Trommelfelles usw.

Schwindel.

An die hysterischen Hörstörungen müssen wir wohl sachgemäß den hysterischen Schwindel anschließen. Denn der Vestibularapparat ist ja ebenso das periphere Organ der beim Schwindel gestörten Funktion, wie der Cochlearapparat der des Hörens. Diese Einteilung hindert freilich nicht, daß weder bei der hysterischen Taubheit noch beim hysterischen Schwindel die Störung auf einer Affektion des peripheren Apparates beruht. Vielmehr sind beim hysterischen Schwindel die Reaktionen, die wir für die Prüfung der Funktion des Vestibularapparates haben, normal (wenn nicht komplizierende organische Erkrankungen vorliegen). Ebenso fehlt schon der spontane Nystagmus. Auch der hysterische Schwindel kann so anfallsweise und plötzlich auftreten, wie der organische bei Labyrintherkrankung (etwa durch Otosklerose). Binswanger berichtet von einer Hysterischen, die 5 Jahre lang fast regungslos im Bett lag, Tag und Nacht zwei Pflegerinnen neben sich, weil sie plötzlich Anfälle bekam, „als wenn ihr Körper umgedreht, hochgerissen, zum Bett herausgeschleudert würde". Die Anfälle waren mit Angst, Übelkeit und Brechreiz verbunden. Häufiger als der ausgeprägte Drehschwindel sind ziemlich plötzlich auftretendes Gefühl von Unsicherheit auf den Füßen und Taumeln. Man kann hier Schwierigkeiten gegenüber Cerebellarerkrankungen haben. Zur Unterscheidung können dann manchmal die subjektiven Empfindungen des Patienten herangezogen werden. So habe ich in einem Falle, der von anderer Seite als Cerebellarabsceß diagnostiziert war — andere Zeichen außer chronischer Ohreiterung fehlten allerdings, können ja aber fehlen — die später gesicherte Diagnose Hysterie zum Teil darum gestellt, weil der Kranke angab, er fühle sich immer nach der linken Seite „hingezogen".

Die Sensationen, die solche hysterischen Kranken angaben, sind überhaupt sehr mannigfaltig und werden mit einer großen Reihe von Zuständen verglichen, mit dem Schaukeln eines Kahnes, mit dem Fahren auf einem

---

[1]) Vgl. den Artikel von Hartmann in Die Simulation von Krankheiten und ihre Bedeutung. Herausgegeben von L. Becker, Leipzig, Thieme 1908.

Karussel. Bei der Prüfung brauchen die Kranken gar keine Abweichung der Gleichgewichtsfunktion aufzuweisen. Kron berichtet sogar von einem Seiltänzer, der nur auf dem Seile keinen Schwindel hatte. Sie können aber z. B. beim Rombergschen Versuche taumeln und hinfallen, sie können beim Gang mit geschlossenen Augen abweichen usw. In vielen Fällen scheint es mir unmöglich, aus dem Symptom allein, ohne Würdigung des ganzen Falles, die Diagnose zu stellen.

Oppenheim bezeichnet als „Dauerschwindel"[1]) Fälle, die nach einem heftigen Schwindelanfall dauernd durch Jahrzehnte unter Schwindel leiden. Es handelt sich um neuropathische Individuen mit psychischen Abnormitäten oder ausgesprochener Neurasthenie. Beim Liegen ist der Schwindel am schwächsten, nach Erregungen treten Exacerbationen auf. Die Kranken haben das Gefühl auf Teig oder Wasser zu gehen usw. Trotzdem die objektive Untersuchung negativ ist, will Oppenheim eine psychische Genese nicht anerkennen, sondern glaubt an einen Reizzustand in den die Reize des N. vestibularis perzipierenden Zentren des Großhirns. Wie in der Diskussion[2]) schon Rothmann, halten auch wir diese Fälle für psychisch bedingt und dem hysterischen Schwindel zugehörig.

Kombinationen der sensiblen und sensorischen Störungen.

Alle die beschriebenen Störungen der Sensibilität und der sensorischen Funktionen können sich in der verschiedensten Weise kombinieren. Früher hat man besonders diejenigen Fälle beachtet, bei denen sich eine ganze Seite des Körpers als sensibel-sensorisch ausgeschaltet erwies, also gemeine Sensibilität, Auge, Ohr, Geschmack usw., links oder rechts versagten. Dabei kamen natürlich auch alternierende Störungen und dgl. vor. Ein besonderes Interesse schienen ferner diejenigen Fälle zu haben, von denen der bekannteste ein von Strümpell mitgeteilter ist, in denen der ganze Körper mit Ausnahme einer kleinen Eingangspforte, z. B. eines Auges, allen äußeren Erregungen unzugänglich schien. Verschloß man dann die letzte Quelle, also das Auge, so verfiel der Patient in Schlaf. Daß man daraus aber keinen Schluß auf die Ursache des Schlafes ziehen darf, sondern daß es sich bei solchen Versuchen nur um eine Form der Suggestion handelt, dürfte jetzt nicht mehr zweifelhaft sein.

b) Hysterische Motilitätsstörungen.

Die hysterischen Lähmungen sollen bereits von Hippokrates gekannt gewesen sein. Briquet erkennt aber erst Wilson (1839) und Macario (1844) das Verdienst zu, sie in der wissenschaftlichen Erforschung der Medizin bekannt gemacht zu haben. Mit Ausnahme einiger weniger Punkte herrscht in betreff dieser hysterischen Lähmungen heute eine so weitgehende Übereinstimmung, daß wir uns auch hier verhältnismäßig kurz fassen können.

Man unterscheidet zuerst, wie bei den organischen Lähmungen auch bei den hysterischen Monoplegien, Hemiplegien und Paraplegien. Das Kennzeichen aller der hysterischen Lähmungen ist zunächst ein negatives. Sie stimmen mit keiner der bekannten organischen Lähmungsformen überein. Dieses Merkmal erkennen wir in der großen Mehrzahl der Fälle schon an der Begrenzung der Lähmung selbst. Wie die Sensibilitätsstörungen sind auch die Motilitätsstörungen bekanntlich bei der Hysterie

---

[1]) Neurol. Zentralbl. 1911, S. 290.
[2]) Zeitschr. f. d. ges. Neurol. u. Psych. Ref. **3**, 141, 1911.

oft scharf zirkulär abgegrenzt. So ist z. B. eine ganze Hand vollständig gelähmt, aber vom Ellbogen an ist der Arm funktionstüchtig, oder es sind nur die Muskeln, die das Ellbogengelenk bewegen, gelähmt usw. Bei einer organischen Monoplegie kommt es auch kaum vor, daß ein ganzer Arm total gelähmt ist, ohne daß im Gesicht oder am Rumpf und Bein leichtere Motilitätsstörungen nachzuweisen wären. Bei hysterischen Personen fehlt der Wernickesche Prädilektionstypus der organischen Lähmung der cerebrofugalen Bahnen, ebenso wie das Babinskische signe du peaucier. Ebensowenig finden wir bei den hysterischen Lähmungen die für die cerebralen so charakteristischen Mitbewegungen (Strümpellsches Phänomen, Babinskis Mouvement associé usw., vgl. Handb. d. Neur. Bd. I, S. 713). Von den organischen peripheren Lähmungen sind die hysterischen meist noch leichter zu unterscheiden, natürlich nur dann, wenn man die charakteristischen Merkmale der ersteren kennt. Niemals wird man eine hysterische Lähmung sehen, die der Peroneuslähmung oder der Radialislähmung wirklich gleicht.

Damit ist noch nicht gesagt, daß nicht Fälle vorkommen, in denen nach der Form der Bewegungsstörung selbst die Diagnose Hysterie oder organische Lähmung zweifelhaft sein könnte. Einerseits braucht die hysterische Bewegungsstörung ja nicht so circumscript zu sein, wie oben als häufiges Kennzeichen angegeben ist, und auch, wenn etwa jemand plötzlich eine totale Paraplegie bekommen hat, wird man nur nach der Ausdehnung der Lähmung nicht immer die Diagnose stellen können.

Freilich wird man in diesen Fällen durch die Reflexe und die sonstigen Begleitsymptome sich fast immer mit leichter Mühe über die Natur der Lähmung vergewissern können. Eine organische Paraplegie ohne Reflexstörungen gibt es eben nicht, und ebenso wird bei einer akut entstandenen Paraplegie schon das Fehlen von Blasenstörungen von vornherein mit einiger Wahrscheinlichkeit gegen eine organische Bedingtheit sprechen usw. Es ist kaum möglich und an dieser Stelle gewiß nicht nötig, auf alle die Hilfsmittel der Differentialdiagnose zwischen organischen und hysterischen Lähmungen im Einzelfalle zurückzukommen. Sie ergaben sich ja auch aus der Darstellung der allgemeinen Diagnostik und Symptomatologie in Bd. I d. Handb. d. Neur. Vgl. über Reflexstörungen bei Hysterie auch diesen Band S. 10 f.

Etwas unklarer als mit den Reflexen ist es mit den sonstigen Begleiterscheinungen der hysterischen Lähmungen. Herabsetzung der elektrischen Erregbarkeit ist in einer Reihe von Fällen gefunden worden (Schaffer, Nonne, Babinski usw.). Eine Steigerung der galvanischen Erregbarkeit im Nerv und Muskel fand Stscherbak in einer Anzahl Fälle[1]. Es sind das möglicherweise Fälle, die man heute der Tetanie anreihen würde — vielleicht mit Unrecht: denn eine mehr oder weniger ausgesprochene galvanische und auch mechanische Übererregbarkeit scheint bei allerhand Erkrankungen ein so häufiges Symptom, daß ich darauf allein keine Einreihung der Fälle vornehmen möchte; vielmehr glaube ich wohl, daß sie bei Hysterie (und auch bei echter Epilepsie) vorkommt. Daß eine partielle E. R. bei Hysterie vorkommt, wird von Schaffer behauptet. Dubois hat sie nie gesehen, dagegen manchmal fibrilläre Zuckungen. Voß fand in mehreren Fällen myasthenische Reaktion. Wernicke hat ein Ausbleiben der Zwerchfellcontraction bei Reizung der Nn. phrenici an der Reizstelle über den Scaleni gesehen. Da eine so weitgehende Veränderung der Erregbarkeit aber an keinem anderen Nerv gesehen worden ist, so dürfte es sich wohl um einen Zufall handeln.

Die hysterisch gelähmten Glieder zeigen bei längerer Dauer der Läh-

---

[1] Zit. nach Voß, S. 133.

mung in einer Reihe von Fällen eine mäßige Atrophie, die durch eine gleichmäßige Abnahme der Muskulatur zustande kommt. Man hat das auch als hysterische Muskelatrophie bezeichnet (Babinski, Dubois u. a.). Im Anschluß an neuere Erfahrungen über eigentümliche trophische, aber offenbar organische Störungen nach Traumen (Cassirer), hat man die Frage aufgeworfen, ob es sich in den erwähnten Fällen, die zum großen Teil auch sogenannte traumatische Hysterien waren, nicht doch um solche organischen trophischen Störungen gehandelt hat. Immerhin dürfte das Eintreten einer geringen Muskelatrophie noch im Bereiche der Hysterie liegen und ebenso wie die vorkommenden geringen Veränderungen der elektrischen Erregbarkeit, wesentlich wohl durch die Inaktivität zu erklären sein. Die Veränderungen der elektrischen Erregbarkeit sind übrigens nach Voß nicht an die Atrophie gebunden, und umgekehrt käme hysterische Muskelatrophie mit Lähmung ohne jede Reaktionsanomalie vor.

Auf einen Umstand sei aber noch hingewiesen, daß die Dauer einer Lähmung an und für sich keinen Hinweis für die Diagnose geben darf. Einerseits gibt es organische Lähmungen, die sehr flüchtiger oder schwankender Art sind, z. B. bei Myasthenie, bei multipler Sklerose, auch bei kleinen arteriosklerotischen Herden usw., und es sind früher gewiß eine große Menge solcher Fälle unter der Marke der Hysterie gegangen, andererseits gibt es hysterische Lähmungen, die Jahre und Jahrzehnte hindurch unverändert bestehen bleiben.

Endlich ist dann hier als eins der allgemeinsten Symptome der Hysterie noch die allgemeine Muskelschwäche (Amyosthenie der Franzosen, auch Asthenie) zu erwähnen, eine Störung, die von der allgemeinen Ermüdbarkeit kaum zu trennen ist. Die Muskelermüdbarkeit der Hysterie ist genau die gleiche, die man auch bei der Neurasthenie findet — wenn man Neurasthenie und Hysterie überhaupt auseinander halten will (darüber vgl. später). Auch ist die sogenannte Muskelermüdbarkeit von der allgemeinen Ermüdbarkeit, von dem Ruhe- und Schlafbedürfnis der Kranken nicht scharf abzugrenzen. Ein hübsches Beispiel der Inkonsequenz der Ermüdungserscheinungen bei Hysterie erzählen Dejerine und Gauckler: Eine Kranke, die nur wenige Minuten aufrecht stehen konnte, und ihren Arm nicht mehr als 3 Sekunden ausgestreckt halten konnte, ohne daß er ganz schlaff zurückfiel, frisierte sich doch täglich mit großer Geschicklichkeit, und zwar dauerte diese Prozedur 1 Stunde. Freilich war ihr selbst dieser Widerspruch noch nicht zum Bewußtsein gekommen. Inkonsequenzen ähnlicher Art sind überhaupt sehr häufig, man kann beinahe sagen regelmäßig. So gibt es z. B. Kranke, die erklären, sportliche Übungen nur im Freien treiben zu können, und das ohne Ermüdung stundenlang tun, während sie bei der gleichen Übung im Zimmer nach wenigen Minuten vollkommen erschöpft sind.

Es sind dann noch eine Reihe von Bewegungsstörungen zu besprechen, die sich nicht sowohl als eine einfache Lähmung, denn als eine **Störung bestimmter coordinatorischer Leistungen** äußerten. Das sind zunächst die Gangstörungen. Immer wieder muß ich mich entschuldigen, und andererseits halte ich es doch für sehr berechtigt, daß ich diese früher in allen Abarten so genau beschriebenen Dinge recht kurz behandele. Will man sie einzeln beschreiben, so sind sie unerschöpflich, gemeinsam haben sie nur das eine, daß sie keiner organischen Gangstörung gleichen.

Die einzelnen Formen der hysterischen Astasie-Abasie brauchen daher hier auch nicht genauer dargestellt werden (vgl. im übrigen Handb. der Neur. I, S. 856). In einer Astasie-Abasie äußert sich auch die von Krafft-Ebing sogenannte Pseudoparesis spastica. Krafft-Ebing bemerkt speziell, daß beim Versagen der zur Aufrechterhaltung des Kopfes notwendigen Muskeln dazu unnötige oder sogar entgegengesetzt wirkende Muskeln übermäßig innerviert werden, eine Beobachtung, die wir auch bei anderen hysterischen Paresen machen können. Bruns bezeichnet als Gangstottern Schwierigkeiten nur bei den ersten Schritten, die dann normalem Verhalten Platz machen. Zur hysterischen Astasie-Abasie können wir unbedenklich auch die hysterische Pseudoataxie rechnen. Aus letzterer zusammen mit einigen anderen an Tabes erinnernden Symptomen, speziell Schmerzen und Analgesien, hat Pitres das Bild der hysterischen Pseudotabes machen wollen. Wir haben bereits einmal gesagt, daß man die hysterischen Pseudokrankheiten wohl besser aus der Krankheitslehre streicht. Auch die Stasobasophobie und auch die Akathisie seien nur kurz erwähnt.

Wie bei den organischen Bewegungsstörungen können auch bei den hysterischen **Contracturen** vorkommen (Brodie, Duchenne). Briquet hat auch dieses Symptom in, unserer heutigen Anschauung nach, recht befriedigender Weise geschildert, indem er die Contracturen einteilte in vorübergehende und dauernde, und angibt, daß sie alle Teile des Körpers befallen könne, „Zunge, Augenmuskeln, Hals, Extremitäten". Charcot und seine Schule dagegen hat auch hier eine Verwirrung hervorgerufen. Er stellte nämlich die hysterische Contractur der organischen im wesentlichen gleich, wenn er auch besondere Züge zugab. Sein Schüler Richer studierte dann die angeblich „nicht psychischen" Einwirkungen, unter deren Einfluß die Contractur entstehen kann — Massage, Stimmgabel usw. —, die wir wohl heute ohne weiteres als genau so psychisch wirkend bezeichnen dürfen, wie die verbale Suggestion. Weil er die psychische Entstehung der Contractur nicht erkannte, schloß er aus seinen elektrischen Reizungen, daß einzelne Induktionsschläge bei bestehender Diathese eine Contractur auf rein physiologischem Wege erzeugen könnten und stellte eine Theorie über die Vorgänge im Muskel bei der Contractur auf, die völlig hinfällig ist. Die hysterische Contractur ist ganz sicher in keiner Weise von anderen tetanischen Muskelcontractionen unterschieden. Es ergab sich weiter die Lehre einer „Contracturdiathese", einer „protopathischen" und „deuteropathischen" Excitabilität medullärer Centren; es ergab sich die Lehre, daß die hysterische Contractur ein Symptom von ganz anderer Natur und ganz anderer klinischer Bedeutung sei als die schlaffe Lähmung, selbst da, wo sie mit ihr zusammen vorkomme usw. Ich glaube, keinen Fehler zu machen, wenn ich auf diese Dinge heute nicht mehr eingehe[1]). Sie scheinen nicht einmal mehr von historischer Bedeutung, wenn man als von historischer Bedeutung nur solche Lehren bezeichnet, die, wenn auch irrtümlich, doch heuristisch wichtig waren. Die Charcotsche Lehre war das nicht. Sie hat die richtige Erkenntnis oder die Erkenntnis, die wir nach allem heute vorliegendem Material als die richtige bezeichnen müssen, nur verzögert. Sie erkannte weder den im Grunde gemeinsamen Ursprung der hysterischen

---

[1]) Wohl widerwillig hat sich auch Janet der Charcotschen Lehre angeschlossen: „Ich bin von der Annahme weit entfernt, daß alle hysterischen Erscheinungen psychologischer Natur wären. . . . Es ist sehr wohl möglich, daß bei einzelnen Hysterischen die Contractur von Veränderungen des Rückenmarks oder der Muskeln abhängig ist."

Contractur und deren Gleichwertigkeit mit anderen hysterischen Symptomen, noch den grundsätzlichen Unterschied der hysterischen Contractur von der organischen.

Gerade das ist für uns heute das wichtige, daß ebensowenig wie die hysterische Lähmung die hysterische Contractur einer organischen irgendwie nahezustellen ist — mag es auch wie bei der Lähmung im einzelnen Falle schwer oder nur durch accessorische Momente möglich sein, die Diagnose mit aller Sicherheit zu stellen.

Die Ausdehnung der hysterischen Contractur kann eine außerordentlich verschiedene sein. Den geringsten Umfang zeigte sie in einer Beobachtung von Alt, wo sie sich auf ein Gelenk des linken Ringfingers und in solchen von Binswanger, Dejerine und Ferry, wo sie sich auf einen Mittelfinger und zwar in Form einer Beugecontractur beschränkte. Es folgen dann die Contracturen einzelner großer Gelenke, auch als segmentale Contracturen bezeichnet. Wie bei der hysterischen Lähmung ist in diesen Fällen die strenge Beschränkung der Contractur auf ein Gelenk, während alle anderen frei sein können, für die Hysterie charakteristisch und zugleich den organischen Erkrankungen fremd. Die segmentalen Contracturen gehören zu den sogenannten monoplegischen, denen gewöhnlich die hemiplegischen und dann die paraplegischen angereiht werden. Ein Beispiel einer dauernden Contractur fast der gesamten Körpermuskulatur teilte Heilbrun mit.

Die Contracturen scheinen im allgemeinen ziemlich fest zu sein. Sie zeigen aber meist weder den weichen Widerstand der organisch-centralen Contractur, noch die absolute Unnachgiebigkeit der fixen Contractur, die bei peripheren Lähmungen vorkommt. Im Schlaf scheinen sie immer zu verschwinden, ebenso in der Narkose. Das ist natürlich kein absolutes differentialdiagnostisches Merkmal gegen die Pyramidencontractur.

Die Stellung der contracturierten Glieder oder Gliedabschnitte ist im allgemeinen sehr viel mannigfacher als bei organischen Lähmungen. Weder werden wir die Klauenhand der Ulnarislähmung, noch auch die dissoziierte Contractur der organischen Hemiplegie zu sehen bekommen. Hierbei sind die Stellungen der hysterischen Contractur von auffallender Bizarrerie. Wir sehen etwa einen Mann mit spitzwinklig gebeugtem Knie sich am Krückstock fortbewegen, wir sehen eine extreme Beugecontractur im Handgelenk usw.

Unrichtig erscheint mir die Angabe, die sich mehrfach, auch bei Binswanger, findet, daß an der hysterischen Contractur alle bei der Innervation eines Gelenkabschnittes beteiligten Muskeln teilnehmen, daß etwa bei einer Beugecontractur auch die Strecker leicht gespannt und hart erscheinen. Vielmehr können die Antagonisten schlaff und sogar gelähmt erscheinen. Überall kann sich die hysterische Contractur mit der hysterischen Lähmung verbinden.

Es sind nun eine **Reihe von Einzelfällen** hysterischer Motilitätsstörungen zu besprechen; von einer Erschöpfung aller vorkommenden Varietäten kann gar keine Rede sein.

Was die Extremitäten betrifft, so ist dem bereits mitgeteilten hinzuzufügen, daß als hysterischer Klumpfuß eine Equinovarvorstellung unter Einwärtsdrehung des Fußes bezeichnet wird. Nach Binswanger sind dabei die Zehen meist extrem plantarflektiert. Auch eine reine Equinusstellung findet sich oder auch eine maximale Dorsalflexion, so daß der Kranke auf den Hacken geht (Richer).

Von den Erscheinungen an der quergestreiften Atemmuskulatur sind zu erwähnen die Tachypnoe (Polypnoe), (Charcot, Weir Mitchell und viele andere). Die Frequenz der Atmung soll dabei bis 180 in der Minute gesteigert sein können. Puls und Temperatur können normal bleiben. Das Symptom ist vorübergehend keineswegs selten. Der hysterische Husten ist in einer großen Reihe von Formen gleichfalls ein häufiges Symptom. Dazu kann man das noch häufigere hysterische Räuspern rechnen. Das hysterische Asthma kann nach Barth auf Krampf oder Lähmung des Zwerchfells oder auf klonischem Bauchmuskelkrampf beruhen. Dabei ist die Frequenz des Atmens vermindert (5 bis 6 in der Minute). Nach Voß handelt es sich dabei nur um ein anfallsweises Auftreten der bei Hysterischen mitunter dauernd vorhandenen Dyspnoe. Es besteht keine Absonderung von Schleim und kein Emphysem.

Zu erwähnen sind dann noch die Anfälle von Niesen (Brodie u. a.[1]), das hysterische Rülpsen, das hysterische Gähnen, der hysterische Singultus; auch die hysterischen Lach- und Weinanfälle müssen hier erwähnt werden.

Von der hysterischen Skoliose unterscheidet Wertheim-Salomonson zwei Arten; die eine beruhe auf einer primären Contractur der Rückenmuskulatur, die andere, von der Wertheim-Salomonson einige Beispiele mitteilt, wäre abhängig von einer eigenartigen Contractur im Hüftgelenk. Diese Contractur im Hüftgelenk bestände in der Übertreibung und Festhaltung der Station hanchée (Richer), der Stellung, in der jemand auf einem Bein ruht. Wertheim-Salomonson glaubt, daß bei der hysterischen Übertreibung der Station hanchée eine Subluxation des Femur zustande kommen könne. Diese Subluxation ist nur möglich bei Entspannung der Muskulatur; und das widerspricht natürlich einer Contractur. Erst bei jedem Versuche der Korrektur dieser Haltung tritt die Contractur auf, weil eine Neigung besteht, die einmal gewählte Haltung festzuhalten. Wir sehen wieder, daß wir hier mit physiologischen Definitionen nicht auskommen. Beherrschend ist das Bestreben, eine Stellung festzuhalten. Der Kranke bedient sich je nach Lage der Umstände der dazu passenden Mittel, in der Ruhe läßt er die Muskeln erschlaffen, soll aber an der Haltung passiv etwas geändert werden, macht er eine Contractur, beim Gehen innerviert er die Muskeln soweit, daß die abnorme Haltung bestehen bleibt.

Wenn wir dies einmal erkannt haben, ist es wohl überflüssig, auf alle die verschiedenen Haltungen bei hysterischer Skoliose einzugehen, die beschrieben und abgebildet sind (Duret, Janet, Toellken, Mirallié und Chapus). Binswanger kennt auch eine Pseudoischias scoliotica. Es kommt auch hier wieder alles Mögliche vor, nur die organische Skoliose mit der charakteristischen Kompensation, der charakteristischen Schulter- und Hüfthaltung kommt nicht vor.

Außer der Skoliose kommt auch eine Kyphose, eine Lordose und eine allgemeine Steifigkeit der Wirbelsäule auf hysterischer Grundlage vor.

Zu besonders lebhaften Erörterungen hat, ehe man die Nutzlosigkeit aller Bemühungen, die hysterischen Bewegungsstörungen in rein physio-

---

[1] Binswanger, S. 555.

logischer Weise zu erörtern, erkannte, diese Störung im Bereiche des Kopfes und Gesichts geführt. Facialislähmung im Bereiche des unteren Astes wird schon von Briquet erwähnt, dann von Charcot beschrieben; daß es sich dabei wiederum nicht um eine Lähmung im Sinne einer gleichbleibenden Funktionsstörung bei jedweder Beanspruchung handelt, geht schon aus der Beobachtung von Remak hervor, daß bei der hysterischen Parese eine Flamme mit der gesunden Mundhälfte ausgeblasen wird. Bei dieser Tätigkeit muß also die Facialismuskulatur der gelähmten Seite angespannt werden, während sie bei der echten Facialislähmung die Luft entweichen läßt. So können sich der hysterischen Facialislähmung dann auch dauernde oder wechselnde Contractursymptome zumischen (Lombroso, König, Remak).

Eine Lähmung des oberen Facialis wird von der Mehrzahl der Autoren nicht anerkannt. Binswanger hält nur einen von Seeligmüller (D. m. W. 1884) beschriebenen Fall für hinreichend begründet. Inzwischen ist noch ein zweimal, von Rothmann und von Ziehen, beschriebener Fall hinzugekommen. Hier war die Situation aber dadurch eigentümlich, daß auf der anderen Seite eine organische Facialislähmung bestand. Es ist das nicht nur in dem von Ziehen betonten Sinne bedeutungsvoll, daß hier auf der anderen Seite eine Tendenz zur hysterischen Nachahmung zum Ausdruck gekommen ist; sondern der Mechanismus der hysterischen Lähmung wird durch die contralaterale organische Lähmung außerordentlich erleichtert oder vielleicht erst ermöglicht. Wenn die hysterische Lähmung des oberen Facialis so sehr selten ist, so dürfte das doch daran liegen, daß die Dissoziation der beiden Seiten gerade hier so schwierig, willkürlich den meisten Menschen unmöglich, ist; dieses Moment kommt aber natürlich in Fortfall, wenn die eine Seite organisch gelähmt ist.

Hierher gehört denn auch der sogenannte Hemispasmus glosso-labialis der Hysterischen (Charcot, Brissaud-Marie, König, Remak, Bischoff, E. Sachs). Auch hier ist eine Diskussion darüber entstanden, ob und inwieweit es sich um einen Spasmus, inwieweit um eine Lähmung handle. Die Fälle sind aber auch hier verschieden. Wieder haben sie nur das eine gemeinsam, daß sie mit den organischen Formen des Spasmus nicht übereinstimmen, weder mit der posthemiplegischen Contractur der Zunge und des Facialis, noch mit dem idiopathischen Spasmus. Bei dem letzteren hat Babinski mit Recht den größten Wert darauf gelegt, daß er mit der Wirkung einer peripheren elektrischen Reizung ganz übereinstimmt. Bei der posthemiplegischen Contractur sehen wir z. B. in einem Falle von Minor die Zungenabweichung nach der der contracturierten Zungenhälfte entgegengesetzten Seite, so daß Facialiscontractur und Zungenabweichung gekreuzt sind. Dagegen weicht beim hysterischen Spasmus glosso-labialis meist die Zunge nach der Seite des Facialiskrampfes ab, und der Facialiskrampf beteiligt durchaus nicht alle Muskeln, sondern läßt den oberen Facialis und auch Teile des unteren frei. Ferner kann der Kiefer nach der Seite des Gesichtsspasmus abweichen. Auch Orbiculariskrampf kann dazu kommen (Gilles de la Tourette und Richer). Sachs erklärt es überhaupt für einen Irrtum, das Bild als Hemispasmus aufzufassen, er hält es für eine Lähmung der Gegenseite und betont übrigens, daß bei dieser Lähmung nicht einmal alle dem unteren Facialis zugehörigen Muskeln beteiligt seien. Es wird wohl beides, Lähmung und Spasmus, zusammenkommen, ja bei ein und demselben Patienten das eine oder das andere mehr oder weniger hervortreten. Darin hat Sachs freilich recht, daß es sich hier nicht um eine Affektion des Facialis oder Hypoglossus, auch nicht um eine solche von deren Rindenzentren handle, sondern um das Bild der Untätigkeit einer Gesichtshälfte, wie es sich der Laie vorstellt.

Die Frage „Lähmung oder Spasmus" hat auch in der Lehre der hysterischen Stimmbandstörung[1]) eine Rolle gespielt. Auch hier dürften die Merkmale, die für das Bestehen einer paralytischen und einer spastischen Form angegeben werden, nicht genügen. Auch hier dürften Spasmus und Lähmung sich mischen, und auch die laryngoskopische Untersuchung, die in allen Fällen die Stimmbänder einander genähert nachweist, kann kaum eine Entscheidung geben. Einige Male hat man wegen eines angeblich hysterischen Spasmus glottidis die Tracheotomie gemacht (Goldflam), und einige Male soll es sogar zum tödlichen Ausgang gekommen sein (Charcot, Fournier, Leo). Ob es sich da wirklich um Hysterie gehandelt hat, dürfte allerdings vielleicht bezweifelt werden können.

Ausgesprochene Schluckkrämpfe bei entsprechender Anamnese können zur Diagnose einer Lyssa führen, wie das in mehreren Fällen[2]) beschrieben ist. Diese Pseudolyssa bildet auch den Vorwurf einer Maupassantschen Novelle.

Trismus hystericus wurde von Richer, Bidlot-Francotti, Binswanger u. a. beobachtet. In von Binswanger zitierten Beobachtungen von v. Eiselsberg und Jolly führte das Symptom zum Verdacht des Tetanus.

Nicht so selten ist die Torticollis hysterica. Es dürfte sich dabei niemals um eine Contraction eines einzelnen Muskels handeln, sondern immer um die assoziierte Contraction der zur Kopfwendung benutzten Muskeln handeln. Es ist freilich sehr schwer, einen echten tonischen Accessoriuskrampf von einer hysterischen Torticollis zu unterscheiden. So erklären sich vielleicht Behauptungen von Higier und Albert, die über isolierte Muskelcontractionen bei Hysterie berichten, wenngleich es überhaupt beinahe unmöglich sein dürfte, eine solche isolierte Contraction mit Sicherheit zu behaupten. Auch die Fälle von Torticollis, die H. Curschmann von Labyrintherkrankung abhängig sein läßt, scheinen mir übrigens hysterisch zu sein.

Blepharospasmus ist einer der häufigsten hysterischen Spasmen. Er schließt sich im Kindesalter häufig an ein entzündliches Augenleiden an als hysterische Permanenzerklärung eines organischen Leidens (Bruns).

Beim Erwachsenen ist die als Ptosis pseudoparalytica bekannte Form partiellen Orbiculariskrampfes häufiger. Sie unterscheidet sich nach Charcot von der echten paralytischen Ptosis dadurch, daß die Augenbraue der befallenen Seite tiefer steht wie die der gesunden, während sie bei der echten Ptosis durch die kompensierende Tätigkeit des M. frontalis nach oben gezogen wird. Nach Wilbrand und Saenger braucht dieses Merkmal aber der hysterischen Ptosis nicht immer zuzukommen. Dann bemerke man aber immer das Zeichen der Orbulariscontraction durch die Wülste in der Deckfalte des Oberlides, die Augenbraue erscheint kontrahiert und auch das untere Lid gehoben. Übergänge der Pseudoptosis paralytica zum Blepharospasmus sind wiederholt beschrieben (Zehender).

Die hysterischen Störungen der äußeren Augenmuskeln haben eine

---

[1]) Die letzte Publikation darüber rührt von Marinesco her. Semaine méd. 7. August 1912.

[2]) Starokotliczky, Ärztl. Zeitschr. (russ.) 17. 367. 1910. Ref. in Zeitschr. f. d. ges. Neurol. u. Psych. Ref. 1. S. 316.

große Literatur hervorgebracht. Zunächst sind eine Reihe von Fällen hysterischer schlaffer Ptosis mitgeteilt. Die Ptosis war doppelseitig in den Fällen von Kempner, Hitzig, Wilbrand-Saenger, einseitig in Fällen von Schmidt-Rimpler, Wilbrand und Saenger, Parinaud. Auch Oppenheim hat einen Fall beobachtet; er gibt an, daß die hysterische Ptosis sich von der echten nicht deutlich unterscheidet, aber doch die sekundäre Anspannung des Frontalis fehle. Ich vermag aus den Schilderungen der Autoren mich nicht zu überzeugen, daß insbesondere in den Fällen von einseitiger Ptosis diese wirklich eine schlaffe war, und daß das Oberlid des erkrankten Auges wirklich in der gleichen Weise passiv zufällt, wie bei der organischen Ptosis. Ich glaube, daß sich da doch noch feinere Unterschiede herausfinden lassen werden. Deshalb darf die hysterische Ptosis auch nicht als eine Durchbrechung des Gesetzes hervorgehoben werden, daß hysterische Lähmungen einerseits organischen nicht gleichen, andererseits willkürlichen Innervationen nahestehen. Auch Binswanger zitiert, wohl in demselben Sinne, eine Beobachtung von Placzek, nach der es Personen gibt, die das willkürlich schlaff geschlossene Auge unverändert in seiner Lage lassen können, während das andere Auge unter Hebung der Blicklinie geöffnet wurde. Auch ich kenne Personen — sie sind nicht so ganz selten —, die mit ihren Augen solche Kunststücke machen können.

Auch bei den hysterischen Affektionen der anderen äußeren Augenmuskeln hat die Frage nach ihrer paralytischen oder spastischen Natur eine unverhältnismäßig und unberechtigt große Rolle gespielt — unberechtigt vor allem deshalb, weil wir heute wissen, daß nach dem Gesetz von der reciproken Innervation mit der Contraction der Agonisten in der Regel eine Erschlaffung der Antagonisten verbunden ist. Werden also die Augen nach rechts gewandt, so tritt selbstverständlich eine Erschlaffung der Linkswender ein, und bei übermäßiger spastischer Contraction der einen tritt eine abnorm große Erschlaffung der anderen ein. Nicht immer sind die gleichen Muskeln Antagonisten. Bei der Convergenz sind die beiden Interni synergisch verbunden und werden contrahiert bei Erschlaffung der Externi. Beim Convergenzkrampf müßten also die beiden externi gewissermaßen paralytisch sein. Die beiden Symptomenreihen verlaufen also reciprok.

Von den einzelnen Syndromen erwähnen wir zuerst die sogenannte hysterische Ophthalmoplegie, bei der beide Augen unbeweglich festgestellt sind. Dabei fehlen natürlich die Störungen der inneren Augenmuskeln (Raymond u. König), welche mit den organischen peripheren oder nuclearen Lähmungen solcher Ausdehnung fast immer verbunden sind. Differentialdiagnostische Schwierigkeiten wären wohl einmal gegenüber den von Wernicke, Roth u. a. beschriebenen Cycloplegien der Augen bei doppelseitigen Herden der corticofugalen Augenmuskelbahnen zu denken. Ich selbst hatte vor kurzem bei einer verticalen Blicklähmung diese Schwierigkeit der Differentialdiagnose. Auf Grund der Tatsache, daß der Levator palpebrae sich beim Blick nach oben hob, und auch der Frontalis sich contrahierte, ohne daß doch das Auge mitging, schloß ich eine Hysterie aus, trotzdem das Wartepersonal gelegentlich einmal eine Aufwärtsbewegung der Augen gesehen haben wollte. Die Autopsie bestätigte den organischen Ursprung mit einem Tuberkel der Vierhügel. Es sei bei dieser Gelegenheit hervorgehoben, daß die Neigung, nur aus einem geringen Schwanken der Symptome, aus einer nicht absoluten Konstanz des Befundes sofort eine hysterische Entstehung zu folgern, allzu verbreitet ist. Wir sehen es ja gerade bei organischen Aphasien und Apraxien, wie da manchmal ganz unerwartet Leistungen zu stande kommen, die lange Zeit nachher und vorher unmöglich waren. Ja in manchen zweifelhaften Fällen der Art kann die absolute Constanz eines Symptomes den Fall geradezu auf Hysterie verdächtig machen.

Ein nicht ganz seltenes Symptom der Hysterie ist der Convergenz-krampf. Kölpin beschrieb Convergenzkrampf mit Gesichtsfeldeinengung bis zur Amaurose wechselnd mit monocularer Diplopie und Dysmegalopsie.

Einen hysterischen **Nystagmus** können wir nicht anerkennen. Oscillatorische Augenbewegungen werden natürlich vorkommen. Stransky's associierter Nystagmus [1] — Nystagmus bei Schluß der Lider gegen Widerstand — mag bei Hysterischen vorkommen (Binswanger), ebenso wie bei andern Neuropathen und auch bei Normalen, hat aber mit Hysterie ursächlich nichts zu tun.

Zu den hysterischen Coordinationsstörungen im Bereiche der Kopf-muskulatur gehörten auch die hysterischen **Sprach-** und **Stimmstörungen,** wobei wir dann wegen der Beziehungen zur Sprache gleich noch die **Schreib-störungen** erwähnen wollen. Man hat von hysterischer Aphasie gesprochen, wofür aber jetzt wohl allgemein die Bezeichnung hysterischer Mutismus gebraucht wird. Häufiger als der Mutismus ist die hysterische Aphonie, wo also nur mit Flüsterstimme gesprochen wird. Für Agraphie wäre wohl auch besser hysterische Schreibunfähigkeit zu setzen, und auch der Aus-druck hysterische Taubstummheit wäre wohl besser zu vermeiden. Schwierig-keiten der Diagnostik können bei den bisher genannten Störungen gegen-über den organischen dann entstehen, wenn letztere sehr schnell zurückgehen (z. B. bei Arteriosklerose, bei Epilepsie, Paralyse) und man vielleicht aus den anamnestischen Angaben eine Diagnose machen soll. Selbst während der Sprachstörung selber kann ein Zweifel aufkommen. Ich erlebte einen Fall, wo nach einem kurzdauernden Anfall einer sicherlich organischen sensorischen Aphasie mit typischer Paraphasie (wahrscheinlich Embolie bei vitium cordis) sich später ähnliche Anfälle als meiner Meinung nach hyste-rische Imitationen des ersten einstellten.

Alle die Punkte aufzuzählen, die für die Differentialdiagnose in Be-tracht kommen, hieße eine Darstellung der organischen Aphasie geben; denn diese zu diagnostizieren oder auszuschließen, ist das Prinzip der Dia-gnose, nicht die Hysterie zu beweisen.

Noch ein Beispiel von Schreibstörung sei angeführt, das die Spezifität der Ent-stehungsbedingungen dieser hysterischen Störungen in manchen Fällen beleuchtet. Es handelt sich um einen Patienten, der, seitdem er einmal Unannehmlichkeiten mit einem Wechsel gehabt hat, nun mehrere Jahre, in seiner geschäftlichen Korrespondenz und seinen geschäftlichen Unterschriften einen Buchstaben seines Namens — ein g — und nur bei Schreibung des Namens, nicht bei anderen Worten, nicht mehr in der gleichen Art schreiben kann als früher. Fast immer „rutscht ihm die Feder aus" und das g erhält dann in seinem unteren Teil eine eigentümlich unregelmäßig ausgebuchtete Gestalt. In seiner Privatkorrespondenz dagegen hat der Patient auch bei seiner Namensunterschrift nie diese Schwierigkeit. Es handelt sich dabei um einen Patienten, der sonst nicht nur keine Schreibstörung, sondern überhaupt keinerlei hysterische Symptome hat, den ich vielmehr seit 13 Jahren wegen der Allgemeinstörungen einer chronischen Nephritis behandle. Die Schreibstörung hat in diesem Falle übrigens er-sichtlich Beziehungen zu den Zwangsvorgängen, auf die wir später zurückkommen.

Auch von einer hysterischen Hörtaubheit wird übrigens gesprochen; sie gehört eigentlich in das Gebiet der hysterischen Hörstörungen.

---

[1] Neurol. Zentralbl. 1901, S. 786.

An das Gebiet der Hysterie grenzen die Gewohnheitslähmungen (Ehret) an, die wir bei dieser Gelegenheit erwähnen wollen. Gerade was die Aphonie betrifft, hat C. Gerhardt hervorgehoben, daß sich eine nervöse Aphonie im Anschluß an einen starken Kehlkopfkatarrh etablieren kann. Ein Teil dieser habituellen Stimmbandlähmungen gehört sicher zur Hysterie, und es paßt ganz in das oben entworfene Bild der hysterischen Motilitätsstörungen, wenn Gutzmann auch von Gewohnheitsspasmen spricht.

Das Fortdauern ursprünglich organisch bedingter Lähmungen nach Zurückbildung der organischen Ursache ist auch an anderer Stelle als am Kehlkopf beobachtet worden, und zwar am häufigsten im Kindesalter. Oppenheim[1]) und Huet beschreiben es nach Entbindungslähmungen, Oppenheim nach traumatischer Radialislähmung, Placzek sowie T. Cohn und E. Gatz-Emanuel[2]) nach Facialislähmung. Letztere führen die Bezeichnung Metaparalytische psychogene Akinesie ein. Die letztere Bezeichnung läßt die Beziehung zur Hysterie unmittelbar erkennen. Oppenheim spricht von einem Verlust der Erinnerungsbilder. Auch bei Kinderlähmung durch Heine-Medinsche Krankheit kommen solche Gewohnheitslähmungen vor, und mancher therapeutische Erfolg durch die operative Therapie ist durch die funktionelle Ausgleichung solcher Gewohnheitslähmung zu erklären. Das trifft m. E. auch für den von Katzenstein und T. Cohn publizierten Fall von überraschendem Erfolg einer Pfropfung eines Nerven der gesunden Seite auf den Plexus der kranken Seite zu (Berl. klin. Wochenschr. 1913). Wenn man in diesem Falle den überpflanzten Nerv wieder durchschneiden würde, würde an dem „Resultat der Operation" meiner Überzeugung nach garnichts geändert werden. Die Besserung erklärt sich m. E. allein durch die energische Übung, zu der die Hoffnung auf das therapeutische Resultat der Operation die Anregung gegeben hat. Im übrigen sind die Symptome der Gewohnheitslähmung noch keineswegs genügend untersucht. Es wäre interessant, zu wissen, ob — wie ich beobachtet zu haben glaube — nicht auch Ea. R. dabei vorkommt.

Das hysterische Stottern braucht sich von dem gewöhnlichen Stottern kaum merkbar zu unterscheiden. Ich selbst beobachtete einen Fall nach Schußverletzung beider Stirnlappen, der auch von Gutzmann für organisch gehalten wurde. Dann aber stellte sich eine hysterische Farbensinnstörung heraus und danach war wohl auch die hysterische Natur des Stotterns sehr wahrscheinlich. Anläßlich der Vorstellung eines Falles von Stottern nach Hemiplegie gab auch Maas jüngst zu, daß eine sichere Unterscheidung von hysterischem und organischem Stottern unmöglich ist. Auch Binswanger lehnt die von Chervin geäußerte gegenteilige Ansicht ab, daß nämlich die hysterischen Sprachstörungen mit dem Stottern überhaupt nichts zu tun hätten. Das Verhältnis dürfte ebenso sein, wie bei den Tics, deren einzelne hysterisch zu sein scheinen, symptomatisch aber von den nicht hysterischen kaum oder gar nicht zu unterscheiden sind. Die Differentialdiagnose beim Stottern wird durch den Einfluß psychischer Vorgänge auch auf das echte Stottern noch erschwert. Manchmal allerdings finden wir Eigentümlichkeiten, die die hysterische Natur eines gegebenen Falles mindestens sehr wahrscheinlich machen; so bestand in einem Falle von Maas neben Stammeln und Stottern noch Agrammatismus, in einem Falle von Merzbacher choreatische Bewegungen der Zunge.

Eine besondere motorische Störung ist dann der **hysterische Tremor.** Er ist früher besonders eingehend untersucht und klassifiziert worden. Schon von Briquet erwähnt, ist er von Charcot und seiner Schule in einer größeren Reihe von Arbeiten geschildert und eingeteilt worden. Auch Binswanger behandelt ihn mit besonderer Ausführlichkeit. Eine ganz genaue Darstellung auf Grund der gesamten Casuistik gibt neuerdings Pelnář[3]). Über den Tremor im allgemeinen können wir uns hier auf unsere Ausführungen im I. Band des

[1]) Lehrbuch, 5. Aufl. S. 472.
[2]) Neur. Zentralbl. **31**, 147, 1912.
[3]) Das Zittern. Berlin 1913. J. Springer.

Handb. d. Neur. beziehen (S. 725). Wenn dort gesagt wurde, daß der hysterische Tremor alle Tremorformen simulieren kann, so wäre es vielleicht richtiger zu sagen, daß er sie zu simulieren versucht, und daß ihm das manchmal sehr vollkommen gelingt. So habe ich einen hysterischen Krankenwärter einen Tremor produzieren sehen, der von dem Intentionstremor der multiplen Sklerose nicht zu unterscheiden gewesen wäre, wenn nicht alle anderen Symptome der multiplen Sklerose gefehlt hätten. Praktisch ist das ja in allen Fällen der vorgeschriebene Weg, die organische Erkrankung als Ganzes zu diagnostizieren oder auszuschließen. Man wird sich, wenn man zweifelhaft ist, nicht mit der genauen Analyse des Zitterns als Einzelsymptoms aufhalten. Hervorzuheben sind ·aber die Fälle, in denen Symptome einer organischen Erkrankung noch nicht vorhanden oder erkennbar zu sein brauchen, und doch kein hysterisches Zittern vorzuliegen braucht. Es kann sich da einmal um Paralysis agitans handeln, bei der etwa die Rigidität fehlt oder wenig ausgesprochen ist. Für solche Fälle mag es wichtig sein zu wissen, daß der hysterische Tremor bei der Bewegung meist zunimmt, während der der Paralysis agitans fast immer bei der Bewegung abnimmt (allerdings gibt es bei der Paralysis agitans Ausnahmen, D. Gerhardt, Compin).

Ernste Schwierigkeiten können jedoch hauptsächlich die Formen des „essentiellen" hereditären Tremors machen, wie sie Handb. der Neur. Bd. II, S. 414 ff. von Jendrassik beschrieben worden sind. Insbesondere die auch dort erwähnte Tatsache, daß auch der essentielle Tremor von psychischen Einflüssen sehr abhängig ist, darf nicht dazu führen, solche Fälle der Hysterie zuzurechnen. Es ist auch heute sichergestellt, daß der Tremor der Westphal-Srümpellschen Pseudosklerose der Hysterie nicht zugerechnet werden darf.

Andererseits hat sich die Fürstnersche Pseudoparesis spastica mit Tremor wohl sicherlich der Hysterie zugehörig erwiesen, wie auch Binswanger annimmt. Daß die Mehrzahl der Fälle von sogenanntem „Reflexzittern" der Hysterie zuzurechnen seien, hat schon Chambard gesagt. Ein positives Zeichen des hysterischen Tremors ist fast immer eine scharfe Rhythmizität, die ihn allerdings von vielen Fällen des essentiellen Tremors nicht unterscheiden kann.

Ganz außerordentlich schwer ist es, hysterische **Beschäftigungskrämpfe** von den sogenannten echten Beschäftigungskrämpfen zu unterscheiden. Ein hysterischer Schreibkrampf braucht — soweit unsere Kenntnisse heute reichen — nicht anders auszusehen, als ein echter. Auch die Begleiterscheinungen der Beschäftigungskrämpfe — Zittern und insbesondere Schmerzen — können in genau der gleichen Weise bei der einen und der anderen Form vorhanden sein. Recht häufig scheinen die hysterischen Beschäftigungskrämpfe bez. Beschäftigungsbeschwerden aus den gewöhnlichen Myalgien und Myositiden der entsprechenden Berufe, z. B. der Klavierspieler hervorzugehen. Nach der Beseitigung der Myalgie fixieren sich dann die Beschwerden als hysterische. Selbst eine genaue Untersuchung wird manchmal in solchen Fällen nicht zu einer sicheren Entscheidung kommen können. In einer Anzahl von Fällen weist freilich von vornherein die Anamnese auf den hysterischen Ursprung der Erkrankung hin, wenn z. B. ein Schüler einen Schreibkrampf bekommt, nachdem ihm der Lehrer wegen seiner schlechten Schrift eine Ohrfeige gegeben hat, oder wenn etwa schwere Sensibilitätsstörungen gleichzeitig vorhanden sind. In einer weiteren Zahl von Fällen hilft auch die Therapie zur Diagnose.

An die hysterischen „Beschäftigungskrämpfe" schließen sich eine Reihe anderer funktioneller Krämpfe und Spasmen an, von denen ein Zusammenhang mit der Hysterie behauptet worden ist. Dieses ganze Gebiet ist noch nicht fest umgrenzt, hauptsächlich weil die in Frage kommenden Bewegungsstörungen als solche noch nicht alle genügend untersucht und charakterisiert sind. Die Erfahrung hat auch auf diesem Gebiete immer mehr gelehrt, daß eine hysterische Störung bei genauerer Untersuchung einer eigentlichen organischen niemals vollständig gleicht. So hat der von Babinski studierte Hemispasmus facialis mit der Hysterie gar nichts zu tun, ebensowenig der echte (peripherische) Accessoriuskrampf usw. Auch von der echten Chorea minor werden wir die hysterische wohl beinahe immer abtrennen können, auch dann, wenn die letztere nicht den von der Charcotschen Schule betonten rhythmischen Charakter innehält. Bei der Entdeckung neuer Formen von Bewegungsstörungen können zunächst Zweifel entstehen, wie bei der von Ziehen aufgefundenen Torsionsneurose (Flatau's Torsionsspasmus), besonders dann, wenn die Krankheitsfälle durch hysterische Symptome kompliziert sind.

Zu den Bewegungsstörungen, deren Beziehungen zur Hysterie noch nicht ganz geklärt sind, gehören die Tics und die Myoclonie. Beide halte ich nicht für hysterisch; speziell die echte Myoclonie besteht in Muskelzusammenziehungen, die willkürlich durchaus nicht nachgeahmt werden können, und die bekanntlich den epileptischen nahestehen. Es wäre zwar. eine petitio principii, wenn wir sie darum aus der Hysterie ausschalten wollten; aber es ist in der Tat wohl noch kein Fall beschrieben, der eine echte Myoclonie als eine rein hysterische Affektion hinzustellen erlauben würde. Schwerer ist die Unterscheidung gegenüber den Tics, weil diese ja koordinierte, also auch willkürlich nachahmbare Bewegungen darstellen. Dazu kommt, daß auch die echten Tics sich einer psychischen, speziell einer Übungsbehandlung zugänglich erweisen (Brissaud und Meige). Trotzdem wird man zwischen diesen echten Tics und den hysterischen einen Unterschied machen müssen; denn der Tic kommt eben als eine primäre Bewegungsstörung[1]) selbständig vor ohne Beziehung zur Hysterie, und auch ohne die Möglichkeit irgend einer psychischen Beeinflussung.[2]) Die nahe Beziehung der Tics zu den hysterischen Störungen andererseits geht aus der Beobachtung der Fälle hervor, die auf hysterogene Momente besonders stark reagieren (im Sinne unserer hysterophilen Erkrankungen S. 69). Praktisch ist zuzugeben, daß ein echter Tic von einem hysterischen symptomatisch nicht unterscheidbar zu sein braucht.

Als eine bei allen Neurosen recht häufige Erscheinung sei dann noch das Muskelwogen (Myokymie, Schultze) hier erwähnt, in den verschiedensten Muskelgebieten sich einstellende fasciculär-fibrilläre Muskelcontractionen, die meist nicht längere, sondern kürzere Zeit — Sekunden bis Minuten — andauern und sich mehr oder weniger oft wiederholen[3]). Psychisch ist diese Erscheinung sicherlich nicht bedingt.

---

[1]) Es gibt also m. E. Tics, welche weder als Zwangserscheinungen im Sinne Janets, noch als hysterische aufzufassen sind.

[2]) Wenn man nicht etwa den Schlaf als psychische Beeinflussung rechnen will. Das ist aber unmöglich, weil der Schlaf auch ganz zweifellos organische Bewegungsstörungen beeinflußt. Auch sichert übrigens die psychische Beeinflußbarkeit durchaus noch nicht die psychogene Natur eines Leidens.

[3]) Es gibt allerdings auch selbständige Fälle von Myokymie, die mit Nervosität nichts zu tun haben. So kenne ich einen Fall, der in beiden unteren Extremitäten, besonders der Wadenmuskulatur, dauernd solche fibrilläre Zuckungen zeigt, die Störung ist angeboren. Über langdauernde Myokymie nach organischen Erkrankungen des peripheren Neurons berichtet neuerdings Biermann (Neurol. Zentralbl. 1913).

Die hysterische Contractur hängt mit der partiellen **hysterischen Katalepsie** aufs engste zusammen. Als den Unterschied zwischen den beiden Zuständen bezeichnet Janet, daß der Kranke, wenn er den kataleptischen Körperteil ansieht, den freien Gebrauch desselben wiedergewinnt, während eine Contractur durch das Anschauen des betr. Gliedes nicht geändert würde. Das ist aber nicht immer richtig, wie auch Janet eine Menge von Zwischenformen zugibt, und eine flüchtige Contractur ist von einer Katalepsie dann nicht zu unterscheiden, sondern mit ihr identisch, wenn der Kranke negativistisch die kataleptische, bez. katatone[1]) Stellung einhält[2]). Im Falle eine Flexibilitas cerea besteht, sprechen wir allerdings nicht von Contractur, sondern immer nur von Katalepsie. Die Katalepsie mit und ohne Flexibilitas cerea kann jeden Umfang annehmen, bis zu allgemeiner Ausbreitung über den ganzen Körper. Letzteres kommt am häufigsten in hysterischen Stuporzuständen vor, aber auch außerhalb derselben. Etwaige Flexibilitas cerea kann mehr oder weniger „echt" oder „unecht" sein. Gleicht sie nicht ganz der Flexibilitas der Katatonie, sondern nimmt der Kranke spontane Änderungen an der passiv gegebenen Stellung vor, so hat man wohl von Pseudoflexibilitas gesprochen. Diese kommt aber auch bei echter Katatonie vor.

Die **motorischen Erscheinungen des hysterischen Anfalles** wurden bekanntlich von Charcot und Richer in vier Perioden schematisiert, eine epileptoide, eine des Clownismus, eine der leidenschaftlichen Körperhaltungen, eine delirante. Diese Abteilungen hatten wieder Unterabteilungen. Wer sich für diese heute nur noch historisches Interesse beanspruchenden Dinge interessiert, der möge sie auf der von Richer gegebenen Tafel (auch bei Binswanger wiedergegeben) nachsehen. Wir bekommen ja auch heute wohl noch gelegentlich alle die dort abgebildeten Stellungen und die von Richer beschriebenen Bewegungen zu sehen, von einer Regelmäßigkeit in der Reihenfolge kann keine Rede sein; wohl nirgends hat der Schematismus der Charcotschen Schule so gründlich Schiffbruch gelitten, wie in der Frage des hysterischen Anfalls. „Ein großer Aufwand nutzlos ist vertan." Daß die Phasen des hysterischen Anfalls ein Kunstprodukt der Salpêtrière waren, darf heute nicht mehr bezweifelt werden. Gerade von den motorischen Anfällen kann man die vollkommene Regellosigkeit behaupten. Zuckungen, Strampeln, tonische Krämpfe, leidenschaftliche Stellungen, kataleptische Zustände, Tremor bilden die Bausteine, aus denen sich der Anfall in ganz verschiedener Weise aufbaut. Die persönliche Geschicklichkeit, Übung und Ausdauer der Kranken tut dabei viel zur Sache. Wir werden später noch auf die Frage des Zusammenhanges von Simulation und Hysterie eingehend zurückkommen. Die beiden Dinge sind zweifellos nicht dasselbe. Bei keiner anderen hysterischen Äußerung hat man aber so oft unmittelbar den Eindruck des Beabsichtigten als beim motorischen Anfall. Das genaue Studium des hysterischen Anfalles seitens der Charcotschen Schule hatte wohl wiederum darin seine Ursache, daß man die Manifestation der Hysterie in nahe Beziehung zu organischen Erkrankungen bringen wollte. Wenn ich Pitres richtig verstehe, so sieht er zwischen dem Jacksonschen epileptischen Anfall und gewissen hysterischen Manifestationen keinen Unterschied. Es dürfte keinem Widerspruch be-

---

[1]) Die Ausdrücke kataleptisch und kataton werden nicht von allen Autoren in dem gleichen Sinne gebraucht. Die meisten brauchen Katalepsie = Flexibilitas cerea.

[2]) Janet berichtet über einen Fall, wo seiner Berührung gegenüber der Arm in Katalepsie, der Berührung anderer gegenüber in Contractur geriet.

gegnen, wenn wir jede solche symptomatische Übereinstimmung ablehnen. Daß der epileptische Anfall ausgezeichnet willkürlich nachzuahmen ist, beweisen die Fälle, in denen auch Ärzte von Epileptikeranstalten durch Betrüger jahrelang getäuscht worden sind. So können auch Hysterische sich Züge des epileptischen Anfalls zu eigen machen. Das braucht nicht absichtlich zu geschehen. Aber eine weitere Ähnlichkeit zwischen den motorischen Erscheinungen des epileptischen und hysterischen Anfalles besteht nicht.

Die Lehre von der hysterogenen und hysterofrenen Zonen und Punkten, deren Reizung also den hysterischen Anfall auslösen und beendigen kann, hat nur noch historisches Interesse. Wir dürfen es als bewiesen nehmen, daß es sich hier um rein psychische Zusammenhänge und Wirkungen, speziell um Suggestionen handelt.

Von speziellen Formen des hysterischen Anfalls seien hier nur die tetanieähnlichen erwähnt.

Es scheint eine Anzahl von Fällen echter hysterischer Pseudotetanie zu geben, die die motorischen Symptome der echten Tetanie mehr oder weniger gut nachmachen. Zu diesen Fällen kann man selbst solche rechnen, in denen im Anfall das Trousseausche und Chvosteksche Phänomen positiv gefunden wurde, um allerdings sogleich nach dem Anfall zu verschwinden (Fälle von Schlesinger, Nicolajevic). Das „Beinphänomen" fand Buettner in einem Falle hysterischer Pseudotetanie. Die elektrische Erregbarkeit soll allerdings bei allen diesen Fällen normal sein. Diese Fälle von hysterischer Pseudotetanie haben im allgemeinen kürzere Anfälle als die echte Tetanie. In einem Falle von Krafft-Ebing wurden sie aber schließlich fast kontinuierlich und machten einen contracturähnlichen Eindruck.

Ob freilich alle die als hysterische Pseudotetanie beschriebenen Fälle Hysterie gewesen sind, erscheint fraglich. Die Entscheidung hängt mit der Frage zusammen, ob eine wesentlich erhöhte Übererregbarkeit der peripheren Nerven eine conditio sine qua non der Diagnose echter Tetanie ist — eine Frage, die ich nicht unbedingt bejahend beantworten möchte. Aber zweifellos gibt es unter den beschriebenen rein hysterische Fälle, die nur auf Suggestion reagierten usw. Es gibt dann eine zweite Gruppe von Fällen, bei denen tetanische und hysterische Symptome sich mischen (A. Westphal, Curschmann), oder wo eine Tetanie allmählich durch eine Hysterie verdrängt wird (Minor, Curschmann). Es gibt aber auch Fälle echter Tetanie mit allen klassischen Symptomen, in denen einzelne Anfälle durch psychische Erregungen ausgelöst werden, und sogar solche, in denen die psychischen Erregungen eine Hauptrolle bei der Auslösung zu spielen scheinen. Ich möchte das ebenso sicher behaupten, wie die in Handb. d. Neur. Bd. I berichtete Möglichkeit der reflektorischen Auslösung tetanischer Anfälle [1]).

Für alle die hysterischen Lähmungs- und Contracturzustände wie für alle anderen motorischen Störungen ist zu bemerken, daß sie auch mit Schmerzen und mit Sensibilitätsausfällen verbunden sein können. So kann eine Contractur im Hüftgelenk mit einer Arthralgie verbunden sein, und es ist recht zwecklos, — wie einige Autoren versuchen — eine Differentialdiagnose zwischen der Arthralgie und der schmerzhaften Contractur zu machen. Sowohl die contracturierten wie auch die schlaff gelähmten Glieder können aber auch anästhetisch sein. Die Kombination von hysterischer Lähmung und hysterischer Anästhesie ergibt ein ganz charakteristisches, oft beobachtetes und geschildertes Bild.

---

[1]) Zu dem dort berichteten Falle finde ich noch nachträglich ein Analogon in einem von Curschmann anmerkungsweise (Deutsche Zeitschr. f. Neurol. 27, 245, 1904) mitgeteilten Fall Hoffmanns, „der verschiedentlich im Latenzstadium der Tetanie bei der Ausspülung des Ohres einen Tetanieanfall bekam".

Zusammenfassendes über das bisher behandelte Gebiet. Fassen wir die bisher geschilderten auf dem Gebiete der sensiblen und sensorischen, sowie der Funktionen der quergestreiften Körpermuskulatur sich abspielenden einzelnen sogenannten körperlichen Krankheitserscheinungen der Hysterie ins Auge, so dürfte darüber Übereinstimmung herrschen, daß wir alle hysterischen Symptome, sowohl die flüchtigen wie die längere Zeit andauernden, von den Symptomen der organischen Hirnkrankheiten vollständig abrücken, grundsätzlich trennen müssen. Solche Vorstellungen, daß etwa die halbseitige hysterische sensibel-sensorische Anästhesie im Carrefour sensitif zu lokalisieren sei, daß hysterische Krämpfe mit Jackson'schen gleichzustellen seien und mit ihnen das gleiche Substrat hätten, erscheinen uns heute nicht mehr diskussionsfähig. In den Fällen, wo es sich um die Unterscheidung solcher Störungen handelt, die auf die Unterbrechung oder die Reizung von — motorischen oder sensiblen — Projektionsbahnen oder ihrer primären Endstation (Zentrum) bezogen werden müßten, wie in den beiden eben angezogenen Fällen, können wir fast in jedem Einzelfall den Beweis erbringen, daß es sich um keine primäre Störung innerhalb der Projektionsbahnen oder ihrer primären Endstation handeln kann; auch nicht um solche Störungen, wie sie als postepileptische oder postparalytische Zustände oder entsprechende Äquivalente zur Beobachtung kommen. Selbstverständlich muß ein hysterischer Krampf die Pyramidenbahn ebenso passieren, wie ein epileptischer. Aber beim epileptischen ist die Erregung eben eine primäre der Ursprungszelle der cerebrofugalen Bahnen; beim hysterischen liegt der Ursprung ganz wo anders. Der Ursprung des hysterischen Krampfes muß denjenigen Gebilden mindestens sehr nahe stehen oder mit ihnen identisch sein, die auch der willkürlichen Bewegung vorstehen.

Di Gaspero hat neuerdings einen Fall beschrieben, wo in einem anscheinend epileptischen Krampf die motorisch und sensibel gelähmte Extremität nicht mitzuckte. Er will zum Teil auf Grund dieses Befundes — auf andere von ihm angeführte Gründe kommen wir noch zurück — von den hysterischen (psychogenen) Lähmungen hysteriforme — nicht psychogene, vielmehr „traumatogene" — unterscheiden. Wir glauben aber, daß es sich bei den Krampfanfällen bei dem Kranken di Gasperos nicht um epileptische, sondern um hysterische handelte, und daß seine Trennung nicht berechtigt ist.

Daß bei den sensibeln oder sensorischen Störungen der Hysterie die Projektionsbahnen intakt sein müssen, geht ja aus den vielfachen Versuchen zur „Entlarvung" der hysterischen Störungen hervor. Es zeigt sich, daß die sensibeln und sensorischen Projektionsbahnen und ihre primären Endigungen in der Rinde ganz normal funktionieren, und daß der Sitz der Störung weiter „seelenwärts" zu suchen ist.

Wenn wir demnach eine primäre Beteiligung der Projektionsbahnen und Projektionszentren der Rinden bei der Auslösung der hysterischen Symptome auf das bestimmteste ablehnen, so können wir auch behaupten, daß noch niemals bei der Hysterie eine Störung nachgewiesen sei, die den assoziativen Störungen der **organischen** Herderkrankungen gleicht. Keine von den assoziativen Unterformen der Aphasie, keine der transcorticalen Aphasien Wernickes, weder die Seelenblindheit noch eine andere Agnosie, noch die Apraxie in irgendeiner Form kommt bei der Hysterie vor. Der Unterschied auch diesen Störungen gegenüber ist so scharf, daß in keiner Weise auch nur von Übergängen gesprochen werden darf. Sicherlich wird es Wege zwischen den beiden Symptomenreihen geben, aber diese Wege führen durch noch wenig bekanntes Land, durch die ganze Symptomatologie der sogenannten organischen Psychosen.

Dabei ist anzuerkennen, daß wir auch auf dem bisher behandelten Gebiete einigen Erscheinungen begegnet sind, die wir als Einzelsymptome praktisch nicht oder noch nicht von den Symptomen organischer Herdkrankheiten trennen können, wie z. B. der Verlust gewisser Reflexe. Das Substrat der hysterischen Erkrankung wird aber immer ein anderes sein, auch bei anscheinend identischen Symptomen, als das jeder organischen Erkrankung.

Nur einer Gruppe von „Neurosen" gegenüber ist die Verwandtschaft gewisser Formen der Hysterie eine überaus enge, das sind die Tics, Beschäftigungskrämpfe, Stottern u. dgl., wie wir des näheren ausführten. Trotzdem muß auch hier wohl ein Unterschied gemacht werden, der freilich zunächst nur ätiologisch gefaßt werden kann. Wir möchten hier schon bemerken, daß wir später eine Gruppe von Krankheiten als „hysterophile" zusammenfassen werden, indem wir darunter verstehen konstitutionelle distinkte Anlagen, die unter dem Einfluß hysterischer Vorgänge zur Erscheinung gebracht werden können. Zu diesen hysterophilen Erkrankungen wäre wohl ein Teil der zuletzt erwähnten „Neurosen" zu rechnen (vgl. S. 69).

c) Störungen des sympathischen Systems.

Ehe wir nun die Eigenart des Vorganges bestimmen, der die hysterischen Symptome erzeugt, müssen wir auf die Erscheinungen der Hysterie im Bereiche des sympathischen Systems eingehen — indem wir als sympathisches System hier im alten Sinne die Gesamtheit der glatten Muskeln, das Herz und die Drüsen fassen. Wir haben diese Störungen auch in der objektiven Beschreibung darum von vornherein abgetrennt, weil sie der Beschreibung, noch mehr der Deutung, ungleich größere Schwierigkeiten bieten, als die bisher besprochenen.

Vor allem ist die Zugehörigkeit einer großen Anzahl von Symptomen dieses Gebietes zur Hysterie überhaupt fraglich, bez. schon von einer speziellen Definition der Hysterie abhängig. Wollen wir bei diesen Symptomen nicht ins Uferlose kommen, so können wir nicht umhin, sie schon bei der sachlichen Beschreibung auf ihre psychische Erzeugbarkeit zu prüfen. Ohne von vornherein behaupten zu wollen, daß hysterisch nur psychogene Mechanismen zu nennen sind, können wir den Gesichtspunkt, ob und inwieweit die der Hysterie zugerechneten Symptome durch psychische Einflüsse hervorgebracht sind, schon bei ihrer Beschreibung nicht ganz außer acht lassen. Haben wir doch eben bei der Besprechung der motorischen und sensiblen Symptome der Hysterie gesehen, daß schon diese fast ausnahmslos psychischen Vorgängen entsprechen.

Wir werden diese Störungen nach den einzelnen Organen gruppieren. Vorkastner (Handb. der Neur. S. 1) hat diese Störungen, von dem für uns hier nicht so sehr in Betracht kommenden Standpunkt der speziellen Organpathologie aus behandelt. Für diese Betrachtungsweise wäre auf diesen umfassenden Aufsatz zu verweisen.

Wir müssen uns dann zunächst rechtfertigen, daß wir nicht der von Eppinger und Heß[1]) eingeführten, und einige Zeit modern gewesenen Einteilung in **sympathicotone** und **vagotone** Symptome folgen. Ich habe diese Gegenüberstellung an anderer Stelle ausführlich kritisiert[2]) und hebe hier nur das Wesentliche hervor. In Deutschland wird das sympathische System in dem auch soeben wiedergegebenen Sinne als die Gesamtheit der glatten Muskeln, des Herzens und der Drüsen definiert. In diesem Sinne ist das „sympathische System" gleich dem „autonomen System" Langleys (oder auch dem visceralen System anderer Autoren). In diesem Sinne entsteht es aus vier zentralen Ursprungsstätten, einer mesencephalen, einer bulbären, einer thoracolumbalen und einer sacralen (Handb. der Neur. Bd. I, S. 309). Eppinger und Heß führen nun eine andere Nomenclatur ein, indem sie als sympathisches System nur den lumbodorsalen Teil des Langleyschen autonomen Systems bezeichnen — aus dem also der Grenzstrang und die Splanchnici hervorgehen — und als autonomes System die Gesamtheit der drei anderen Systeme diesem sympathischen System entgegenstellen. Dadurch ist eine sehr große Verwirrung entstanden. Sehen wir von dieser nomenclatorischen Verwirrung ab, die dadurch zu lösen wäre, daß man nach Langleys neuem Vorschlag die Gesamtheit der drei anderen Systeme als parasympathische bezeichnet (— so daß das autonome System aus dem sympathischen und dem parasympathischen bestehen würde —), so muß betont werden, daß die Gegenüberstellung des sympathischen und der drei anderen Systeme ausschließlich auf pharmakologische Versuche zurückgeht. Insbesondere hat schon Langley selbst gezeigt, daß fast alle vom dorsolumbalen Teil des sympathischen Systems zu erzielenden Reizwirkungen durch Adrenalin auch hervorgebracht werden. Wo das sympathische System (im engeren Sinne d. i. gleich dem dorsolumbalen Teil unseres sympathischen Systems) reizt, z. B. am Dilatator pupillae, am Accelerans cordis, reizt auch Adrenalin, wo das sympathische System hemmt, z. B. am Darm hemmt auch Adrenalin. Ganz festgestellt ist die übereinstimmende Wirkung übrigens nicht überall, und eine entschiedene Ausnahme gibt es, das sind die Schweißdrüsen. Diese genügt aber, um die Einheiten von Eppinger und Heß als pharmakologische mit den anatomischen nicht übereinstimmende zu kennzeichnen, und für die parasympathischen Systeme — das autonome System von Eppinger und Heß oder ihr „erweitertes Vagusgebiet" — gibt es nicht einmal ein Pharmakon, welches so einheitlich wirkt wie das Adrenalin.

Die pharmakologische einheitliche Reaktion ist weiter zwar ein Beweis für eine in gewisser Richtung einheitliche Funktion, aber nicht für die Funktion schlechthin, wie das H. H. Meyer zu behaupten scheint.

Es wäre daher sehr zu begrüßen, wenn man für die Gesamtheit der Organe, die auf ein Pharmakon in einem bestimmten Sinne einheitlich reagieren, auch Bezeichnungen wählen würde, die den Unterschied von den anatomischen Verhältnissen erkennen lassen. Ich würde z. B. adrenophiles, pilocarpinophiles System vorschlagen; aber das mögen die Pharmakologen bestimmen. Dann könnten Physiologie und Klinik sehen, was sie mit diesen von der Pharmakologie gelieferten Einheiten anfangen können.

Es ist sehr wohl möglich, daß für Gebiete, die der pharmakologisch-chemischen Betrachtungsweise zugänglich sind, diese Einheiten von Bedeutung sein können. Es sind das insbesondere die Erkrankungen der Blutdrüsen, und am Beispiel der Basedowschen Krankheit hat Eppinger in diesem Handbuch selbst Gelegenheit genommen, ein solche Bedeutung zu erweisen.

Für die primären Erkrankungen des Nervensystems und speziell für die zentralen Neurosen war die Anwendung pharmakologisch-chemischer Einheiten von vornherein unpassend. Für die Beurteilung der Folgerungen, die aus den pharmakologischen Untersuchungen gezogen werden können, ist — ganz abgesehen von ihrer Gültigkeit — dabei noch eins wichtig, daß nämlich gerade die beiden Mittel, die auch klinisch als Tests verwandt werden, das Adrenalin und das Pilocarpin, peripher wirken. Wir sollen also die zentralen Neurosen einteilen nach der Wirkung peripher angreifender Pharmaka und sollen dabei noch 5 gerade sein lassen.

Es war ja zu erwarten, daß eine derart begründete Lehre nicht stimmen konnte und ich behaupte, daß die Vagotonie als zentrale Neurose nicht existiert, sondern nur eine Konstruktion ist. Ich habe eine Anzahl Nervöser auf ihre „vagotonischen" und „sympathicotonischen" Symptome hin analysiert und habe in buntem Wechsel „sympathicotone" und „vagotone" Symptome gesehen. Die nervösen (psychischen) Symptome auf dem Gebiete des vegetativen Nervensystems sind eben viel

---

[1]) Die Vagotonie. Hirschwald, Berlin 1910.

[2]) Zeitschr. f. d. ges. Neurol. u. Psych. Orig. **14,** 281, 1913.

komplizierter und differenzierter, als das in den Strukturverhältnissen des Rückenmarks und des Hirnstamms und der Peripherie zum Ausdruck kommt. Ganz Analoges gilt ja, wie wir oben zeigten, für die quergestreifte Körpermuskulatur.

Pharmakologische Prüfungen habe ich bei meinem Material nicht vornehmen dürfen. Aber das haben andere getan, und alle sind zu dem — wenn auch von den Autoren selbst z. T. recht verklausulierten — Ergebnis gekommen, daß es mit der Vagotonie nichts ist, sondern daß sogenannte vagotone und sympathicotone Symptome durcheinander vorkommen [Petrén und Thorling, Bauer u. a.] Den Curschmannschen Ausdruck der Dystonie halte ich daher auch für überflüssig. Es ist eben alles Dystonie.

Selbstverständlich ist es aber von Wichtigkeit zu wissen, welche Nerven bei einer Funktionsstörung eines Organs beteiligt sind; darüber hat man aber schon längst gearbeitet. Das wesentlich Neue an der Eppinger-Heßschen Lehre war die prinzipielle Gegenüberstellung der drei parasympathischen (in ihrem Sinne „autonomen") Systeme gegen das sympathische (dorsolumbale), und dies ist falsch.

Pupillen. Dauernde selbständige Störungen der Pupilleninnervation kommen nicht vor. Daß bei Hysterischen, ebenso wie bei Gesunden, leichte Differenzen der Weite der beiden Pupillen beobachtet werden, hat mit der Hysterie wohl nichts zu tun[1]). Die Behauptungen über erhebliche Differenzen der Pupillen bei einseitiger Amaurose haben bereits Erwähnung gefunden. Es sei hier wiederholt, daß Beobachtungen vorliegen, nach welchen die Pupille des hysterisch amaurotischen Auges viel (um das Vierfache in einer Beobachtung von Voß) weiter sein kann, als die des sehenden. Von dem Standpunkte, daß es sich bei den bisher besprochenen hysterischen Störungen um psychisch bedingte Phänomene handelte, wäre das sehr auffallend. Denn der Normalmensch kann durch keinen psychischen Vorgang seine Pupillen verschieden weit machen. Es gibt aber einzelne Personen, denen das doch gelingt. Einer von diesen „Künstlern" erreicht es durch die lebhafte Vorstellung, daß das eine Auge besonders hellem Licht ausgesetzt sei. Der Vorgang ist keineswegs aufgeklärt, weil infolge der konsensuellen Pupilleninnervation ja beide Pupillen selbst bei organischer Amaurose des einen erhebliche Differenzen nicht zu zeigen brauchen. Es muß also bei den Personen, die eine verschiedene Pupillenweite erzielen können, noch ein abnormer Mechanismus hinzukommen. Für die Lehre von der Hysterie ist jedenfalls wichtig, daß es solche besonders begabte Personen gibt. Auch bei der Hysterie gehören ja erhebliche Pupillendifferenzen mindestens zu den allergrößten Seltenheiten; in diesen seltenen Fällen könnten aber ähnliche Mechanismen wie in dem erwähnten Falle bewußt erzielter Pupillendifferenz in Anspruch genommen werden. Die von manchem sicherlich bezweifelte Nötigung zu solcher Annahme wäre freilich, daß es sich in diesem Falle um eine Hysterie handelt, und nicht um eine Komplikation[2]). Die Entscheidung über diesen Punkt würde wahrscheinlich durch Prüfung der psychischen Einflüsse (auch in der Hypnose) in diesen Fällen nach Ablauf der spontanen Erkrankung zu erbringen sein. Solche Versuche liegen aber noch nicht vor. Als Kompli-

---

[1]) Weiler gibt den Prozentsatz von Anisokorie bei Psychopathie, Hysterie und Epilepsie zusammen auf 20 Proz. an. Es ist aber gar nicht sicher, daß da überhaupt neuropathische Anlage eine Rolle spielt. v. Muralt macht auf die Pupillendifferenzen bei Spitzentuberkulose aufmerksam usw.

[2]) Auch Betrug ist in manchen Fällen nicht ausgeschlossen. So scheidet der Fall von Aurand und Frenkel, den Binswanger trotz der auch von ihm vermuteten Täuschung ganz ausführlich zitiert, aus jeder Betrachtung aus. Pat. hatte die Temperatur gefälscht.

kation kommen nicht nur organische Erkrankungen, sondern nach den Erfahrungen Paeßlers und Westphals insbesondere die Migräne in betracht.

Daß auch ohne Hinzutun einer hysterischen Amaurose im hysterischen Anfall die Pupillen auf Licht reaktionslos erscheinen können, kann nach den Angaben von A. Westphal, Karplus, Hoche, Bumke u. a. nicht mehr bezweifelt werden. Dabei kann die Pupille eine ovale verzerrte Gestalt annehmen. Die praktische Bedeutung dieser Tatsache ist ja die, daß eine Pupillenstarre in einem nervösen Anfall nicht mehr unbedingt als für Epilepsie beweisend angesehen werden darf. Für die psychogene Theorie macht dieser Ausfall der Lichtreaktion, sofern nur beide Pupillen sich gleich verhalten, heute keine großen Schwierigkeiten mehr, da wir vielfach die Beobachtung machen können, daß die Weite und die Reaktionsfähigkeit der Pupille durch psychische Vorgänge vermindert werden kann. So berichtet E. Meyer, daß er mehrfach bei Schizophrenen durch Druck auf den Iliacalpunkt die Lichtreaktion der Pupille habe zeitweise zum Verschwinden bringen können. Ich habe das auch bei einzelnen Hysterischen erreichen können. Es bestünde hier dann eine Tendenz zur Erweiterung der Pupille, die die verengende Wirkung des Lichtreizes überwiegt. Durch diese erweiternde, wahrscheinlich psychisch bedingte Tendenz erklärt sich vielleicht auch die von Oppenheim bekannt gegebene Erfahrung, daß auf Belichtung mittels der elektrischen Taschenlampe bei Neuropathen manchmal keine Reaktion erfolgt. Diese erweiternde Tendenz dürfte aufs engste mit der Psychoreaktion der Pupille zusammenhängen oder sich mit ihr decken. Auch die beiden von Binswanger zitierten Fälle von paradoxer Lichtreaktion der Pupillen (Lépine, Westphal) würden sich leicht durch ein solches Überwiegen des Psychoreflexes über den Lichtreflex erklären.

Die absolute Pupillenweite braucht mit der erweiternden Tendenz nicht immer Hand in Hand zu gehen. Meist sind die Pupillen, wie allgemein angegeben wird, bei der Hysterie auffallend weit, und reagieren doch sehr lebhaft und beschleunigt auf Licht (Linde, Fuchs, Weiler); die Verminderung oder Aufhebung der Lichtreaktion der Pupille ist bei Hysterischen immerhin eine sehr seltene und jedenfalls vorübergehende Erscheinung.

Moebius (Schmidts Jahrb. 235, S. 136) beobachtete einen Fall, wo bei einem Hysteriker die eine Pupille in ihrer Weite immer mit der Stärke der Hypästhesie auf der entsprechenden Körperseite schwankte. Manchmal war die eine Pupille ad maximum erweitert und ohne Reaktion. Auch hier ist es zweifelhaft, ob Komplikation und Betrug ganz ausgeschlossen waren. Andere Fälle erkennt auch Binswanger nicht an (vgl. Hysterie S. 635).

Die vorübergehende Starre der Pupillen ist nach Deutschmann u. A. theoretisch am besten gar nicht als echte reflektorische Starre zu bezeichnen. Es handelt sich nach Deutschmann wahrscheinlich immer um einen Spasmus des Dilatator, der mechanisch den Erfolg der Reaktion verhindere oder sehr gering mache. Dagegen kommt Bumke auf Grund der Thatsache, daß in einem von ihm beobachteten Fall Cocain die Pupille noch weiter machte, zu dem Resultate, daß ein Dilatatorspasmus nicht vorliege, sondern eine Hemmung der Oculomotoriusinnervation.

Daß bei hochgradiger spastischer Miosis die Pupillen bei Lichteinfall nicht weiter reagieren (Fälle von Hitzig und Westphal), erscheint, wie Boettiger mit Recht bemerkt, nicht weiter verwunderlich.

Nicht alle als hysterisch beschriebenen Fälle von Pupillenstörung sind als solche anzuerkennen, so halte ich z. B. den Fall von Lafon und Teulières für keineswegs hysterisch.

Die psychischen Pupillenreflexe selbst sind bei Hysterie (wie auch bei Epilepsie und anderen Psychopathien) nach Weiler meist verstärkt, dem entspricht häufig eine auffallende Unruhe der Pupillen.

Neuerdings hat H. Haymann auch Versuche über den galvanischen Lichtreflex bei Hysterie angestellt. Sie gehen auf Versuche von Bumke zurück, der (1904) Beobachtungen an erschöpften Individuen (Pflegepersonal nach durchwachten Nächten) darüber angestellt hatte. Bei ihnen hatte sich die galvanische Lichtempfindlichkeit als gegenüber der Norm gesteigert erwiesen, die galvanische Reflexempfindlichkeit als vermindert; die beiden Werte, in Milliampère ausgedrückt, verhielten sich in diesen Fällen unter Umständen wie 1 : 40, während sie sich in der Norm höchstens wie 1 : 4 verhalten. Haymann kommt zu dem Resultat: Das Verhältnis der beiden Zahlen, die angeben, welche Stromstärken notwendig sind, um das eine Mal optisch wahrgenommen zu werden, das andere Mal einen pupillomotorischen Effekt hervorzurufen, weicht in pathologischen Fällen von der Norm ab. Wie bei dem (von Bumke systematisch untersuchten) Erschöpfungszuständen Gesunder erhöht sich die Verhältniszahl auf das Zwei- bis Vierfache und mehr in Fällen von Hysterie, konstitutioneller und Erschöpfungsneurasthenie, (während sie namentlich bei funktionellen Psychosen durchaus innerhalb der Norm bleibt, diese bei exogen toxisch bedingten nur wenig überschreitet, hier aber etwas stärkere Schwankungen aufweist und bei Epilepsie ganz besonders starke Schwankungen zeigt. Erhöhte Werte zeigen auch organische Psychosen und durch körperliche Krankheit hervorgerufene Erschöpfungszustände.)

Die **Akkommodation** steht den Leistungen der quergestreiften Muskulatur insofern sehr nahe, als sie durch einen willkürlichen Akt herbeigeführt wird. Sie befindet sich daher durchaus im Bereiche der Psychogenen, und es ist nicht wunderbar, daß sie bei der Hysterie Störungen zeigen kann. Trotzdem enthalten die Untersuchungen darüber noch manche Unklarheit. Es ist mir z. B. aus den Arbeiten nicht ersichtlich geworden, ob jemals ein zweifellos einseitiger dauernder Akkommodationskrampf auf hysterischer Basis durch die Refraktionsbestimmung sichergestellt ist. Der Schluß, den zuerst Parinaud aus der monokulären Diplopie und Polyopie auf das Bestehen von Akkommodationsstörungen gezogen hat, erscheint nicht berechtigt. Denn die Diplopie folgt — wenigstens in den Fällen, die ich gesehen habe — keineswegs physikalischen Gesetzen, sondern ist genau so von psychologischen Mechanismen abhängig, wie die meisten anderen hysterischen Symptome. Daß mit dem Konvergenzkrampf auch doppelseitiger Akkommodationskrampf auftreten kann, ist in der physiologischen Verknüpfung der beiden Leistungen begründet. Dementsprechend sind die beiden Zustände meist auch zugleich beobachtet worden. Übrigens sind Konvergenz und Akkommodation auch physiologisch schon bis zu einem gewissen Grade zu dissoziieren und auch die Refraktion des Auges wird für die Symptomatologie bestimmend sein. Ein Myop, der seine Akkommodation nicht übt, wird auch unter dem Einfluß eines hysterischen Konvergenzkrampfes vielleicht keinen Akkommodationskrampf bekommen. Indessen gibt es einige Fälle, in denen Krämpfe des Akkommodationsmuskels anscheinend isoliert (d. h. ohne Konvergenzkrampf) auf nervöser Basis auftreten. So berichtet Schmidt-Rimpler[1]) von einem jungen Juristen, der plötzlich, besonders bei einer gewissen Erregung, stärker kurzsichtig wird, so daß er alsdann, um Dinge, die er eben mit seiner schwächeren Brille erkannt hat, zu sehen, noch die schärfere Lorgnette vorlegen muß. Schmidt-Rimpler macht aber zugleich darauf aufmerksam, wie schwer es

---

[1]) Realencyklopädie der ges. Heilkunde, 1. Aufl. 1885. I. S. 141.

ist, einen Akkommodationskrampf von abnormer Akkommodationsspannung bei Myopie zu unterscheiden, und ganz im allgemeinen sind wahrscheinlich viele Fälle als hysterischer Akkommodationskrampf angesehen worden, die in pathologischen Zuständen des Auges selbst ihre Erklärung finden.

Daß einseitige hysterische Akkommodationslähmung vorkommt, bestreitet Schwarz. Fälle von doppelseitiger Akkommodationslähmung zugleich mit Konvergenzlähmung sind bekannt (Nonne und Beselin u. a.). Binswanger zitiert einen Fall von v. Reuß, bei dem Insuffizienz der Recti interni mit Blepharospasmus und Akkommodationskrampf verbunden war[1]).

Was die **Drüsen** zunächst des Kopfes betrifft, so wurde **Speichelfluß** schon von Briquet beobachtet, und das Symptom ist in mehr oder minder hohem Grade nicht ganz selten[2]). Es kann entweder anfallsweise oder auch mehr anhaltend auftreten.

H. Curschmann[3]) beschrieb als nervöse Xerostomie eine Beobachtung. Ein 29 jähriger Mann leidet seit 19 Jahren an einer allmählich zunehmenden Verminderung der Speichelsekretion beim Sprechen, wodurch Sprechakt und Mimik hochgradig gestört sind. Anfangs nur auf unangenehme Reize hin auftretend, hat diese Austrocknung Anlaß zu einer Phobie gegeben. Beim Kau- und Schluckakt normale Speichelsekretion.

Auch das **Weinen** ohne Affekt und ohne entsprechende mimische Äußerungen ist hier zu erwähnen. Es scheint sich auch hier um eine ziemlich isolierte — wenn auch vielleicht psychisch bedingte — Innervationsanomalie der Tränendrüsen zu handeln. Ob blutige Tränen vorkommen, dürfte zweifelhaft sein.

An dieser Stelle mögen dann gleich noch andere Sekretionsanomalien ihren Platz finden, andere wie die der Urinsekretion werden bei Besprechung der entsprechenden Organe erwähnt werden. Zu den häufigsten der hysterischen Sekretionsanomalien gehört das **Schwitzen**, auf das H. Curschmann vor kurzem noch besonders hingewiesen hat, und das gewöhnlich in nächtlichen, seltener auch in Tags über auftretenden Anfällen auftritt. Das idiopathische zirkumskripte (z. B. einseitige) Schwitzen beruht offenbar auf einer konstitutionellen Anomalie, die aber selbstverständlich auch durch psychische, speziell auch hysterische Einflüsse ins Spiel gesetzt werden kann. Blutschwitzen, das unter den Stigmaten der Besessenen eine große Rolle gespielt hat, scheint in der Tat in sehr seltenen Fällen vorzukommen (Enge).

In die Gruppe der auch, aber nicht allein, bei Hysterie zu beobachtenden Störungen gehört der Sein hystérique, der von einigen zum hysterischen Ödem gerechnet, auch von Binswanger[4]) hier abgehandelt wird, von Brodie zur Mastodynie geschlagen wird. Zweifellos handelt es sich hier aber auch um eine sekretorische Störung, und diese kann neben den in diesen Fällen immer beobachteten heftigen neuralgischen Schmerzen das Bild beherrschen, wie in dem jüngst publizierten Falle Heinickes. Trotzdem es sich in diesem Falle „um eine schwer hysterisch degenerierte Gefangene" handelte, war doch ein psychogener Einfluß nicht zu erkennen. Nur war es merkwürdig, daß mit dem Einsetzen der Galaktorrhöe die früheren schweren Bewußtseinstrübungen verschwanden. Die Ablösung hysterischer Anfälle durch Galaktorrhöe finden wir auch in einem älteren Falle von Glorieux[5]).

---

[1]) Wiener med. Presse. 1885.
[2]) Es ist auch bei psychotischen Zuständen merkwürdig häufig. Sein Vorkommen bei Dementia praecox ist sehr bekannt. Auch bei zweifelloser Melancholie habe ich es — und zwar als beinah isoliertes Frühsymptom — mehrfach gesehen.
[3]) Arch. f. Verdauungskranke **18**. 211. 1912.
[4]) Neurol. Zentralbl. **31**. 821. 1912.
[5]) Binswanger, S. 600.

Herz. Über die Art der psychogenen Störungen des Herzens, die ja mindestens auch als hysterische auftreten können, ist im Kapitel der Organneurosen bei Vorkastner (Handb. d. Neur. Bd. V S. 1) nachzulesen. Wir erwähnen hier zunächst die scharf anfallsweise auftretenden Störungen; die Angina pectoris vasomotoria, die tachycardischen Anfälle, Arhythmien besonders in Form von Extrasystolen. Daß psychische Vorgänge auch beim Normalen die Herztätigkeit beeinflussen, insbesondere der Einfluß der Angst, ist allbekannt, und es kann daher nicht wundernehmen, daß auch bei der Hysterie solche Störungen vorkommen. Indessen muß doch berücksichtigt werden, daß gerade die obengenannten anfallsweise auftretenden hysterischen Beschwerden im Verhältnis zu der großen Anzahl von Hysterien überhaupt außerordentlich selten sind. Es ist nicht zu leugnen, daß sie im Bilde der Hysterie vorkommen können, aber sie scheinen doch einer recht selten vorkommenden besonderen Disposition zu bedürfen, und wir sind noch nicht in der Lage, die hysterischen Störungen von den nichthysterischen und nichtpsychogenen, welche letzteren vielleicht auch nervösen, aber mehr peripheren Ursprungs sind, im einzelnen Fall abzugrenzen.

Hier wären dann noch die Ohnmachten, die und soweit sie nach der weitest verbreiteten Annahme auf Herzstörungen beruhen, zu erwähnen. Sie kommen zweifellos bei Hysterischen besonders häufig vor.

Viel gewöhnlicher und leichter zu beurteilen sind die dauernden, wenn auch in der Intensität mehr oder weniger schwankenden Beschleunigungen der Herztätigkeit bei Nervösen und Hysterischen. Auch hier macht zwar die Unterscheidung von toxisch bedingten Zuständen, insbesondere leichten Basedowformen, einerseits und von leichteren Formen der muskulären Herzinsuffizienz zuweilen Schwierigkeiten, trotzdem wird an einer rein hysterischen Pulsbeschleunigung, die sich allerdings meist unter 100 hält, nur selten auf 120 und darüber steigt, nicht gezweifelt werden. Auf die modernen Funktionsprüfungen, die mit einer gewissen Wahrscheinlichkeit gestatten sollen, die Diagnose gegenüber organischen Herzstörungen zu stellen, kann hier nicht eingegangen werden. Bemerkt sei als praktisch wichtig nur, daß selbst erhebliche Pulsbeschleunigungen nach Leistung körperlicher Arbeit (z. B. der bekannten Kniebeugen) für eine Affektion des Myocards dann nichts beweisen, wenn sie nach kurzer Zeit der Ruhe wieder zurückgehen[1].

Ob als Symptom der Hysterie eine dauernde Bradycardie vorkommt, dürfte sehr zweifelhaft sein. Noorden hat einen Fall so gedeutet, dem Binswanger aber keinen anderen an die Seite stellen kann. Während hysterischer Schlafattacken (Briquet, Loewenfeld) und während des Stupors kann die Pulsfrequenz herabgesetzt sein. Zu berücksichtigen ist, daß sehr viele nervöse und nicht nervöse Personen in der Ruhe einen Puls von 60 und darunter haben, ganz abgesehen von Bradycardien auf myocarditischer Grundlage.

Viel häufiger als irgendwelche motorischen Störungen sind die sensiblen Störungen, die auf das Herz bezogen werden, Folge nervöser und hysterischer Zustände. Selbst heftige Mißempfindungen am

---

[1] Freilich scheinen die Methoden der Herzfunktionsprüfung bisher nicht immer zu genügen, um die Differentialdiagnose organische oder nervöse Herzstörung zu stellen. Speziell kenne ich eine Anzahl von Fällen, in denen die in der Sprechstunde möglichen, sogenannten „ökonomischen" Funktionsprüfungen, auch von sachverständigster Seite angestellt, ein negatives Resultat ergeben haben, und wo wohl doch eine muskuläre Insuffizienz angenommen werden muß.

Herzen können ohne nennenswerte objektive Störungen des Herzschlags und der Herzfunktion vorkommen. Sind objektive Störungen des Herzschlags da, so werden die subjektiven bei Hysterie kaum jemals vermißt, so daß man aus dem Fehlen subjektiver Störungen fast mit Sicherheit Schlüsse auf die nichthysterische Natur der Herzstörung ziehen kann.

Am gewöhnlichsten ist das Gefühl des Herzklopfens, das häufig mit der Beschleunigung des Pulses verbunden ist. Es kann fast dauernd vorhanden sein oder anfallsweise kommen. In letzterem Falle ist es sehr oft die unmittelbare Folge irgendeiner psychischen Erregung. Nicht selten tritt es aber auch anscheinend spontan auf. Manche Kranke werden durch Herzklopfen regelmäßig aus dem Schlaf geweckt. Manche werden beim Einschlafen, manche gerade nach dem Aufwachen davon überfallen. Wir verweisen hier auf die späteren Ausführungen über abortive Angstanfälle.

Ebenso häufig wie diese banale Beschwerde ist der Druck auf dem Herzen, der oft mit leichten beklemmenden Empfindungen verbunden ist. Dieser Druck auf dem Herzen kann einerseits in ausgesprochene Schmerzen übergehen, andererseits von lebhafter Angst begleitet sein. Auch Schwindelempfindungen mischen sich leicht ein. Die psychische Entstehung ist hier oft ohne weiteres klar. Jede Aufregung macht die Beschwerden oder verursacht eine Steigerung. Mit der Erregung zusammen und sie hervorrufend ist gerade bei den hysterischen Herzbeschwerden die Rolle der mehr oder weniger bewußten Erwartung als auslösende Ursache oft sehr deutlich. „Wenn ich nur drei Minuten stehe, denke ich, ich kann nicht mehr, dann kommt die Angst," ist eine von vielen in der Sache übereinstimmenden Angaben solcher Kranken, die schließlich durch ihre Herzbeschwerden fast zu jeder Bewegung unfähig werden können.

Den höchsten Grad erreichen die Schmerzen bei der hysterischen Angina pectoris. Ich möchte übrigens glauben, daß sich unter diesem Namen noch eine Reihe verschiedenartiger Störungen verbergen, die nicht alle ohne weiteres als hysterisch aufzufassen sind, sondern zum Teil selbständige, wenn auch vielleicht neurotische (vielleicht auch muskuläre) Herzstörungen darstellen.

Von den **vasomotorischen Störungen** bei Hysterie waren diejenigen schon erwähnt, die im Bereiche hysterischer Anästhesie vorkommen. Es ist das insbesondere die Erscheinung, daß die anästhetischen Stellen bei Verletzungen weniger bluten als sonst die Körperoberfläche (S. 12). Es deutet das auf eine dauernde Contraction der Hautgefäße, die in einer Anzahl von Fällen auch schon durch das Sinken der Hauttemperatur im Bereiche der Störung ersichtlich wird (Pitres u. a.).

Mit Hilfe des Plethysmographen hat neuerdings di Gaspero sehr genau das Verhalten hysterisch anästhetischer Extremitäten untersucht und mit denen der gesunden Seite verglichen. Das periphere Gefäßsystem des monoplegischen und anästhetischen Arms befand sich in seinen Fällen in einem über den mittlern Gefäßtonus weit hinausgehenden dauernden Contractionszustande. Auf thermische — also wohl wesentlich reflektorisch wirksame — Reize reagierte das Gebiet des gelähmten Arms mit aktiven Volumenänderungen. Dagegen kommt di Gaspero zu dem Resultat, daß aktive vasomotorische Innervationen bei psychischen Vorgängen an dem hysterisch gelähmten Arm ausbleiben, und daß speziell die Bewegungsvorstellungen, die sonst ja eine Verminderung des Armvolumens bedingen (E. Weber), ohne Einfluß waren. di Gaspero spricht von einer vasovegetativen

Lähmung neben der Bewegungs- und Empfindungslähmung und möchte die mit dieser vasovegetativen Lähmung einhergehenden Paresen als hysteriforme den hysterischen gegenüberstellen, und sie nicht als psychogen anerkennen. Er nimmt an, daß sie meist traumatogen sind. Wir können uns dieser Differenzierung auf Grund des von di Gaspero beigebrachten Materials nicht anschließen. So bemerkenswert und neu die Ergebnisse auch sind, so glauben wir voraussagen zu können, daß die gleichen — vielleicht auch noch andere — Ergebnisse, wie sie di Gaspero bei seinen traumatogenen Lähmungen oder Anästhesien erzielt hat, auch bei ganz sicher psychogenen, z. B. in der Hypnose suggestiv zu erzeugenden nachzuweisen sein werden. Schon die grobe klinische Erfahrung lehrt, daß Störungen der Vasomotilität nicht mit allen hysterischen Lähmungen und Sensibilitätsstörungen einhergehen, sondern daß zum Zustandekommen dieser vasomotorischen Erscheinungen entweder besondere individuelle Momente oder vielleicht auch eine besondere Stärke der hysterischen Störungen nötig sein muß. Deswegen sind die Fälle aber noch nicht von den psychogenen zu trennen.

Unabhängig von jeder motorischen und sensiblen Lähmung kommt bei Hysterischen meist anfallsweise eine große Reihe von ihnen selbst oft als sehr quälend und störend empfundener Störungen vor, insbesondere Blutwallung nach dem Kopf, Kaltwerden der Extremitäten in dem verschiedensten Umfang usw. Auch das Erröten bei geringen Anlässen ist der Hysterie nicht fremd, wenn es auch als Ereuthophobie meist mehr zu den Zwangsvorgängen gestellt wird.

Die im einzelnen ganz unklaren Wirkungen psychischer Vorgänge möge folgender Fall beleuchten. Eine ältere Dame, die ich seit mehr als 10 Jahren behandle, und die nur ganz sporadisch ganz leichte, kaum noch als hysterisch zu bezeichnende Erscheinungen darbietet, hatte als Kind eine Hautaffektion durchgemacht, die damals von den Ärzten durch eine Infektion mittels einer roten Decke erklärt worden war, die sie benutzte. Sie hat seitdem solche Decken immer vermieden, war aber in einem Gasthof, ca. 50 Jahre später, einmal doch genötigt, eine solche Decke, wie sie ja vielfach im Gebrauch sind, zum Zudecken zu benutzen. Sie traf zwar alle Anstalten, um die Berührung ihres Körpers mit dieser Decke zu vermeiden. Trotzdem bemerkt sie am nächsten Morgen beim Erwachen, daß ein Zipfel der Decke an ihrer Stirn lag, und an dieser Stelle befand sich ein großer roter Fleck, der Tage lang bestehen blieb, auch von anderen Personen beobachtet wurde und die Patientin zwang, sich gegen ihre Gewohnheit dick zu pudern. Eine Erzeugung dieses Fleckes durch Reiben während der Nacht ist nach Lage der Dinge hier sehr unwahrscheinlich.

An dieser Stelle wären dann endlich noch die Versuche zu erwähnen, bei Nervösen, speziell auch bei Hysterischen Änderungen der vasomotorischen Reaktionen bei gewissen experimentell zu verfolgenden psychischen Vorgängen nachzuweisen. Diese Versuche schließen sich zum Teil an an die Versuche E. Webers, der eine Umkehrung gewisser physiologischer vasomotorischer Vorgänge bei Ermüdung glaubt feststellen zu können. Zu Ergebnissen von klinischer und praktischer Bedeutung haben diese Versuche aber noch nicht geführt, offenbar infolge der komplizierten und schnell wechselnden psychologischen Bedingungen. Breiger[1]) faßt seine Untersuchungen dahin zusammen, daß sich in einzelnen Fällen die von Weber beschriebene Umkehr der psycho-physiologischen Blutverschiebung fand, und zwar dann, wenn zur Zeit der Untersuchung das Allgemeinbefinden der Kranken psychisch oder physisch, z. B. durch Ermüdungszustände oder Kopfschmerzen, beeinträchtigt war. Eine weitere Reihe von Kranken ließ die oben erwähnten plethysmographischen Veränderungen überhaupt nicht erkennen.

Unter den lokalen zirkulatorischen Veränderungen der Hysterie sind die sogenannten hysterischen Ödeme zu erwähnen. Seit Charcot teilt man die von Sydenham zuerst beobachteten Ödeme in weiße und blaue.

---

[1]) Ztschr. f. d. ges. Neur. u. Psych. 17, 1913, S. 413.

Die Entstehung der Ödeme ist häufig mit schießenden Schmerzen in den betreffenden Gliedabschnitten verbunden, kann aber auch, wie in dem einzigen von mir beobachteten Falle, schmerzlos erfolgen. Binswanger hat die Literatur über das hysterische Ödem sehr genau zusammengestellt. Er bezeichnet als häufigste Form plötzliches, fieberloses Einsetzen schmerzhafter, an phlegmonöse Schwellungen erinnernder Ödeme von praller, elastischer Konsistenz, die einige Tage oder Wochen dauern und bei den verschiedensten Anlässen wiederkehren. Es kann sich an hysterische Anfälle anschließen, ist meist mit hysterischen Motilitäts- oder Sensibilitätsstörungen verbunden, kann aber auch ohne solche auftreten. Es kann auch Jahre lang unverändert bestehen bleiben[1]). Fast immer ist nur eine Extremität oder ein Gliedabschnitt (Hand und Fuß) betroffen, seltener sind beide unteren Extremitäten gleichmäßig beteiligt (nach Binswanger). In einigen Fällen (Weir-Mitchell, Higier) waren auch Extremitäten und Teile des Rumpfes einer Seite befallen.

Daß psychische Faktoren für die Entstehung und das Verschwinden dieser Ödeme mit wirksam sind, scheinen die Angaben über die Wirkung hysterischer Suggestionen bei den betreffenden Hysterischen zu beweisen (Charcot). Neuerdings berichtet Muthmann[2]) über einen Fall, wo er eine schmerzhafte, mit Rötung verbundene Affektion des einen Oberarmes (zugleich mit Nasenbluten) dadurch wiedererzeugen und zum Verschwinden bringen konnte, daß er in der Hypnose die Suggestion gab, der Kranke solle sich in den Zustand versetzen, in dem die Affektion spontan entstanden sei.

Trotzdem gehört das hysterische Ödem sicherlich zu derjenigen Gruppe psychogen hervorzurufender Symptome, die nur bei besonders disponierten Individuen zur Entstehung kommen können und die weiter auch in der gleichen Erscheinungsform, wie mit der Hysterie, ohne deutliche Zeichen der Hysterie vorkommen.

Es begegnet sich hier mit dem flüchtigen Ödem Quinckes (vgl. das Kapitel Vasomotorische Neurosen von R. Cassirer in Hdb. d. Neur. Bd. V), zu dem es die mannigfachsten Übergänge auch in der Symptomatologie zeigt, und das ebenso bei Hysterischen, und hier oft unter dem Einfluß psychischer Erregungen entsteht, wie bei Nichthysterischen.

Mit dem flüchtigen Ödem steht die Urticaria in sehr engem Zusammenhang, kommt häufig mit ihm zusammen vor. Gerade bei der Urticaria ist psychogene Entstehung manchmal außerordentlich deutlich. Wohl jeder Neurologe hat Fälle gesehen, in denen energische suggestive Einwirkung und zwar schon in Form von Wachsuggestion Urticaria zum Schwinden gebracht hat. Ich verweise auch auf die weiter unten wiedergegebenen hypnotischen Versuche zur Erzeugung von Hautblasen. Trotzdem gehört auch die Urticaria nicht zu den gewöhnlichen hysterischen Erscheinungen, sondern zu einer Gruppe, die wir später als hysterophile bezeichnen wollen. Denn die gleiche Urticaria kommt auch konstitutionell vor, ohne daß sich irgend ein Hinweis auf psychogene Beziehungen ergebe.

Die Urticaria wieder hat Beziehungen zu gewissen Formen des Pruritus.

---

[1]) Ob in diesen dauernden Fällen nicht eine Verwechslung mit dem Trophödem von Meige, das mit Hysterie nichts zu tun hat und überhaupt kein eigentliches Ödem, sondern eine eigenartige trophische Veränderung der Haut ist, vorliegt, möchte ich dahingestellt sein lassen.

[2]) Journ. f. Psych. u. Neurol. **17**, 339, 1911.

Auch zu den eigentlichen vasomotorischen Neurosen hat die Hysterie ihre Verbindungen. Nicht selten hören wir die Angabe, daß psychische Erregungen bei den an irgendeiner vasomotorischen Neurose Leidenden anfallsweise Verschlimmerungen machen. Als rein hysterische Zustände darf man die lokale Syncope oder Cyanose aber wohl auch in den Fällen nicht betrachten, in denen der Einfluß hysterischer Zustände ein besonders augenfälliger war (Armaingaud, Löwenfeld)[1].

Zu den vasomotorischen Erscheinungen, die der Hysterie nahestehen, gehören auch die in Deutschland noch wenig oder gar nicht gewürdigten, von Gowers beschriebenen vagalen und vasovagalen Anfälle[2]. Der Name vagal ist, wie ich glaube, sehr unzweckmäßig. Er soll bedeuten, daß die subjektiven gastrischen respiratorischen und kardialen Mißempfindungen nach Ansicht von Gowers durch die sensibelen Fasern des Vagus vermittelt sind. Die wesentlichen Symptome neben diesen subjektiven sind aber vasomotorische und kardiale, so daß die in Rede stehende Krankheitsform gewisse Übergänge zu der Nothnagelschen Angina pectoris vasomotoria zeigt. In den hysterischen Fällen des Gowersschen Bildes, die ich gesehen habe, tritt jedoch die Beteiligung des Herzens zurück gegenüber den Erscheinungen und Beschwerden, die wohl auf die Gefäße bezogen werden müssen. In drei von mir beobachteten Fällen, die ich zu der Gowersschen Form rechnen muß, war die übereinstimmende Sensation nach einem einleitenden Herzklopfen ein Gefühl, als wenn die Glieder einschlafen. Das von Gowers in den Vordergrund gestellte Kältegefühl war in meinen Fällen zwar vorhanden, aber nicht vorherrschend. Die Patienten gaben übereinstimmend an, daß ihnen dieses Gefühl die Bewegung unmöglich mache, wie man eben ein durch eine schlechte Haltung eingeschlafenes Bein nicht bewegen könne. Dieses Gefühl des Eingeschlafenseins beginnt meist in den Fingerspitzen und verbreitet sich allmählich. Es kann auch die Kiefer- und Mundmuskulatur ergreifen und dann können die Kranken nicht sprechen[3]. Ob diesen subjektiven Erscheinungen objektive vasomotorische Phänomene ganz parallel gehen, möchte ich zunächst dahin gestellt sein lassen. Gowers scheint daran nicht zu zweifeln und nimmt einen hochgradigen Vasospasmus an. Ich sah in dem einen Fall keine deutliche Blässe der Extremitäten, in dem zweiten eine mäßige und in dem dritten eine Cyanose der Hände. Man muß daran denken, daß die Beschwerden der Kranken vielleicht wesentlich durch eine Veränderung der Sensibilität der Gefäße erklärt werden können.

Die bisher beschriebenen Symptome haben nun eine sehr merkwürdige, auch von Gowers schon bemerkte und hervorgehobene Beziehung zu tetanoiden Spasmen der Extremitäten. Alle meine drei Fälle hatten solche Erscheinungen, die in einem Falle die typische Stellung der Tetanie hervorbrachten. Gowers hat die typische Stellung der Tetanie nicht gesehen, sondern eine gleichmäßige Beugung in allen Fingergelenken, macht aber darauf aufmerksam, daß das auch bei der echten Tetanie vorkäme, und erwähnt auch einen Fall, der eine Zwischenform zwischen der Magentetanie und reinen vasovagalen Anfällen darstellt.

Für charakteristisch hält Gowers dann noch einen eigentümlichen

---

[1] Zit. bei Binswanger S. 580.
[2] Das Grenzgebiet der Epilepsie, Leipzig—Wien 1908, S. 17.
[3] Nebenbei mag noch eine Erschwerung der Sprache durch die Dyspnoe und die Veränderung des Bewußtseinszustandes vorkommen (Gowers).

Geisteszustand: ein Gefühl der Langsamkeit bei geistigen Verrichtungen, Schwierigkeit beim Denken und Aufmerken, Gefühl psychischer Müdigkeit, gelegentlich Gefühl der Unwirklichkeit alles Wahrgenommenen, einmal auch die Sensation des „déja vu“, öfter das Gefühl des unmittelbar bevorstehenden Todes.

Auch diese Gowersschen Anfälle stellen wieder einen besonderen Krankheitszustand dar, der psychogen ausgelöst werden kann, aber keineswegs allein der Hysterie zugehört. In meinem einen Fall wurden die Anfälle immer durch Kälte ausgelöst, z. B. wenn die Kranke gegen einen kalten Wind anzugehen hatte. Gowers bringt die Anfälle auch in Beziehung zur Epilepsie. Sicher können sie aber auch bei Hysterischen vorkommen und hier durch psychische Erregungen ausgelöst werden.

Für die Hysterie sind sie noch besonders bemerkenswert durch ihre Beziehungen zur sog. hysterischen Tetanie (vgl. S. 41).

Auch beim Bronchialasthma sind wiederholt psychogene Einflüsse auf die Auslösung von Anfällen beobachtet worden, ohne daß man sich darum entschließen könnte, in irgendeinem Falle das typische Bronchialasthma mit seinem spezifischen Sputumbefund usw. als allein psychogen oder hysterisch bedingt aufzufassen — selbst in den Fällen nicht, wo es durch psychische Erregungen fast regelmäßig ausgelöst werden kann. Über die hysterischen Atmungsstörungen, die aber mit dem Asthma nichts zu tun haben, ist bereits berichtet.

Mit der hysterischen Hämoptyse steht es so, wie mit dem hysterischen Blutbrechen. Es ist bisher noch kein Fall bekannt, der nicht entweder durch Täuschung oder durch organische Erkrankung der Lunge erklärt werden müßte.

Magendarmkanal. Von den hysterischen Störungen im Bereiche des Magendarmkanals ist die gewöhnlichste die „nervöse Dyspepsie“. Bestimmte Hinweise, um an der Dyspepsie selbst zu erkennen, ob sie im Einzelfall als Teilerscheinung einer Neurasthenie, einer Hysterie oder eines depressiven Zustandes (Cyclothymie) aufzufassen ist, haben wir nicht.

Eine der Komponenten der nervösen Dyspepsie, die Anorexie, wird vielfach als hysterische Anorexie besonders hervorgehoben. Die Anorexie sit entweder eine diffuse oder beschränkt sich auf größere oder kleinere Gruppen von Nahrungsmitteln. In letzteren Fällen ist die psychogene Entstehung ohne weiteres klar; sie schließen sich den noch im Bereiche des Physiologischen liegenden Zuständen an. Es kann auch dem Normalen eine Speise für längere oder kürzere Zeit „verekelt“ werden, wenn er etwa darin einmal eine ekelerregende Beimischung gefunden oder sich dabei den Magen verdorben hat. Daß die Wege der Psychogenie beim Hysterischen nicht immer so einfach sind, wird später erwähnt werden. Als Einzelbeispiele erwähne ich hier noch eine monatelange sehr weitgehende Nahrungsverweigerung — nur wenige Löffel Milch wurden genommen — bei einem sonst ganz gesunden 2 jährigen Kinde als Folgeerscheinung einer längst abgelaufenen Diphtherie. Von sehr zuverlässiger Seite ist mir ferner ein Beispiel einer psychogenen Entstehung einer Nahrungsverweigerung bei einem 3 monatigen Säugling erzählt worden, das ich nicht für unglaubhaft halte. Bei diesem Säugling mußte ein kleiner Einschnitt wegen eines Abscesses der Backe gemacht werden. Man beschloß, diesen Eingriff zu machen, während das Kind an der Brust der Mutter lag. Von diesem Augenblick an war das Kind nicht mehr zu bewegen, die Mutterbrust zu nehmen. Die Mutter versuchte es vergebens mit allen möglichen Hilfsmitteln, Lageveränderungen usw. Nichts nützte. Es wurde eine Amme geholt, bei der das Kind sofort trank. Man wird sich sträuben, das Hysterie zu nennen, der Mechanismus ist aber mindestens ein der Hysterie ganz analoger. Binswanger erwähnt bei Erwachsenen als Ursache der Anorexie die Besorgnis, zu dick zu werden, durch falsche Erziehung gezüchtete hypochondrische Vorstellung, daß vieles Essen ungesund sei; indessen sind das nicht eigentlich hysterische Mechanismen.

Ein sehr häufiges Symptom der Hysterie ist dann der Heißhunger. Hecker hat seine Beziehung zur Angst und sein Auftreten anstatt der Angst hervorgehoben.

Von einzelnen Symptomen und Syndromen wäre im Bereiche des Magendarmkanals, wenn wir ihn von oben nach unten durchgehen, zunächst der Globus hystericus zu nennen, das Gefühl einer Kugel, das wohl auf einer spastischen Contraction des Pharynx beruht, sofern es sich nicht um eine einfache Parästhesie handelt. Mit dem Globus hystericus ist oft verbunden, kommt aber auch isoliert vor die Erschwerung des Schluckens. Die Kranken haben das Gefühl, als könnten sie die Speise nicht herunterschlucken, können es auch manchmal wirklich nicht, oder müssen eine anscheinend sehr große Willenskraft dazu aufwenden.

Hier ist auch das von Vorkastner ausführlich behandelte, bei Hysterischen so häufige Aufstoßen (Ructus) und Luftschlucken zu erwähnen, das meist mit der nervösen Dyspepsie zusammen, aber auch selbständig vorkommt.

Die Spasmen der Speiseröhre und der Cardia spielen im Bilde der Hysterie nur eine geringe Rolle. Kraus beschrieb bei einem „Neurastheniker" unter der Einwirkung eines lebhaften Affektes sich ausbildenden Kardiospasmus und daran anschließende Speiseröhrenerweiterung.

Das Erbrechen dagegen ist häufig eine rein hysterische Erscheinung, die wir schon im Kindesalter zu sehen bekommen. Es gibt Kinder, die nach bestimmten Speisen regelmäßig brechen, es gibt solche, die wochentags vor dem Schulanfang regelmäßig brechen, während sie Sonntags nicht brechen, es gibt solche, die fast regelmäßig das Essen ausbrechen und erst die zweite Portion behalten usw. Hier sichert, wie auch in vielen Fällen beim Erwachsenen, die Durchsichtigkeit der Psychogenie die Diagnose des hysterischen Ursprunges. In anderen Fällen ist die Psychogenie jedenfalls nicht durchsichtig; ob es berechtigt ist, eine besondere Form des periodischen Erbrechens mit Leyden zu unterscheiden, kann dabei zweifelhaft bleiben; sicher ist es z. B., daß das Erbrechen als Erscheinungsform der Migräne auftreten kann, und daß es also nicht hysterisch zu sein braucht. Auch bei dem Erbrechen der Schwangeren werden hysterische Fälle mit unterlaufen, und trotzdem ist das Erbrechen der Schwangeren im ganzen sicherlich nicht als hysterisch zu bezeichnen. Komplizierend kommt hinzu, daß auch das nichthysterische nervöse Erbrechen durch hysterische Vorgänge, speziell Affektstörungen, sehr befördert werden kann[1] Die Nausea kann beim hysterischen Erbrechen völlig fehlen, freilich auch vorhanden sein.

---

[1] Andererseits kann gerade Erbrechen selbst da, wo es organisch (durch Carcinom) bedingt ist, manchmal durch hypnotische Suggestion beseitigt werden.

Ein hysterisches Blutbrechen ist nicht erwiesen. Auch Jolly und Binswanger betonen einerseits die Möglichkeit des Betruges in den publizierten Fällen, andererseits die Möglichkeit einer Verwechslung mit organischen Magenkrankheiten. Sind doch Fälle bekanntgegeben, wo es selbst bei der Autopsie nur mit größter Mühe gelang, ein kleines Ulcus zu entdecken.

Viel häufiger noch als das eigentliche Erbrechen ist das Regurgitieren kleinerer Speisemengen in die Mundhöhle bei Hysterischen. Es ist mit seinen Beziehungen zur Rumination von Vorkastner ausführlich behandelt. Seine psychogene Wurzel ist in den Fällen ohne weiteres klar, wo die Kranken angeben, daß sie nur nach bestimmten Speisen regurgitieren, oder — häufiger — daß sie nur bei wenigen Speisen nicht regurgitieren.

Die anderen Magenneurosen, speziell Magensaftfluß, Magenschleimfluß, Pylorospasmus mögen bei Hysterie vorkommen; zur Hysterie können wir sie darum nicht rechnen, sondern nur allenfalls zu der von uns später zu begrenzenden Gruppe der hysterophilen Erkrankungen. Allenfalls glauben wir eine Hypermotilität des Magens in einigen Fällen als rein hysterisch bezeichnen zu können. Es handelt sich um Kranke, die fast ununterbrochen essen müssen, nicht aus Hunger, sondern weil sie Magenschmerzen bekommen, wenn sie längere Zeit pausieren. Will man bei diesen Kranken den Mageninhalt untersuchen, so findet man den Magen schon kurze Zeit selbst nach reichlichen Mahlzeiten leer. Die Anamnese ergibt dann, daß die Kranken anscheinend sich selbst allmählich zu dieser Hypermotilität erzogen haben. Es ist dabei an die Beobachtung von Fleiner zu erinnern, daß man bei Patienten, die sich vor der Sondenuntersuchung fürchten, den Magen manchmal schon kurze Zeit nach dem Probefrühstück leer findet, und daß also wohl die Angst beschleunigend auf die Magenentleerung wirken könne.

Eine gewisse Atonie des Magens kann schon zur nervösen Dyspepsie, also auch zur Hysterie gehören, ebenso wie hypacide Zustände und auch hyperacide. Sind doch selbst deutliche Einflüsse des psychischen Zustandes auf die Verdauung der Probemahlzeit nachzuweisen, wobei zu erwähnen ist, daß nach Palier[1]) die einzelnen Affekte bei verschiedenen Menschen auf die Magensekretion sehr verschieden wirken.

Die neurotischen Zustände und Erkrankungen des Darmes haben eine verschieden enge Beziehung zur Hysterie. Als ganz sicher ist wohl die Möglichkeit der Hervorrufung von Diarrhöen durch psychogene Vorgänge, und dies auch im Rahmen der Hysterie, zu betrachten. Bei den anfallsweise auftretenden Diarrhöen ist die Beziehung zu der populären Wirkung gewisser Affekte zu den Darmbewegungen ohne weiteres gegeben. Es gibt eine ganze Reihe von Personen, die in gewissen Situationen mit großer Regelmäßigkeit Durchfall bekommen, z. B. vor dem Besuch von Gesellschaften. Ich kannte eine Dame, die schließlich ihr Haus nicht mehr verlassen konnte, weil sie immer dann und nur dann Durchfall und Stuhldrang bekam. Von dieser anfallsweise auftretenden sind die über längere Zeit sich ausdehnenden Diarrhöen zu unterscheiden, die sich auch auf dem Boden der Hysterie entwickeln können. Ihre Zugehörigkeit zu psychogenen Vorgängen erweisen sie manchmal durch die Beeinflußbarkeit durch psychische Behandlung und die Unabhängigkeit von jedweder Diätvorschrift.

Eine vermehrte Dünndarmperistaltik mit besonderer Betonung ihrer subjektiven Erscheinungen ist von Kußmaul als Tormina intestinorum be-

---

[1]) Deutsch. med. Wochenschr. **39**, 1913, S. 1263.

zeichnet. Sie dürfte auf rein psychogenem Boden vorkommen, wie u. a. auch ein von Boas berichteter Fall beweist. Leichtere Fälle der Art sind sehr häufig; sehr gewöhnlich sind diejenigen Fälle, wo ein leichter Darmkatarrh durch die psychogenen Störungen einen besonderen Akzent erhält.

Auch die habituelle Obstipation hat ihre Beziehungen zur Hysterie, wenngleich wir nicht jeden damit behafteten Menschen als Hysteriker bezeichnen werden. Auch hier lehrt der Erfolg einer suggestiven Therapie aber häufig wenigstens das, daß psychische Momente, speziell die psychische Gewöhnung bei der Erzeugung des Leidens, von ausschlaggebender Bedeutung gewesen sein müssen. Daß die Gewöhnung selbst der Suggestion sehr nahe steht, werden wir noch weiterhin besprechen. Dem schweren Kolonspasmus auf psychogener Grundlage widmet R. Schütz[1]) eine besondere Betrachtung.

Viel weniger durchsichtig in ihrem Mechanismus sind die Fälle von sogenannter hysterischer Tympanie und hysterischem Ileus. Leicht begreiflich ist die Tympanie nur in den Fällen, in denen sie durch hysterisches Luftschlucken erzeugt wird. Das scheint aber nicht immer der Fall zu sein, und dann müßte man wohl eine funktionelle Darmlähmung entsprechend den bei Erkrankungen des Peritoneums und auch manchmal bei Rückenmarkserkrankungen[2]) zu beobachtenden Formen für die anderen Fälle annehmen. Die hysterische Tympanie soll so stark werden können, daß sie in einem Fall Huchards[3]) zum tödlichen Ausgang geführt hat.

Bei der „Pseudotympanie“ soll die Aufblähung des Leibes nur durch Abwärtsdrängung des Zwerchfells bedingt werden (Briquet, Talma, Bernheim[4]).

Der hysterischen Tympanie steht der hysterische Ileus sehr nahe (vgl. z. B. bei Wilms, Ileus, Deutsche Chirurgie). Ich habe einen Fall der Art gesehen, der bereits mehrere Male operiert worden war, und die Chirurgen stehen, auch wenn sie mit der Diagnose Hysterie rechnen, in diesen Fällen durchaus unter dem Eindruck der Gefahr des Zustandes[5]). Die operative Freilegung ergibt circumscript sehr starke Contraction des Darmes meist mit zentraler Blähung (Körte, Wilms, Nordmann u. a.). Daß es sich in diesen Fällen um nervöse Störungen der Darmfunktion handelt, ist sicher, ebenso, daß diese Störungen besonders häufig bei Personen vorkommen, die schwere hysterische Symptome zeigen. Ob wir die Ileuserscheinungen als rein psychogen bezeichnen dürfen, ist zweifelhaft. Kotbrechen kann auch beim hysterischen Ileus vorkommen. „Erbrechen“ geformten Kotes beruht immer auf Betrug.

Die Tympanie ist ferner ein wesentliches Sympton der sog. hysterischen Scheinschwangerschaft (Briquet). Ein historisches Beispiel, das von Gilles de la Tourette ausführlich bemerkt wird, ist die Schwester Jeanne des Anges. Hier fand sich nicht nur Auftreibung des Leibes neben dem selbstverständlichen Ausbleiben der Menstruation, sondern auch anhaltendes Erbrechen, Magenschmerzen und Absonderung von Colostrum. Diese Er-

---

[1]) Zeitschr. f. d. ges. Neur. u. Psych. Ref. 1, 1910, S. 714.
[2]) Vgl. Handb. der Neur. II, S. 476, wo von den bei Verletzungen des Rückenmarks beobachteten Fällen die Rede ist. Eine anscheinend enorme Tympanie von mehreren Stunden Dauer wurde mir auch einmal in einem Falle von Lues spinalis berichtet.
[3]) Zit. bei Binwanger, S. 570.
[4]) Binswanger, S. 573.
[5]) Nordmann, Hysterischer und spastischer Darmverschluß. Deutsch. med. Wochenschr. 36, 453, 1910.

scheinungen fanden in einem hysterischen Anfall, der aus einem angeblichen Suicidversuch hervorging, ihr plötzliches Ende.

Für Krankheiten eigener Art halte ich die Enteritis membranacea und die Colitis mucosa (Vorkastner l. c. S. 91). Selbst in der Mehrzahl derjenigen Fälle, die nicht entzündlich und vielleicht nervös bedingt sind, dürfte es sich um eine mehr periphere Entstehung handeln, als einer psychogenen Auslösung entsprechen könnte. Zuzugeben ist wieder, daß psychogene Einflüsse die Krankheit verschlimmern und vielleicht auch den einzelnen Anfall auslösen können.

Über die Entorrhoea nervosa (Richartz) vgl. Vorkastner l. c. S. 95.

Die Störungen der **Urinentleerung** bei der Hysterie schließen sich an solche an, die noch fast im Bereiche des Normalen liegen. Eine große Anzahl von Menschen sind ja nicht imstande, Urin zu entleeren, wenn andere Personen dabei sind, wenn sie sich beobachtet glauben, ja wenn sie nur eine besondere Aufmerksamkeit dem an und für sich ja willkürlichen Akt der Harnentleerung zuwenden. Auf der anderen Seite fühlen nicht wenige Leute bei Erregungen, insbesondere unter dem Einfluß der Erwartung, der Angst, Harndrang auch dann, wenn die Blase fast leer ist, und entleeren dann eine Anzahl von Malen immer nur wenige Tropfen Urin.

Eine wirkliche hysterische Urinretention ist, wie auch Dejerine und Gauckler bemerken, sehr selten. Ich sah einen Fall zugleich mit Anästhesie der Urethra bei einer Frau. Er wurde hier schließlich täglich einmal katheterisiert, was vielleicht nicht nötig gewesen wäre. Denn schließlich hätte sich die willkürliche Urinentleerung wohl auch ohne Katheterisieren wieder eingestellt. Frankl-Hochwart und Zuckerkandl berichten von einem 19 jährigen Mädchen, ohne sonstige hysterische Zeichen, bei der die Androhung einer Operation die Retention, wegen der $1^1/_2$ Jahre lang katheterisiert war, in einigen Stunden heilte. Ein Fall von Raimist verlief sehr ähnlich. Ob es sich in diesen Fällen um einen Krampf des Sphincter (internus oder externus) oder um Aufhebung des Harndranges, vielleicht infolge der hysterischen Sensibilitätsstörung oder auch unabhängig von solcher handelt, ist zweifelhaft. Vielleicht kommen beide Mechanismen vor. Frankl-Hochwart und Zuckerkandl berichten von ihren Fällen, daß Instrumente anstandslos passierten, während Gilles de la Tourette von einer Operation bei Unpassierbarkeit der Harnröhre durch einen Spasmus erzählt.

An die Fälle von Retentio schließen sich dann die von Dejerine und Gauckler erwähnten Fälle an, wo Kranke ihre Blase auf einen größeren als den normalen Füllungszustand einstellen, so daß sie täglich nur ein- oder zweimal Urin lassen.

Das Gegenteil, die nervöse Pollakiurie, kommt wohl häufiger vor. Die Kranken fühlen dabei entweder nur den gewöhnlichen oder aber auch schmerzhaften Harndrang. Die nervöse Pollakiurie entwickelt sich entweder selbständig oder aus organischen Störungen heraus. Ich sah einen Kranken von jetzt 45 Jahren, der vor 20 Jahren eine kurzdauernde akute Cystitis durchgemacht hatte. Seitdem mußte er zunächst alle 2 Stunden, dann in immer kürzeren Zwischenräumen, jetzt alle halbe Stunde, Urin lassen, und zwar unter dem Zwange eines plötzlich auftretenden schmerzhaften Harndranges. Er mußte daher auch ein Urinal tragen. Eine spezialistische Untersuchung ergab die Abwesenheit jedes Lokalbefundes in Blase und Harnröhre. Der Kranke litt nebenbei an Zwangsvorstellungen, die sich aber nicht auf seine Urinbeschwerden bezogen. Häufiger finden wir aber bei diesen Fällen eine dauernd auf die Urinentleerung gerichtete Aufmerksamkeit. Wie diese wirken kann, erläutert ein Fall von Frankl-Hochwart und Zuckerkandl[1]): Ein Arzt, der sich wissenschaftlich mit der Lehre von der Blase befaßte, gab an, jedesmal bei der Lektüre oder beim Niederschreiben bezüglicher Schriften in kurzen Abständen von Harndrang befallen zu werden und in ganz kurzen Pausen Mengen von 8 bis 100 ccm entleeren zu müssen.

Entgegen der früheren Vorstellung, daß bei solchen Zuständen der Detrusor übermäßig oder spastisch innerviert sei, zeigte Genouville, daß der Intravesikaldruck auffallend gering ist. Er nahm daher an, daß der Harndrang und die Pollakiurie die Folge einer Überempfindlichkeit der Blasenwand sei. Es macht keinerlei Schwierigkeiten, eine psychogene Entstehung einer solchen Überempfindlichkeit anzunehmen.

Die von den Urologen als Prostataneurose zusammengefaßten Störungen[2]) sind wohl nichts anderes als solche psychogenen Störungen der Harnentleerung, allerdings häufig hervorgerufen oder kompliziert mit leichten Entzündungsvorgängen im Gebiet der hinteren Harnröhre und dementsprechenden Urinbefund (speziell reichliche Epithelabstoßung, Fadenbildung u. dgl.).

Der sogenannten hysterischen Inkontinenz gegenüber verhalten sich Frankl-Hochwart und Zuckerkandl sehr skeptisch. Immerhin berichten sie über einen in Intervallen verlaufenen Fall, wo dann Harnträufeln auch auf der Straße auftrat. Sie erwähnen auch, daß Karplus in einer Arbeit über psychische Infektion mit Inkontinenz berichtet hat. Die Infektion ging aus von einer Myelitis-Kranken und betraf zwei junge Mädchen, die mit dieser ein Zimmer teilten. Brissaud und Lereboullet beschrieben einen 34 jährigen jungen Mann, der ohne Harndrang alle viertel Stunden einnäßte. Außer anderen hysterischen Stigmata spricht hier für die hysterische Natur der Erfolg einer Behandlung, und das Wiedereinsetzen der Beschwerden nach einem Trauma.

Im hysterischen Anfall wird Urin nur in sehr seltenen Fällen entleert (Janet u. a.).

Die Enuresis nocturna ist wohl eine eigene Neurose, wenigstens eine neurotische Störung, der eine selbständige Stellung zukommt. A. Fuchs behauptet, daß sie immer von einer Myelodysplasie abhängig ist. Jedenfalls ist sie in einer Anzahl von Fällen eine von psychogenen Einflüssen wohl ganz unabhängige Störung, wie ja auch ihre enge Beziehung zur echten Epilepsie zeigt. Trotzdem hat sie mit den psychogenen hysterischen Störungen viel Beziehungen. Das ergibt sich schon aus der jüngst wieder von Klotz mit Recht betonten Tatsache, daß diejenigen Mittel, die bei Enuresis überhaupt nützen, dies ohne Ausnahme auf suggestivem Wege tun. Es gibt zweifellos auch Fälle, wo der Mechanismus des nächtlichen Einnässens ein rein hysterischer ist.

Über Störungen der Urinsekretion aus hysterischer Ursache sind wenig verwertbare Angaben vorhanden. Soviel ist wohl sicher, daß unter dem Einfluß psychischer Erregung oft zusammen mit Pollakiurie auch eine vermehrte Harnproduktion stattfindet. Der Urin ist unter diesen Umständen immer sehr hell und wenig konzentriert. Wir finden diese Er-

---

[1]) La contractilité du muscle vésical. Paris 1894. Zit. nach Frankl-Hochwart und Zuckerkandl.

[2]) Vgl. Handb. der Urologie. Kap. Prostataerkrankungen (v. Fritsch).

scheinung schon im Bereiche der Normalen, und bei Nervösen und Hysterischen mag sie häufiger und stärker gefunden werden.

Wir sehen dann nach nervösen Anfällen aller Art, auch solcher, die nicht mit lebhaften Muskelcontractionen oder mit Krämpfen verbunden waren, die Ausscheidung größerer Mengen eines hellen Urins (Urina spastica). Zweifellos ist das aber kein Symptom, das der Hysterie eigentümlich ist, wenn auch seine Entstehung noch nicht geklärt ist. Ich habe mehrfach bei Personen nach starker — vielleicht überstarker — körperlicher Anstrengung, nach zu langen kalten Bädern, aber auch nach einfachen psychischen Erregungen, und zwar bei allen diesen Ursachen meist mit einer ein- bis mehrstündigen Latenz, Anfälle gesehen, die mit geringen subjektiven Erscheinungen, insbesondere Beklemmungsgefühlen einhergehend, eine Anzahl subjektiver Symptome zeigten, insbesondere Pulsbeschleunigung, manchmal mit Extrasystolen, Tympanie und Aufstoßen, kühle feuchte Extremitäten. Wenn ein solcher Anfall dann eine halbe bis einige Stunden gedauert hat, erfolgen reichliche Flatus, Darmentleerung und außerordentlich reichliche Harnentleerung. Die Kranken kennen gewöhnlich diese Anfälle schon, und sie wissen, daß der Beginn der reichlichen Harnentleerung das Ende des Anfalls bedeutet. Auch solche und ähnliche Anfälle und die darnach gesteigerte Urinsekretion können bei der Hysterie vorkommen. Trotzdem ist auch ihnen wohl eine Selbständigkeit zuzuerkennen.

Vermehrung der Urinsekretion durch gesteigerte Flüssigkeitsaufnahme (willkürlich — in einem Falle von Terrien als hysterische Nachahmung der Diabetes — oder durch Steigerung des Durstes) kommt auch bei Hysterie vor, rechnet aber nicht zu den Innervationsstörungen der Niere.

Auch der echte Diabetes insipidus, der auf einer primären Nierenstörung beruht, hat mit Hysterie nichts zu tun, auch wenn die Nierenstörung auf organisch nervösem Wege zustande kommen sollte (Erich Meyer).

Die Fälle von hysterischer Anurie werden von Binswanger nicht anerkannt. Selbst da, wo eine angebliche kompensatorische Harnstoffausscheidung durch Schweiß oder Erbrechen bestand, erscheint sie Binswanger zu gering, um zur Verhütung urämischer Intoxikation in Betracht zu kommen. Jedenfalls sind beweisende Beobachtungen von langandauernder hysterischer Anurie nicht bekannt und absichtliche Täuschungen in den berichteten Fällen wahrscheinlich. Im hysterischen Stupor und bei Nahrungsverweigerung kann natürlich die Urinsekretion sehr herabgesetzt sein.

Ein Fall von als hysterische Chylurie imponierender Störung erwies sich als durch Beimischung von Milch zum Urin erzeugt (Rothmann und Nathanson). Auch eine hysterische Hämaturie (Vulpian) dürfte zweifelhaft sein.

Endlich wären dann noch die Störungen im Bereiche der Sexualorgane zu nennen. Beim Manne kommen da sämtliche Symptome der psychischen Impotenz, die mangelnde Erektion, die Ejaculatio praecox usw. vor, und für eine große Anzahl von Fällen dieser Störungen ist es reine Willkür, ob man sie mehr zur Neurasthenie oder zur Hysterie rechnen will. In anderen Fällen sind diese Störungen auch von Zwangsvorgängen abhängig, wobei dann wieder deren Abgrenzung gegen die Hysterie schwierig werden kann (vgl. weiter unten). Der störende Einfluß von psychischen Vorgängen auf die Genitalfunktion ist ja bekannt in dem Sinne, daß jede intellektuelle Störung des Genitalaffektes die Erektion stört, und daß speziell die ängstliche Erwartung, ob der Coitus gelingen würde, sein Zustandekommen vereitelt. Es ist also nicht einzusehen, warum diese exquisit psychogenen Störungen nicht zur Hysterie gerechnet werden könnten.

Ebenso ist es klar, daß gehäufte Pollutionen psychogen — als Nachtpollutionen durch Traumerlebnisse — bedingt sein können. Weniger klar ist der psychogene Mechanismus der Spermatorrhöe; daß auch sie psychogen sein kann, ist aber sicher.

Die Störungen im Bereiche der männlichen Genitalorgane werden fast immer durch mehr oder weniger „ausstrahlende" Schmerzen und Parästhesien begleitet, die sich von dem früher geschilderten hysterischen Schmerzen in nichts unterscheiden.

Anmerkungsweise sei hier der oft beobachteten Tatsache gedacht, daß Knaben zum ersten Male gelegentlich einer körperlichen Züchtigung Erektionen bekommen. Der Mechanismus muß doch wohl auch hier ein dem psychischen nahestehender sein. Hier sei das Symptom erwähnt, weil wir ihm in der Vorgeschichte Nervöser und auch Hysterischer nicht so selten begegnen, und weil in ihm ein sexuelles Trauma besonderer Art in später zu besprechendem Sinne gesehen werden kann. Die Frage, ob das Symptom bereits Ausdruck einer sexualpathologischen Konstitution ist, oder inwieweit ein solcher Vorgang, der vielleicht noch durch eine zufällige Konstellation bedingt war, eine sexualpathologische Richtung des Individuums begründen kann, wird später noch einmal gestreift werden.

Die bekannteste hysterische Störung im Bereiche der weiblichen Genitalien ist der Vaginismus. In den meisten Fällen ist er bedingt durch einen Spasmus des Vaginaleinganges, der entweder nur beim Versuch des Coitus vorübergehend auftritt, oder der längere Zeit, tage- und wochenlang andauern kann. Er ist fast immer mit Schmerzen verbunden, die wohl durch die Muskelcontraction selbst bedingt sind. Seine psychogene Entstehung wird in einer Anzahl von Fällen durch den Erfolg der Psychotherapie (meist genügt beruhigende Aufklärung) vollkommen sicher. Daß in anderen Fällen echt reflektorische Momente wirksam sein können, soll nicht bestritten werden.

Der falsche Vaginismus besteht in Schmerzen und Hypästhesie, wesentlich beim Versuch des Coitus, aber ohne Spasmus der Vaginalmuskulatur, wie denn überhaupt alle Formen hysterischer Sensibilitätsstörungen auch an den weiblichen Genitalien vorkommen.

Zu ihnen muß in einer Anzahl der Fälle auch die sogenannte mangelhafte Geschlechtsempfindung des Weibes (Frigidität) gerechnet werden[1]). In einer, wenn auch kleinen Anzahl von Fällen findet sich als ihre Grundlage eine vollkommene hysterische Analgesie und Anästhesie der Vaginalschleimhaut. Von dieser gibt es dann alle Stufen und Kombinationen bis zu den Fällen, wo nur die Wollustempfindung oder nur der Orgasmus fehlt. Die Ursache dieses Zustandes liegt entweder in einer angeborenen psychischen Anlage oder in einem erworbenen psychogenen Zustand. Gerade die letzteren Fälle zeigen durchaus hysterische Mechanismen. In keinem Punkte ist freilich die Beziehung der sogenannten hysterischen Mechanismen zu den spezifisch menschlichen so deutlich, wie gerade in diesem. Gilt doch die Auslösung der Sexualempfindung nur unter dem Einfluß eines spezifischen monogamen Liebesaffektes als Ausdruck höchster Menschlichkeit. Dem entspricht also das Fehlen der Sexualempfindung bei der Annäherung des nicht geliebten Mannes. Unter Hinweis auf spätere Ausführungen kann hier schon gesagt werden, daß als spezifisch hysterisch diejenigen Fälle zu gelten haben, in denen dieser Mechanismus unbewußt wirksam ist. Daß außer diesem höchsten Faktor der Liebe in dem Sinne einer sublimierten Sexualität mannigfache andere psychische Mechanismen auf das Zustandekommen der Geschlechtsempfindung von Einfluß sind, Geruchsempfindungen, Angst vor der Befruchtung usw., braucht wohl hier nur erwähnt zu werden, um auch die Beziehungen dieser Vorgänge zu der abnormen, speziell der hysterischen Form der Anaphrodisie zu zeigen.

---

[1]) Über dieses Gebiet vgl. die freilich recht weitschweifige und wohl auf die Laienlektüre berechnete Monographie von O. Adler. Die mangelhafte Geschlechtsempfindung des Weibes (Anaesthesia sexualis feminarum, Anaphrodisia, Dyspareunia). Berlin, 2. Aufl. 1911.

Übrigens können ganz die gleichen Mechanismen auch bei der psychischen Impotenz des Mannes wirksam sein.

Als entgegengesetzt der hysterischen genitalen Anästhesie wären dann hier noch jene Fälle zu erwähnen, die den Coitus oder sonstige geschlechtliche Akte halluzinatorisch erleben. Eine große Reihe von Beispielen findet man in den Hexengeschichten des Mittelalters; aber auch jetzt sind diese Dinge noch häufig. Es finden sich alle Übergänge bis zur Traumpollution und zur sogenannten psychischen Onanie.

Jolly erwähnt hysterische Sekretionsanomalien der Vaginaldrüsen.

d) Trophische Störungen.

Über trophische Störungen der Haut bei der Hysterie ist sehr viel geschrieben worden, was der Kritik nicht Stand hält — aus zwei Gründen: Erstens hat es sich in der großen Mehrzahl der Fälle um Artefacte gehandelt, die mit einer oft unglaublichen Geschicklichkeit bewerkstelligt wurden. So ist mir von einem Kollegen berichtet worden, daß bei einer Amputierten unter dem Verband immer merkwürdige Schwarzfärbungen der Wunde auftraten, die erst aufhörten, als man die ganze Patientin in einen festen Verband packte. Eine große Reihe solcher Entlarvungen liegt in der Literatur vor (Strümpell, Hebra, Brissaud und Sicard u. v. a.), die alle lehren, daß wenn die Überwachung solcher Kranken nicht vollkommen ist, auf die trophischen Störungen überhaupt nichts zu geben ist.

Zur Erzeugung solcher arteficiellen Nekrosen wurde angewandt Ätznatron (Strümpell), Salpetersäure (Riecke), Krotonoel (Latte). In einem Fall von Riecke genügte Einreiben von Salz in oberflächlich geritzte Wunden. Selbstverständlich können auch brennende Zigarren u. dgl. benutzt werden.

Der zweite Grund der erwähnten Unsicherheit ist der, daß die beschriebenen Störungen zwar nicht Artefacte gewesen sind, aber der Hysterie nicht zugerechnet werden dürfen. Es betrifft dieser Einwand speziell die sogenannte „hysterische multiple neurotische Hautgangrän" bezw. den „hysterischen Herpes zoster gangraenosus" (Kaposi) oder die hysterische Hautgangrän (Ehrl), vgl. die Symptomatologie bei Cassirer (Handb. d. Neur. V, S. 208). Hier handelt es sich auch nach Cassirers kritischem Urteil wohl um eine selbständige, zum Teil auf nervöser Basis beruhende Erkrankung, die wohl auch bei Hysterischen besonders häufig vorkommt, die aber doch nicht der Hysterie als solcher zuzurechnen ist, wohl aber eine in unserem Sinne hysterophile Erkrankung darstellt.

Gerade im Falle der hysterischen Hautgangrän kann man sogar dem Mechanismus dieser Hysterophilie noch etwas näher kommen. Bettmann und Lewontin stellten bei einer Patientin, deren hysterische Hautgangrän als arteficielle erkannt worden war, fest, daß trotzdem die Reizbarkeit der Haut bei dieser Kranken in ganz abnormer Weise gesteigert war. Eine 20proz. Lysollösung bewirkte bei dieser Kranken schon eine Röte, aus der sich nach 1—2 Tagen die Nekrose entwickelte, während Lewontin bei sich selbst erst bei einer 100proz. Lösung eine ähnliche Reaktion erzielen konnte. Sehr große individuelle Differenzen auch zwischen nicht hysterischen Personen hat auch Zieler festgestellt. Es besteht also eine individuelle besondere Labilität der Haut, die zum Teil wohl auf einer Labilität der Vasomotoren beruhen mag, die aber, wie wir Cassirer beistimmen, nur aus vasomotorischen Differenzen kaum zu erklären ist. Wenn man — wie wir —

überhaupt der prinzipiellen Überzeugung ist, daß es trophische Nerven gibt, so wird man vor der theoretischen Möglichkeit auch nicht zurückschrecken, einen Einfluß psychogener Einwirkungen auf die trophischen Nerven ebenso zuzugeben, wie er auf die vasomotorischen nachgewiesen ist. Wir werden später noch auf diejenigen Fälle zurückkommen, wo unter wohl einwandfreier Überwachung die Erzielung von Hautblasen mit leichter Nekrose gelungen ist. Demgemäß besteht auch praktisch kein Grund mehr, sich solchen Möglichkeiten zu verschließen. Die typischen Krankheitsbilder der „hysterischen Hautgangrän" freilich dürften einer besonderen Disposition bedürfen, einer Disposition, die auch selbständig, ohne Hysterie, vorkommt, und auch ohne Hysterie zur Entstehung der trophischen Krankheitserscheinungen führen kann.

v. Heuß beobachtete (9 mal während 17 Monaten) recidivierende Ödeme mit regelmäßig folgender Schorfbildung und Nekrose an beiden Oberlidern.

Daß psychische Einflüsse zu trophischen Störungen führen können, lehren z. B. die wohl nicht anzuzweifelnden Fälle von plötzlichem Ergrauen nach psychischem Shock. Wir werden solches natürlich nicht als hysterisch bezeichnen, wenngleich wir es nicht übersehen dürfen. Féré berichtet, daß er einen Tag nach einem hysterischen Anfall die Kopfhaare gespalten gefunden hatte. Daß nach Unfällen ein akuter Haarausfall eintreten kann, ist in der letzten Zeit so oft berichtet worden (Nobl, Fouquet, Rock), daß kaum daran gezweifelt werden kann, und es dürfte sich doch auch da wohl wesentlich um psychische Einflüsse auf die Trophik handeln. Daß die Alopecia areata mindestens in einer Anzahl von Fällen auf nervöse Einflüsse zurückzuführen ist, ist die Ansicht vieler Dermatologen (vgl. z. B. F. Pinkus, Haut- und Geschlechtskrankheiten. Leipzig 1910). Auch ich habe einen solchen Fall begutachtet.

e) Fieber.

Fast genau so wie mit den trophischen Störungen geht es mit den Stoffwechselstörungen bei Hysterie, insbesondere mit dem hysterischen Fieber. Einerseits die große Überzahl der Fälle, wo das Fieber nur ein Thermometerfieber war, andererseits der unleugbare Einfluß psychischer Vorgänge auf die Körpertemperatur, dabei aber die vollkommenste Unsicherheit in der Abgrenzung des psychischen Faktors von den anderen Faktoren. Diagnostisch macht die Tatsache besondere Schwierigkeiten, daß sich so oft, speziell bei Kindern, fieberhafte Zustände kürzerer oder längerer Dauer finden, deren Ursache wir nicht ermitteln können, von deren körperlicher Grundlage wir aber überzeugt sind. Hierzu kommt noch, daß wir über den Einfluß mancher körperlicher Faktoren auf die Körpertemperatur bisher ungenügend unterrichtet waren. So wird es wohl manchen überraschen, wenn er von D. Fraenkel[1] hört, daß 163 Kinder einer Kinderheilstätte nach $1\,^{1}/_{2}$ stündigen zwanglosen Umherspazieren oder Spielen sämtlich eine Temperaturerhöhung zeigten und zwar 42 bis 37,6^0, 85 bis 38^0 und 36 über 38^0 (anale Messung). Dabei machte es keinen Unterschied, ob Skrophulose bzw. positive Tuberkulinreaktion bestand, wohl aber wurden die höchsten Werte bei neuropathischen Kindern gefunden. Daß psychische Erregungen bei aus organischen Ursachen, speziell Tuberkulose, zu Fieber neigenden Personen zu Fieber führen können, dürfte allgemein anerkannt sein. Eine rein psychogene Entstehung einer Temperaturerhöhung liegt ja sehr nahe angesichts einer neueren Strömung, die darauf hinauskommt, jedes Fieber nicht durch einen direkten Einfluß fiebererregender Substanzen auf die Organe, sondern auf die Wärmezentren des Gehirns zu erklären (Experimental-

---

[1] Deutsche med. Wochenschr. **39**, 267, 1913.

untersuchungen der Krehlschen Schule: Freund und Straßmann u. a.).
Andererseits wird die Frage dadurch wieder besonders schwierig. Wenn
jedes Fieber neurogen ist, wie kann man das psychogene abtrennen? und
gibt es ein gewissermaßen funktionell neurogenes, aber doch nicht psychogenes
Fieber? Wie steht es mit den „mit Fieber einhergehenden vasomotorischen
Neurosen" [Roth[1])].

So ist gewiß die Lehre vom rein psychogenen hysterischen Fieber eine
ganz unsichere. Die Möglichkeit eines hysterischen Fiebers aber mit
Babinski ganz abzulehnen, dafür liegt gar kein Grund vor. Abgesehen
von früheren Fällen, in denen sich die Autoren meist über die Schwierigkeit der Diagnose und der Vermeidung von Täuschungen nicht klar waren,
erwähne ich hier einen von Kauffmann[2]) beschriebenen Fall, wo die Temperatur bis 38,8° stieg. (Differenzen der beiden Körperseiten.) Auch eine
besonders hohe Steigerung durch körperliche Arbeit von 37,7 auf 39,1° erwähnt Kauffmann in seinem Falle, was zu den oben wiedergegebenen
Angaben von D. Fraenkel über die besonders starken Temperatursteigungen
neuropathischer Kinder nach körperlicher Bewegung stimmt. Die Kauff-
mannsche Patientin zeigte auch auffallende Störungen der Nierentätigkeit
und des Wasserhaushalts.

Daß auch andere Stoffwechselstörungen auf psychische Einflüsse reagieren, dafür ist der Diabetes mellitus wohl das bekannteste Beispiel. Es
ist das immerhin ein Fingerzeig dahin, daß sich bei weiterem Studium bisher unbekannte Beziehungen auch speziell hysterischer Zustände zu mannigfachen Stoffwechselvorgängen werden nachweisen lassen. Exakte Untersuchungen in dieser Richtung scheinen allerdings noch ganz zu fehlen.

B. Symptomatologische Definition und Psychopathologie der hysterischen Symptome.

Wir haben uns bis jetzt abgemüht, die sog. körperlichen Symptome
der Hysterie möglichst objektiv zu beschreiben. Ganz konnten wir schon
dabei den Gesichtspunkt und die Möglichkeit einer psychischen Entstehung
dieser Symptome nicht außer acht lassen, sie in vielen Fällen vielmehr
aus der Symptomatologie selber folgern. Nun ist ja in der Tat heute
die psychische Entstehung sehr vieler hysterischer Symptome
von niemandem mehr bestritten, wir haben uns nunmehr zu fragen:
sind wirklich alle hysterischen Symptome psychisch bedingt, und im Zusammenhang damit, wie sind die psychischen Vorgänge, die hysterische
Symptome erzeugen, zu definieren?

Beziehung der hysterischen Phänomene zu den willkürlichen Vorgängen.

Wir haben zuerst das Verhältnis der hysterischen zu den bewußten willkürlichen Vorgängen zu bestimmen. Hier sind die Beziehungen zur Simulation, rein symptomatologisch genommen, ganz außerordentlich enge. Babinski sagt einmal geradezu, daß der Unterschied
von Simulation und Hysterie nur „d'ordre moral" wäre. Wenn das auch
wohl ein etwas schiefer Ausdruck ist, so werden wir ja später noch sehen,

---

[1]) Neurol. Zentralbl. **30**, 988, 1911.
[2]) Zeitschr. f. d. ges. Neurol. u. Psychiatr. **5**, 706, 1911.

daß der Wunsch, krank zu sein, oft die Quelle der hysterischen Symptome ist, und der Wunsch, krank zu sein, ist von der Vorspiegelung der Krankheit gewiß nicht allzu weit entfernt. Symptomatologisch lassen sich simulierte Symptome von hysterischen in der Tat aber oft gar nicht unterscheiden. Ich verweise z. B. auf die oben (S. 25) berichteten Versuche Kliens, nach denen eine simulierte konzentrische Gesichtsfeldeinengung genau so aussehen kann wie eine hysterische. Wenn wir uns fragen, welche Symptome der Hysterie man willkürlich erzeugen kann, so gibt es nun in der Tat eine große Anzahl hysterischer Symptome auf dem Gebiete der Motilität und Sensibilität, die man bei genügender Begabung und Übung nachahmen kann. Dabei ist zu betonen, daß schon die motorische Begabung außerordentlich verschieden ist. Es gibt Menschen, die es ohne besondere oder nur mit sehr geringer Übung zu einer sehr weitgehenden Dissoziation ihrer Muskulatur bringen. Man beachte nur einmal die verschiedene Fähigkeit zu isolierten Zehenbewegungen, man erinnere sich, daß sehr viele Menschen nicht einmal imstande sind, ihr eines Auge isoliert zu schließen. Es dürfte kaum fraglich sein, daß die individuelle Gestaltung einer hysterischen Contractur oder Lähmung von dieser individuellen Dissoziationsfähigkeit der Muskulatur abhängig sein muß. Wer etwa sein eines Auge schon nicht isoliert willkürlich schließen kann, wird wahrscheinlich auch keine pseudospastische Ptosis bekommen. Andrerseits sieht man nicht gar so selten Leute, die die erstaunlichsten anscheinend isolierten Contractionen einzelner Muskeln vornehmen, z. B. den Pectoralis oder einzelne Schultermuskeln anscheinend isoliert[1]) contrahieren können. Eine besondere Übung bringt es dann da zu ganz erstaunlichen Resultaten. Ich halte es für gar nicht unmöglich, daß solche Personen etwa auch die Stimmbänder einseitig innervieren lernen können. Auch durch Schmerzen kann eine Übung dieser Dissoziation ganz unwillkürlich bewirkt werden. Ein schmerzender Finger, z. B. bei einer leichten Arthritis, wird ruhig gehalten, und inzwischen lernen die anderen Finger sich unabhängiger zu machen. Soweit eine solche Dissoziation geht, soweit werden auch hysterische Störungen sich lokalisieren können, wenn so begabte Personen hysterisch werden, und insofern wird kein symptomatologischer Unterschied zwischen willkürlich und hysterisch erzeugtem Symptom zu bestehen brauchen.

Auch die willkürliche Unterdrückung von Schmerzreaktionen kann bei einzelnen Personen sehr weit gehen. Beweis sind die vielfachen Erzählungen von stoischem Ertragen von Märtyrerqualen, die Geschichte von Mucius Scävola usw. Freilich kommt hier schon die später genauer zu würdigende autosuggestive Komponente ins Spiel. Daß nicht schmerzhafte Reize nicht angegeben zu werden brauchen, auch wenn sie empfunden werden, ist ja selbstverständlich.

Auf dem Gebiete des sympathischen Systems sind auch eine Anzahl hysterischer Symptome willkürlich nachzuahmen, z. B. die Pollakiurie. Immerhin sind bei weitem die meisten Symptome auf diesem Gebiete nicht mehr im eigentlichen Sinne willkürlich nachzuahmen, z. B. der nervöse hysterische Durchfall u. a. Hier kann also von einer Übereinstimmung willkürlich und hysterisch erzeugter Symptome von vornherein nur mit großer Einschränkung gesprochen werden.

---

[1]) Tatsächlich müssen bei dieser willkürlichen, anscheinend isolierten Innervation sehr komplizierte Hemmungsvorgänge mitwirken. Aber für die obige Betrachtung kommt es ja nur auf das Resultat an.

Indessen reicht die Willkür nicht nur auf dem Gebiete der Funktionen des sympathischen Systems, sondern auch auf dem der Störungen der Körpermuskulatur und der Sensibilität durchaus nicht aus, um selbst die gemeinen Symptome der Hysterie zu erklären. Wir können willkürlich eine Contractur nicht jahrelang aufrechterhalten; die meisten Menschen sind unfähig, auch nur mehrere Stunden hindurch einen Tremor zu erzeugen, wie wir ihn bei den Hysterischen tagelang fortbestehen sehen. Ja, wenn man nur einmal versucht, eine Lähmung eines Armes zu produzieren und aufrechtzuerhalten, so sieht man, wie schwer das willkürlich ist. Freilich macht es der Hysterische schlechter und anders als der Herdkranke, aber eigentlich willkürlich kann es der normale Mensch doch viel schlechter als der Hysterische.

Auch die eigentliche willkürliche Schmerzunterdrückung geht nicht sehr weit, und sehr viele Menschen sind nicht imstande willkürlich überhaupt Schmerzen zu maskieren.

Daß viele Sensibilitätsstörungen so tief und dauernd sind, daß sie einfach nicht simuliert sein können, bedarf keines Beweises. Wäre er nötig, so würde man z. B. die geringe Blutung bei Stichen in das anästhetische Gebiet, die fehlende Blutdruckänderung bei Reizung des anästhetischen Gebietes anführen können.

Endlich ist es fast unmöglich, Schmerzen willkürlich zu erzeugen. Man kann angeben, daß man sie hat, aber man kann sie im allgemeinen nicht erzeugen. Die Hysterischen haben sie aber wirklich.

Über das Verhältnis der willkürlich hervorzubringenden zu den hysterischen Störungen kommen wir also zu dem Resultat, daß eine Anzahl hysterischer Symptome allerdings willkürlich nachzuahmen sind, eine große Anzahl aber nicht, und daß die große Mehrzahl in der Weise, der Dauer, der Intensität, wie sie bei Hysterischen vorkommen, willkürlich nicht nachzuahmen sind. Freilich liegt eine große Gruppe der hysterischen Symptome in der Richtung der Willkür; aber die hysterische Störung geht im Prinzip immer tiefer als die willkürliche Innervation.

Es scheint mir durchaus unrichtig, wenn Babinski immer nur diejenigen Störungen als hysterisch anerkennen will, die „rigoureusement" durch die Simulation reproduziert werden können. Babinski hat bekanntlich diese Störungen als Pithiatismus bezeichnet und braucht dieses Wort synonym mit Hysterie. Durch diese Umgrenzung wirft er eine Menge aus der Hysterie heraus (démembrement de l'hystérie), was durchaus darin bleiben muß, will man nicht eine vielleicht scharf definierte, aber unbrauchbare Krankheitseinheit schaffen. Man muß einen Unterschied auch da machen, wo die hysterischen Anfälle in naiver Weise systematisiert werden, wie etwa in den Fällen, wo Kranke nur zu bestimmten Tagesstunden aphonisch sind, oder wo etwa eine Frau nur eine einzige motorische Handlung, z. B. das Frisieren, dieses aber vollkommen, noch ausführen kann usw. (vgl. S. 29).

Beziehung der körperlichen hysterischen Phänomene zu den suggestiven Vorgängen.

Die zweite Art psychischer Phänomene, zu denen wir die hysterischen in Beziehung bringen müssen, sind die **suggestiven**. Sind alle Symptome der Hysterie auch durch Suggestion, speziell durch die im allgemeinen wirksamster Form der Suggestion, die hypnotische, zu erzeugen? Beschränken wir uns zunächst auf die körperliche Stigmata der Hysterie, so ist vielleicht nicht ein einziges Symptom der Hysterie bekannt, das durch hypnotische Suggestion bei geeigneten Personen nicht zu erzielen wäre, oder mindestens — da man ja wohl nicht alle hysterischen Symptome durch Hypnose nachgeahmt hat — aller Wahrscheinlichkeit nach erzielt werden könnte. Von motorischen Erscheinungen ist insbesondere die Katalepsie sowie jede Form der Lähmung und Contractur zu erhalten. Anästhesien und Hyperästhesien sind in beliebiger Ausdehnung und Verschiedenheit zu erzeugen. Es ist ja bekannt, daß solche hypnotischen (bzw. posthypnotischen) Suggestionen verschiedentlich zur Erzeugung chirurgischer Anästhesie oder auch zur schmerzlosen Geburt Verwendung gefunden haben (vgl. Forel, Hypnotismus, 6. Aufl. S. 84), und daß sie so tief sind, daß auch organische Schmerzen manchmal dadurch überkompensiert, d. h. unterdrückt werden können. Weiter können psychoreflektorische Erscheinungen, wie Gähnen, Erbrechen u. a. durch hypnotische Suggestion erzeugt werden. Es ist aber vor allem kein Zweifel, daß auch auf dem Gebiete des sympathischen Systems eine große Reihe von Vorgängen beeinflußt werden können, die sich in ähnlicher Weise auch bei der Hysterie beeinflußt zeigen können.

Es kann so die Menstruation geändert, ihr Eintreten auf einen bestimmten Tag fixiert werden (Forel, Delicis). Bonjour[1]) hat durch Suggestion den Eintritt der Geburt an einem 2 Monate vorher bestimmten Tage erreicht. Schrenck-Notzing sah Verstärkung der Wehen durch Hypnose.

Die Darmentleerung kann sowohl gehemmt, wie befördert und geregelt werden. Daß Quaddeln auf der Haut durch die hypnotische Suggestion einer Verbrennung erzeugt werden können, scheinen die Fälle von Janet, Wetterstrand, Kohnstamm u. a., die genügend kontrolliert erscheinen, zu beweisen. Urticariaähnliche Erscheinungen und Dermographie sind sogar ganz gewöhnlich in der Hypnose zu erzielen. Davon, daß zu gleicher Zeit mit Anästhesie die Erscheinung der geringen Blutung bei Nadelstichen hypnotisch zu erzielen ist, habe ich mich selbst überzeugt.

Über die Erzeugung von Hautblutungen berichten Mabille u. a., über blutige Tränen und blutigen Schweiß Artigalas und Rémond. Bernheim[2]) gibt an, daß sich diese Dinge sehr selten experimentell realisierten, hält aber eine Stigmatisierte namens du Bois d'Hainant für einen Beweis dafür, daß sie sich unter dem Einfluß der Suggestion realisieren können. Immerhin bleibe das dahingestellt. Bechterew sah Stehen einer Blutung unter hypnotischer Suggestion.

Daß die Schweißsekretion leicht durch hypnotische Suggestion zu erzielen ist, gibt Forel in Übereinstimmung mit Bottey an.

Suggestive Veränderung der Milchsekretion sahen Esdail und Braid[3]), sowie Großmann.

Daß nicht nur Pollakiurie, sondern auch Polyurie durch hypnotische Suggestion zu erzielen ist, behauptet Wetterstrand. Ob Versuche über die Grenzen der Möglichkeit einer Retentio urinae gemacht worden sind, ist mir nicht bekannt.

---

[1]) Journ. f. Psych. u. Neurol. **17**, 339, 1912.
[2]) Journ. f. Psych. u. Neurol. **17**, 339, 1912.
[3]) Zit. bei Moll.

Bonjour[1]) behauptet die Heilung von Warzen durch Suggestion (Besprechen!).

Wenn auch an den Einzelresultaten, z. B. an der Erzielung blutiger Schweiße in der Hypnose noch manche Zweifel gerechtfertigt sein mögen, so scheinen also fast alle hysterischen Erscheinungen, insbesondere am sympathischen Nervensystem, durch Suggestion, insbesondere durch hypnotische Suggestion bei geeigneten Personen erzeugbar.

Die Einschränkung: „bei geeigneten Personen" ist nicht unwichtig. Vor allem sind nicht alle Personen, und die einzelnen in sehr verschiedenem Maße hypnotisierbar, viele der genannten Phänomene sind überhaupt nur bei ganz wenigen Individuen zu erzielen; ferner bestehen — worauf schon oben bei der Besprechung der willkürlichen Innervationsmöglichkeit hingewiesen war — sehr große individuelle Unterschiede in der Möglichkeit der dissoziativen Innervation und Hemmung innerhalb der unwillkürlichen Muskulatur und der Drüsen, die sich auch bei den suggestiven Vorgängen geltend machen müssen. Es ist hier vergleichsweise auf diejenigen Personen hinzuweisen, die imstande sind, willkürlich oder wenigstens bewußt das sympathische (viscerale) System in einer Weise zu beeinflussen, die dem Durchschnittsmenschen ganz unmöglich ist. So kann ein verschiedentlich vorgestellter Mann sogar seine Pupillen verschieden innervieren, so daß die eine weiter wird als die andere. Der psychologische Mechanismus, durch den solche und ähnliche Leistungen erzeugt werden, ist hier gleichgültig, d. h. es kommt gar nicht darauf an, ob solche Personen etwa das Schwitzen eines Arms dadurch erzeugen, daß sie schwitzen wollen[2]), oder ob sie sich nur vorstellen, daß der Arm ganz heiß und feucht wäre; wichtig ist nur der Erfolg und die Folgerung, daß, was die Willkür erreichen kann, auch durch Suggestion (und durch Hysterie) wird erreicht werden können. Selbstverständlich wäre es ein Mißverständnis, wenn man die umgekehrte Folgerung machen wollte: daß, was durch Suggestion erzielt werden kann, auch unterschiedlos willkürlich erzielt werden müßte. Wer wird auf den Gedanken kommen, seine Pupillen verschieden weit zu machen? Außerdem ist der suggestive und hysterische Impuls meist stärker als der willkürliche. Vielleicht ist aber die Möglichkeit zu solchen abnormen Leistungen gar nicht so selten, und wenn eine so veranlagte Person hysterisch wird, so kann der abnorme Mechanismus ins Spiel gesetzt werden.

Was die Sehnenreflexe anlangt, so finde ich nur bei O. Vogt[3]) die Angabe, daß bei Normalen unter dem Einfluß der (wohl suggerierten) Traurigkeit eine Abschwächung des Sehnenreflexes „bis zur Aufhebung" vorkomme. Wenn das richtig ist, so wäre auch da eine Beziehung zu den seltenen Fällen der vorübergehenden Aufhebung der Sehnenreflexe bei Hysterie gegeben. Freilich scheinen die wenigen Fälle, die hier aus der

---

[1]) Journ. f. Psych. u. Neurol. **17**, 339, 1912.

[2]) Daß es Personen gibt, die im eigentlichen Sinne willkürlich auch Teile des sympathischen Systems innervieren können, ist durch den Fall von Maxwell (Americ. Journ. of Physiol. 1902) bewiesen. Hier konnte die betreffende Person die Gänsehaut, die Contraction der Arrectores pilorum, nur durch einen Willensvorgang wie bei jeder anderen Muskelcontraction hervorbringen, und war dazu durch vermittelnde Vorstellung von Sensationen, die zur Gänsehaut führen, außerstande. Gewöhnlich trifft in solchen Fällen jedoch das Umgekehrte zu.

Auch auf einen Zirkuskünstler, der nach der Aufnahme großer Quantitäten Wassers und lebender Frösche und Fische seinen Magen willkürlich in beliebigen Portionen nach dem Munde zu entleeren kann — er bricht nicht etwa — ist in diesem Zusammenhang zu verweisen (vgl. Sternberg, Das menschliche Aquarium. Deut. med. Wochenschr. 1913, S. 375.)

[3]) XIII. Congr. internat. de médec. Sektion für Psychiatrie 1900.

Literatur bestehen bleiben, nicht unter dem unmittelbaren Einflusse der Affekte, sondern unter dem Einfluß der hysterischen Lähmung vorübergehend ihre Reflexe eingebüßt zu haben (vgl. S. 11). Immerhin durfte die ja außerordentlich seltene vorübergehende Unauslösbarkeit der Reflexe als eine Teilerscheinung psychischer Vorgänge angesehen werden können.

Daß eine Steigerung der Sehnenreflexe unter dem Einfluß psychischer Vorgänge vorkommt, unterliegt ja keinem Zweifel.

Zusammenfassend dürfen wir sagen, daß alle oder wenigstens fast alle hysterischen Symptome durch Suggestion, besonders durch hypnotische Suggestion erzeugt werden können. Dabei kann das Wesen der Suggestion zunächst noch dahingestellt bleiben, und es ist auch nicht gesagt, daß wir bei jedem hysterischen Kranken imstande sein müßten, durch Fremdsuggestion jederzeit seine Symptome hervorzurufen. Es soll hier also zunächst nur die symptomatologische Übereinstimmung der bisher beschriebenen hysterischen Symptome mit denen, deren suggestive und also psychische Entstehung möglich ist, festgelegt werden.

Abtrennung der hysterophilen Erkrankungen.

Um diese symptomatologische Definition der hysterischen Symptome festzuhalten, müssen wir nun hier schon als der eigentlichen Hysterie nicht zugehörig eine Gruppe von Krankheitsformen erwähnen, die wir als hysterophil bezeichnen wollen. Wir bezeichnen als hysterophil solche Erkrankungen, die als selbständige, nicht psychogene Krankheitsformen aufgefaßt werden müssen, deren Äußerungen aber in einer wechselnden Anzahl von Fällen durch psychische Einflüsse besonders leicht hervorgerufen werden können. Eine solche Krankheit ist z. B. die Migräne. Man hat darüber gestritten, ob es eine echte hysterische Migräne gäbe (Babinski u. a.). Die Dinge liegen m. E. so: Die Migräne ist eine Krankheit für sich und niemals eine allein hysterische Manifestation. In der überwiegenden Anzahl von Fällen ist sie von psychischen Einflüssen (abgesehen von der häufigen Auslösung durch starke Ermüdung) vollkommen unabhängig. Sie überfällt den Migränösen aus heiterem Himmel, meist ohne jede exogene Ursache, und exogene, besonders auch psychische Erregungen sind nicht imstande, einen Migräneanfall auszulösen. Nur in einer Minderzahl von Fällen können wir einen solchen psychischen Einfluß auf die Entstehung des Migräneanfalls nachweisen; diese Fälle nennen wir hysterophil. Es gibt sehr verschiedene Grade der Hysterophilie von jenen an, die nur ausnahmsweise einmal auf einen psychischen Einfluß mit einem Anfall reagieren, die große Mehrzahl ihrer Anfälle aber aus endogenen im Wesen der Migräne begründeten Ursachen bekommen, bis zu jenen, bei denen psychische Einflüsse geradezu die Hauptrolle bei der Auslösung der Anfälle spielen, und die in vollkommener psychischer Ruhe fast frei von Anfällen sind[1]).

Ganz analog verhält es sich mit der Epilepsie. Ich bemerke, daß es sich an dieser Stelle nicht um den viel umstrittenen Zusammenhang der Hysterie und der Epilepsie im allgemeinen — den Begriff der Hystero-

---

[1]) Merkwürdigerweise können Migräneanfälle auch durch starke psychische Erregungen coupiert werden. Ein migränöser Kollege erzählte mir, daß er in einem mittelschweren migränösen Zustand mit dem Rade stürzte, so zwar, daß er in Gefahr kam, von einer elektrischen Bahn überfahren zu werden. Nachdem er sich in Sicherheit gebracht hatte, merkte er sofort, daß die Migräne plötzlich verschwunden war.

epilepsie — handeln kann, sondern nur um diejenigen Fälle echter Epilepsie, wo bei der Auslösung des einzelnen Anfalles psychische Einwirkungen von Einfluß sind. Dabei ist übrigens von der bekannten häufigen Auslösung des ersten Anfalles durch psychische Erregung — meist Schreck — ganz abzusehen Denn sicherlich hat Binswanger im allgemeinen recht: „Ist einmal die Epilepsie zum Ausbruche gelangt, so wiederholen sich die Anfälle ganz unabhängig von der erstmalig auslösenden Ursache", aber, wie wir fortsetzen möchten, nicht immer unabhängig von einer den einzelnen Anfall auslösenden Ursache überhaupt. Auch Hoche ist der Meinung, daß der epileptische Mechanismus durch die Hysterie ins Spiel gesetzt werden kann. Ebenso spricht Ziehen von starken Affektreizen als Gelegenheitsveranlassungen der Epilepsie[1]). Die Fälle nun, in denen psychische Ursachen den einzelnen Anfall auslösen, sind unsere hysterophilen. Es sind die gleichen Fälle, die Oppenheim als psychasthenische, Bratz als affektepileptische, Bonhoeffer als reaktiv epileptische bezeichnet, nur daß ich nicht so weit gehe wie Oppenheim, Bratz und Bonhoeffer, diese Fälle von der genuinen Epilepsie abzutrennen. Ich möchte sie nur als eine Untergruppe innerhalb der genuinen Epilepsie anerkennen, was auch Kraepelins Auffassung zu sein scheint. Denn wir finden unter den auf psychische Reize reagierenden Epileptikern solche mit schweren Anfällen, solche mit petit mal, speziell mit den gehäuften kleinen Anfällen, aber auch solche mit seltenen großen Anfällen, solche mit progressiver Demenz und solche ohne Demenz — ganz genau so wie bei denjenigen Fällen von Epilepsie, die auf psychische Einflüsse nicht reagieren. Vielleicht ist die hysterophile Entstehung häufiger bei den nicht zur Demenz führenden Fällen; daß sie auf diese beschränkt ist, muß ich bestreiten; und auch die genuine, mit typischen (dann meist seltenen) Anfällen einhergehende Epilepsie braucht, wie besonders Binswanger immer betont hat, doch nicht immer zur Demenz zu führen.

Damit ist auch unsere Stellung zu den von Friedmann so genannten gehäuften nichtepileptischen Abscencen im Kindesalter bzw. den gehäuften kleinen Anfällen von Heilbronner bzw. der Narcolepsie Gélineaus gegeben. Wir halten die Mehrzahl trotz allem für echt epileptisch[2]). Die von Friedmann hervorgehobenen vier Eigenschaften — plötzliches Entstehen im Kindesalter, kurze Dauer und Auftreten in leichter Form, hartnäckiger Verlauf, gleichwohl ungestörte Entwicklung — genügen nicht. Ob einmal ein echter epileptischer Anfall beobachtet wird, ist Zufall. Ich beobachtete jahrelang einen Mann, der täglich bis 20 kleine Anfälle hatte und über sie, im ganzen Zehntausende, genau Buch führte — er war Sekretär —, der Mann hat im ganzen zwei große Anfälle gehabt. Keineswegs sind natürlich alle kleinen gehäuften Anfälle hysterophil. Wohl die Mehrzahl sind psychischen — wie überhaupt äußeren — Einflüssen ganz unzugänglich. Nur wenige scheinen auch nur vorzugsweise auf psychische Einflüsse zu reagieren. Der obenerwähnte Kranke hat die Hauptzahl seiner Anfälle spontan, aber er reagiert sehr oft auch auf psychische Anlässe (daneben auch auf Temperatureinflüsse, speziell plötzliche Abkühlung).

So gibt es in jeder Gruppe der Epilepsie mehr oder weniger oder gar

---

[1]) Psychotherapie in Handbuch der Therapie (Samuel-Eulenburg). Berlin-Wien, Urban u. Schwarzenberg, 1898. S. 685.

[2]) Insoweit sie nicht etwa der Spasmophilie bzw. Tetanie zuzurechnen sind (Mann), der man übrigens neuerdings wohl etwas viel zutraut; vielleicht gehören auch eine Anzahl dieser Fälle zur Migräne.

nicht hysterophil reagierende Individuen. Trotzdem bleibt jede Epilepsie Epilepsie, auch wenn sie auf psychische Einflüsse reagiert. Eine bestimmte Form der Veränderung der geistigen Persönlichkeit für die Diagnose Epilepsie zu fordern, halte ich für ganz unmöglich.

Genau so wie bei der Migräne und bei der Epilepsie verhält es sich mit einer großen Gruppe anderer Krankheiten. Zu dieser Gruppe gehören vor allem viele — natürlich nicht alle! — Störungen auf dem Gebiete des sympathischen Systems, die wir bereits als solche gekennzeichnet haben; um einige noch einmal zu nennen: das flüchtige Ödem, der Herpes zoster gangraenosus, das Bronchialasthma, die Enteritis membranacea usw. Von den Bewegungsstörungen gehören dahin: die Beschäftigungskrämpfe, die Myoklonie. Allen diesen Erkrankungen — um es noch einmal zu sagen — ist es gemeinsam, daß sie selbständig ohne jeden hysterischen Einfluß vorkommen, entstehen, ablaufen und wieder entstehen können, daß sie aber in einzelnen Fällen in wechselndem Maße von psychischen, speziell hysterischen Einflüssen abhängig gefunden werden, besonders — wie wir hier hinzufügen — auch bei solchen Individuen, die nebenbei oder vorwiegend auch reine hysterische Symptome zeigen. Bei einer Anzahl von Erkrankungen können wir auf Grund unserer heutigen Kenntnisse noch nicht mit Bestimmtheit sagen, ob es sich um hysterische oder um hysterophile handelt. Der Unterschied ist im Prinzip aber überall festzuhalten. Nicht zu den hysterophilen gehören die schweren organischen Erkrankungen. Vielmehr handelt es sich bei den hysterophilen ausnahmslos um Erkrankungen, die man mit dem freilich fast inhaltlos gewordenen Namen der Neurosen bezeichnet hat, und die den psychischen Vorgängen eben näher stehen als die schweren organischen.

Die Entstehung dieser hysterophilen Reaktionen haben wir aus der weiteren Betrachtung der Psychopathologie der Hysterie auszuscheiden. Als hysterisch sind nur solche Symptome zu betrachten, die ohne Beteiligung psychischer Vorgänge überhaupt nicht entstehen können.

Wirkung der Suggestion von Vorstellungen und Affekten bei der Hysterie.

Wir haben uns bisher begnügt, die symptomatologische Übereinstimmung der hysterischen Erscheinungen mit den durch Suggestion, speziell durch hypnotische Suggestion erzeugbaren, festzustellen. Diese Übereinstimmung fordert natürlich zur Prüfung der alten Frage auf, ob und in welcher Weise die **Suggestion** bei der Hysterie wirksam ist.

Geht man von den Suggestionen der somnambulen Hypnose aus, so wäre Suggestion hier die Eingebung bzw. Realisierung eingegebener einzelner Bewußtseinsinhalte, d. h. Vorstellungen, Affekte und selbst von solchen Vorgängen, die ganz außerhalb psychischer Beeinflußbarkeit zu liegen scheinen, wie etwa der Menstruation usw. Das träfe auch noch zu für die Wachsuggestionen. Nur daß im allgemeinen — wenn auch nicht ganz ohne Ausnahme — die Suggestionen der Hypnose besser verwirklicht werden als die Wachsuggestionen; das stimmt auch noch, wenn die sog. Suggestionen aus irgendeinem Zusammenhang vermittelt oder anscheinend unvermittelt in dem Bewußtsein derselben Person auftreten, bei der sie sich dann verwirklichen (Autosuggestion).

Die Beziehungen der Hypnose und der Suggestibilität in diesem Sinne zur Hysterie hat bekanntlich Charcot zuerst betont. Nannte er doch die Hypnose eine künstlich hervorgerufene Hysterie. Leider hat er aber die Konsequenzen aus diesem Zusammenhang nicht gezogen, und daher kann ich der historischen Wertung, die Hellpach der Arbeit Charcots zuteil werden läßt, nicht beistimmen.

Die radikale Zurückführung der hysterischen Erscheinungen auf die suggestive Realisierung von Vorstellungen hat vielmehr erst Moebius ausgesprochen. Moebius definierte: „Hysterisch sind alle diejenigen krankhaften Veränderungen des Körpers, die durch Vorstellungen verursacht werden", und später: „Der Hysterische reagiert, ohne hypnotisiert zu sein, wie der Hypnotisierte." Moebius verweist darauf, daß die der seinen am nächsten stehende Definition von Kraepelin stamme: „Als wirklich einigermaßen charakteristisch für alle hysterischen Geistesstörungen dürfen wir vielleicht die außerordentliche Leichtigkeit und Schnelligkeit ansehen, mit der sich psychische Zustände in mannigfachen körperlichen Reaktionen wirksam zeigen."

Die Kraepelinsche Definition hat der Moebiusschen gegenüber sogar den Vorzug, daß sie anstatt des Wortes „Vorstellungen" „psychische Zustände" setzt. Sie vermeidet so von vornherein jeden Anstoß, den der Einzelne je nach seinem psychologischen Standpunkt an dem Worte „Vorstellungen" nimmt. Noch neuerdings will S. Meyer gerade mit Rücksicht auf die Hysterie nur das als Vorstellung gelten lassen, worin die zu realisierende Handlung vorweggenommen ist. Moebius hat das jedenfalls nicht gemeint, denn er spricht schon in seinem ersten Aufsatz von Vorstellungen, die mit lebhaften Lust- und Unlustgefühlen verbunden sind und allerhand körperliche Veränderungen hervorrufen, als: Lachen, Weinen, Schamröte, Erbrechen, Durchfall usw. Babinski dagegen hat neuerdings die Wirkung der Suggestion und den Bereich der Hysterie einschränken und ausdrücklich die Wirkung des Affekts als nicht hysterisch ausschalten wollen[1]). Das erscheint uns unausführbar und unzulässig; weder kann man praktisch die Wirkungen der affektfreien Vorstellungen abscheiden, noch ist es in der Theorie gerechtfertigt, wie es S. Meyer tut, das durch den Affekt vermittelte psychische Geschehen nicht als Suggestion gelten zu lassen. Es ist nicht richtig, wenn S. Meyer z. B. sagt: „Wenn ein Mensch einen anderen mit seiner Begeisterung oder seiner Empörung ansteckt, so hat das nichts mit Suggestion zu schaffen." Gerade den entgegengesetzten Standpunkt nimmt denn auch Bleuler ein, der die Suggestibilität als eine Teilerscheinung der Affektivität erklärt. Dabei stützt er sich allerdings auf seine Definition der „Affektivität", die über das, was wir im allgemeinen „Affekte" nennen, hinausgeht und insbesondere die Aufmerksamkeit mit umgreift. Wir wollen aber die Frage, ob Suggestion nur auf Affekten beruht, hier zunächst noch unerörtert lassen, müssen es aber von vornherein feststellen, daß die Suggestion nicht auf die Eingebung rein intellektueller Vorstellungen beschränkt werden darf, sondern daß die Affektbetonung einer Vorstellung nicht nur ihre suggestive Kraft verstärkt, sondern daß auch

---

[1]) O. Vogt schränkt den Suggestionsbegriff auf diejenigen Fälle ein, in denen eine bewußte „Zielvorstellung" wirksam ist. Er nennt als Beispiel die Auslösung des Gähnens. Wenn jemand gähnt, weil er einen anderen hat gähnen sehen, so wäre das etwas anderes, als wenn jemand gähnt, weil er sich gesagt hat: „Jetzt, wo du einen anderen hast gähnen sehen, wirst du wohl auch gähnen." Nur auf die zweite Art will er den Suggestionsbegriff angewendet wissen.

der sog. Affekt als solcher suggestiv wirken, und daß er auch suggestiv übertragen werden kann.

   Suggestion und Affekt. Wenn in der Hysterie die Bedeutung der Suggestion so sehr viel augenfälliger ist als in der Norm, ihre Diskussion so gar nicht umgangen werden kann, so zeigt sich das grade in der Richtung, die durch die Beziehungen der Suggestion und zugleich der Hysterie zu den Affekten gegeben ist.

Der Ausdruck der Affekte ist durch die Psychologie freilich nicht eindeutig definiert. Die Schulpsychologie versteht unter Affekten nur „eine Form des Gefühllebens", „einen kurzen Gefühlsverlauf von bedeutender, aber wechselnder Intensität und großer Motivationskraft"[1]) (Elsenhans, S. 274). Das sind alles nur quantitative Epitheta, und daher ist im deutschen medizinischen Sprachgebrauch die Bedeutung der Affekte allmählich mit der der Gefühle identisch geworden[2]), und daran trägt die Lehre von der Hysterie die Hauptschuld; denn sie hat gezeigt, daß die Intensität und Motivationskraft eines Gefühls unmittelbar nicht geschätzt werden kann, sondern sich verstecken und · erst mit langer Latenz zum Vorschein kommen kann. Vielleicht wäre es daher vorzuziehen, das von den Franzosen seit jeher für die Deutung der Hysterie gebrauchte Wort der Emotion bzw. das der Emotivität zu brauchen. Wahrscheinlich wird sich aber in Deutschland die Bezeichnung Affekte für den ganzen Kreis der Gefühle und ihrer Wirkung wenigstens im Sprachgebrauch der Psychiatrie widerstandsfähig erweisen.

In diesem Sinne hat recht scharf schon Briquet die Bedeutung der Affekte für die Entstehung der Hysterie betont. Die Suggestionslehre hat dann, wenn nicht die ätiologische Bedeutung der Affekte, so doch ihre speziellere Untersuchung lange Zeit zurücktreten lassen. In neuerer Zeit haben Bernheim, Oppenheim, Vogt die Bedeutung der Affekte wieder betont. Unter dem Einfluß der Freudschen Untersuchungen, deren Ergebnisse wir später mitteilen werden, hat nun aber Bleuler[3]) die Suggestion und den Affekt aufs innigste miteinander verschmolzen, indem er die Suggestibilität als Teilerscheinung der „Affektivität" auffaßte. Damit wäre denn die Auseinanderhaltung von Suggestion und Affekt überflüssig gemacht. Wir können uns dieser Betrachtungsweise jedoch nicht unbedingt anschließen. Denn die Bleulersche Affektivität geht weit über das hinaus, was wir als Affekte bezeichnen können; Bleuler faßt darunter alle Vorgänge, die gewissen Bewußtseinsinhalten eine Bevorzugung vor anderen gewähren, z. B. die Aufmerksamkeit[4]). Damit scheint uns aber der spezifische Inhalt des Affekts gerade für die sachlich-praktische Betrachtung verloren zu gehen. Für diese hat z. B. die Realisierung einer gleichgültigen posthypnotischen Suggestion — etwa der, daß sich die Versuchsperson zu einer bestimmten Zeit die Haare kämmen solle — mit Affekten nichts zu tun.

Wir müssen also, um zu einer klaren Darstellung zu kommen, definieren: Suggestion ist die Eingebung von Vorstellungen oder Affekten. Wir möchten dabei betonen, daß wir Vorstellungen und Affekte nicht für etwas ganz Disparates halten, sowie daß die Wirkung des Affekts die suggestive Wirkung einer Vorstellung wesentlich unterstützen kann, wie andererseits umgekehrt Vorstellungen Affekte suggestiv bedingen können.

Denn es ist natürlich nicht zu bezweifeln und für die praktische Deutung hysterischer Zustände von Wichtigkeit, daß durch den Affekt eine der wesentlichsten — positiven oder negativen — Bedingungen

---

[1]) Motivationskraft ist auch einer von den Ausdrücken, die die Ratlosigkeit der Psychologie gegenüber dem Problem der Suggestion beweisen.

[2]) Wenn sich Binswanger noch der Definition anschließt, daß als Affekt nur diejenigen Gefühlsreaktionen zu betrachten sind, die einen Einfluß auf geistige und körperliche Vorgänge ausüben (Hysterie, S. 102), so gilt das eben für alle Gefühlsreaktionen.

[3]) Affektivität, Suggestibilität, Paranoia. Halle 1906.

[4]) Es ist zu beachten, daß alle die Systeme der Psychologie immer auf dieselben Schwierigkeiten kommen. So steht in dem Wundtschen System die Apperzeption in einem ähnlichen Verhältnis zur Aufmerksamkeit, wie bei Bleuler die Affektivität; Bleuler würde wohl kein Bedenken tragen, die Apperzeption im Sinne Wundts zur Affektivität zu rechnen.

der Suggestion gegeben ist. Wenn etwa jemand einen Schlag auf den Arm bekommt und danach eine hysterische Neuralgie oder eine hysterische Lähmung, so wird der Affekt des Schrecks oder die affektvolle Vorstellung einer gefährlichen Verletzung oder der drohenden Arbeitsunfähigkeit wesentliche Bedingung der Realisierung der Suggestion der speziellen krankhaften Erscheinung sein. Man kann aber für die Verdeutlichung des Vorganges immerhin die Wirkung der Vorstellung von der des Affektes trennen. Nur die Stellung der Frage — Affekt oder Suggestion? — ergibt keinen Sinn.

Vom Affekt unterscheiden wir die Vorstellung; beides sind Bewußtseinsinhalte. Die Suggestion ist ein Bewußtseinsvorgang, vielleicht könnte man besser sagen, eine Bewußtseinstendenz. Sie kann Vorstellungen und Affekte erzeugen bzw. übertragen.

In dieser Unterordnung unter den Begriff der Suggestion können wir die Unterscheidung von Affekt und Vorstellung allerdings nicht entbehren.

Was die bisher von uns vorzugsweise behandelten sogenannten körperlichen Symptome anlangt, so beruht die Wichtigkeit der Unterscheidung von Vorstellung und Affekt darin, daß wir der ersteren eine viel größere Möglichkeit der Differenzierung zuerkennen müssen als dem bloßen Affekt.

Der Affekt hat zwar die mächtigsten Wirkungen auf die körperliche Sphäre: Veränderung des Herzschlags, der Blutzirkulation, der Darm- und der Blaseninnervation, der Pupillen, der Haarmuskeln, der Drüsen usw., alle Einflüsse auf das ganze sympathische System werden durch den Affekt der Furcht, der Angst, des Schrecks in einer Stärke hervorgebracht, die andere psychische Vorgänge nur ausnahmsweise erzielen können. Diese Dinge sind ja selbst dem Laien bekannt. Ich erinnere an das Angstschwitzen, an das Herzklopfen und die Congestion nach dem Kopfe bei Scham, an den Durchfall (bekanntlich häufig vor Schlachten) usw. Noch nicht alle diese Phänomene sind von der normalen Psychologie genügend studiert. Was die Wirkung der Gefühle auf die Blutzirkulation betrifft, verweise ich auf den Aufsatz Webers im I. Bande des Handb. d. Neur. Es sei hier noch erwähnt, daß das psychogalvanische Reflexphänomen Veraguths ja nur von Vorgängen entweder der Zirkulation oder der Sekretion unter dem Einfluß von Affekten abhängen kann.

Die Wirkung der Affekte auf das sympathische System hängt einmal ab von ihrer Stärke, dann auch von ihrer Art. Es sei z. B. an die spezifische Affinität, wenn man so sagen darf, des depressiven Affektes zur Tränensekretion erinnert.

Die Wirkung der Affekte beschränkt sich keineswegs auf die Sphäre des sympathischen Systems. Auch auf die quergestreifte Muskulatur wirken sie. Ich erinnere an die Spannung und die Inbereitschaftstellung der Muskulatur in der Wut, an das Wanken und Zusammenbrechen im Schmerz, an das Zittern der Angst usw.

Und auch auf die sensible Sphäre haben die Affekte einen unmittelbaren Einfluß. Oppressionsgefühl, Kopfschmerzen u. a. sind sehr gewöhnliche Symptome starker Affekte.

Trotz der großen Stärke und Ausdehnung der körperlichen Teil- oder Folgeerscheinungen der Affekte muß man aber doch zugeben, daß sie gerade auf diesem Gebiete nur eine sehr geringe Mannigfaltigkeit der Symptome zu erzeugen imstande sind, selbst wenn wir etwa die Annahme akzeptieren würden, daß sich einzelne körperliche Teilerscheinungen der Affekte, wie etwa das Weinen oder die Änderungen des Herzschlags, gewissermaßen selbständig machen könnten, so daß also ein beliebiger Teil der körperlichen Ausdrucksformen des Affekts den ganzen Affekt vertreten kann (Hecker[1]).

Die außerordentliche Vielfältigkeit der sogenannten körperlichen Symptome wird vielmehr durch die Suggestion von Vorstellungen erreicht. Niemals kann der Affekt allein dazu führen, daß ein Gelenk unbeweglich, daß eine circumscripte Hautpartie unempfindlich wird.

––––––––––

[1] Hecker faßt diese Annahme vom Standpunkte der James-Langeschen Theorie.

Wie die Vorstellung hier wirkt, sehen wir z. B. häufig bei der traumatischen Hysterie, etwa bei der Lähmung oder Contractur eines Körpergliedes nach einer unbedeutenden Verletzung derselben, bei der Amblyopie nach einem Stoß gegen das Auge usw. Ganz auf der gleichen Stufe stehen die hysterischen Überlagerungen organischer Erkrankungen durch hysterische Symptome, z. B. typische hysterische Anästhesien zusammen mit Tabes, multipler Sklerose, Syringomyelie. Ich sah einmal doppelseitige Amaurose bei einseitiger Netzhautablösung usw. Auch die organische Wirkung von Traumen wird sehr oft durch hysterische Symptome überdeckt; so sah ich einmal nach einer Oculomotoriuslähmung bei Schädelbruch neben der organischen Diplopie noch eine hysterisch monoculare. Besonders schwer ist die hysterische Komponente bei organisch ausgelösten Schmerzen abzugrenzen. Sehr viele ursprünglich organische Neuralgien sind längst geheilt und machen doch noch die alten oder wenigstens den alten sehr ähnliche Schmerzen. Das gleiche beobachten wir bei allen anderen schmerzhaften Erkrankungen, z. B. Gelenkentzündungen.

Die unmittelbare Wirkung der Vorstellung eines Krankheitssymptoms als Mittel zu seiner Erzeugung zeigt sich am deutlichsten bei der Nachahmungshysterie, die ja die reinste Form, das Schulbeispiel, der suggestiven Hysterie ist. Sie kommt einmal in Form der hysterischen Massenepidemie vor. Es ist an die Besessenheits- und Tanzepidemien des Mittelalters zu erinnern. Weiter sind die nicht seltenen hysterischen Epidemien unter Kindern, besonders Schulkindern, zu nennen. Es werden da meist Krämpfe, Tremor, Amblyopie, Husten u. a. produziert. Aber auch ohne epidemische Verbreitung ist die Nachahmungshysterie ganz außerordentlich gewöhnlich. Am häufigsten sehen wir sie bei solchen Personen, die den Verlauf von Krankheiten in ihrer Nähe erlebt haben, und die deren Symptome nun kopieren. Sehr gut können das oft Krankenwärter und Pflegerinnen.

Neben der suggestiven Wirkung der Nachahmung, ferner des Traumas und einer organischen Erkrankung überhaupt und mit diesen Momenten zusammen spielt die Suggestion einer Vorstellung durch den Arzt für die Gestaltung der hysterischen Symptome eine außerordentlich große Rolle. Daß die typischen Krankheitsbilder der Hysterie der Salpêtrière Produkte der ärztlichen Erziehung, unterstützt durch die Nachahmung der vorhandenen Typen, waren, bedarf heute keines Beweises mehr. Auch heute kommen noch ähnliche ärztlich hervorgerufene Epidemien in Krankensälen vor. Aber auch die Untersuchung des einzelnen Kranken kann sehr leicht zur Suggestion führen dadurch, daß der Kranke die Erwartung des Arztes, dies oder jenes Symptom zu finden, herausfühlt und zu seiner eigenen Vorstellung macht, die sich dann realisiert. Durch ein suggestives Wort des untersuchenden Arztes kann natürlich dieser Vorgang noch viel leichter ausgelöst werden, ganz abgesehen von der auch von Ärzten noch vielfach geübten absichtlichen Suggestion als Mittel der Diagnose. Am allerleichtesten lassen sich natürlich Schmerzen, bez. die hyperalgetischen hysterischen Stigmata durch die ärztliche Untersuchung suggerieren. In Frankreich hat Bernheim, in Deutschland Boettiger schon vor längerer Zeit auf die große Bedeutung der ärztlichen Suggestion aufmerksam gemacht, und seit einigen Jahren betont auch Babinski diesen Mechanismus. Daß die hysterischen Stigmata ausnahmslos durch die ärztliche Untersuchung erzeugt werden, ist aber nicht richtig. Es gibt außerdem noch eine ganze Reihe, zum Teil soeben genannter, unmittelbar wirkender suggestiver Momente.

Daß suggestive Momente also bei der Erzeugung hysterischer Erscheinungen wirksam sind, unterliegt heute wohl bei niemandem mehr dem geringsten Zweifel. Wenn man die Suggestion in dem von uns gegebenen Umfange auffaßt, besonders auch die Autosuggestion hinzunimmt, so macht es auch kaum Schwierigkeiten, alle die bisher bekannten körperlichen Symptome der Hysterie als suggestiv hervorgerufen zu erklären.

Die Aufgabe der psychopathologischen Erklärung der hysterischen Symptome kann aber nicht damit gelöst sein, daß man erklärt, alle hysterischen Symptome sind wahrscheinlich als suggestive aufzufassen. Der Begriff der Suggestion muß vielmehr weiter bestimmt, der Weg der Suggestion verfolgt, und dann muß bestimmt werden, ob denn alle durch Suggestion von Vorstellungen oder Affekten hervorgerufenen Erscheinungen ohne weiteres hysterisch sind.

Daß dabei die sog. körperlichen Symptome der Hysterie, nachdem sie als psychische erkannt sind, nunmehr als ein Spezialfall zu behandeln sind und daß sich die Symptomatologie der Hysterie von hier aus erweitern muß, ergibt sich von selbst — es sei denn, daß man das wesentliche Merkmal der Hysterie noch heute in der Erzeugung der körperlichen Symptome sehen wollte.

Psychische Symptome.

Wenn wir hier zunächst also die Symptomatologie der Hysterie nach der sog. psychischen Seite erweitern müssen, so schließen sich die krankhaften subjektiven Störungen der Sinnesgebiete unmittelbar an die sog. körperlichen Symptome an. Zwar hat man sogar die sog. „systematisierten negativen Halluzinationen" unter den körperlichen Erscheinungen der Hysterie beschrieben, aber das war doch beinahe naiv. Es handelt sich dabei um die Erscheinung, daß Hysterische gewisse Personen, Gegenstände, Farben nicht sehen oder hören oder überhaupt als solche wahrnehmen. Entweder kann nur die Wahrnehmung durch einzelne Sinnesgebiete ausfallen, z. B. kann der Kranke eine anwesende Person zwar hören, aber nicht sehen, oder aber alle Sinne sind anscheinend ausgeschaltet. Stößt man dann einen Kranken in solchem Zustand gegen die negativ halluzinierte Person, und fordert ihn auf, zu beschreiben, was da sei, so beschreibt er entweder die Einzelheiten, ohne sie zu der Erkennung der Person zu vereinheitlichen, oder er erklärt sie für einen Pfeiler oder irgend sonst etwas. Daß es sich bei dieser negativen Halluzination um verwickelte psychische Prozesse handelt, ist klar, und man kann auf mehrfache Weise nachweisen, daß die nicht gesehene Person doch gesehen und erkannt, daß diese Erkenntnis nur vernachlässigt worden ist. Aber wir können ja auch nachweisen, daß die „konzentrische Gesichtsfeldeinengung" nur eine scheinbare ist, daß das periphere Gesichtsfeld nur unter gewissen Umständen vernachlässigt wird, und so ist im Grunde der zweite Prozeß gar kein anderer als der erste.

Ebenso gibt es von den (sog. körperlichen) Hyperästhesien und Dysästhesien alle Übergänge zu ausgesprochenen **Illusionen** und **Halluzinationen,** von denen alle Formen vorkommen. Gerade mit Rücksicht auf die Hysterischen ist der von Baillarger zitierte Kirchenschriftsteller anzuführen[1], der bei der Schilderung göttlicher Offenbarungen folgende Unterscheidung

---

[1] Hier zitiert nach Jaspers: Die Trugwahrnehmungen. Zeitschr. f. d. ges. Neur. u. Psych. Ref. u. Ergebn. **4,** 289, 1911/12.

macht: „Es gibt intellektuelle Stimmen, die vor den Geist und in das Innere
der Seele treten, es gibt imaginative, die vor die Einbildungskraft treten,
und es gibt körperliche, die die äußeren Ohren des Körpers treffen." Die
gleichen Unterschiede finden sich auch bei optischen Halluzinationen. Die
heilige Therese unterscheidet Engel, die ihr nur im Geiste, und solche, die
in sichtbarer Gestalt erscheinen. Der zweiten Stufe würden in beiden Fällen
die Kandinskyschen Pseudohalluzinationen entsprechen. Wir müssen aber
im Unterschiede von Jaspers, der zwischen Pseudohalluzinationen und
echten Halluzinationen einen „übergangslosen Abgrund" statuiert, daran festhalten, daß fließende Übergänge zwischen den verschiedenen Formen der
Halluzinationen, und zwar auf allen Sinnesgebieten, vorkommen. Zweifellos
ist die „Leibhaftigkeit" im Sinne Jaspers ein Kennzeichen der echten
Halluzinationen, aber auch die Leibhaftigkeit hat ihre Grade. Ob die Teufels-
erscheinung Luthers in der Wartburg wohl eine „ganz echte" Halluzination
war? Kaum! Und doch warf Luther sein Tintenfaß nach ihm, wie nach dem
„Leibhaftigen". Wenn auch die Luthergeschichte nicht echt ist, könnte sie
doch echt sein; und wir beobachten solche Unstimmigkeiten der Halluzinationen nicht so selten. Dabei ist anzuerkennen, daß Halluzinationen
von solcher Macht, wie sie bei der Dementia praecox, der Epilepsie und
den toxischen Delirien vorkommen, bei der Hysterie sehr selten sind
und wohl nur im ausgesprochenen Dämmerzustand und in der hysterischen Psychose vorkommen. Immerhin ist es wohl wahrscheinlich, daß
halluzinatorische Erlebnisse, wie z. B. solche von Mißhandlungen, die zu
Anklagen gegen die halluzinierte Person führen, in vielen Fällen auch bei
der Hysterie alle Merkmale der Leibhaftigkeit besitzen. Selbst im Dämmerzustand aber können die hysterischen Halluzinationen recht wenig Leibhaftigkeit haben, und fast bis zu einfachen Phantasien und Phantastereien
heruntersinken. Freilich glaube ich auch an einen Übergang dieser Phantasien in Halluzinationen in dem Sinne, daß sich sinnlich empfundene Vor-
stellungselemente in welchselnder Anzahl und wechselnder Deutlichkeit hin-
einmischen, und ich kann die Ansicht Jaspers nicht unterschreiben, daß
solche Phantastereien höchstens den Beobachter täuschen können. Diese
Übergangsfälle aus Phantastereien zu halluzinatorischen Erlebnissen sind
besonders geeignet, den gedanklichen Ursprung vieler hysterischer Halluzinationen klar zu machen. Sie sind zu einem Teil nichts anderes als die Übertragung von Vorstellungen in das Gebiet der sinnlichen (Schein-)Wahrnehmung.
Sie gleichen darin vollkommen den oben schon erwähnten religiösen Visionen
der Märtyrer und Heiligen. Wie die Wirkung der Vorstellungen auf die
sog. „körperlichen" Symptome durch die Affekte unterstützt wird, so ist es
auch bei den Halluzinationen. Bei der Hysterie ist es wohl am häufigsten
der Angstaffekt, der die Illusionen und Halluzinationen, und zwar im Sinne
der Angst, hervorruft, also drohende Männer, gefährliche Tiere, Leichen,
Gräber usw. Ganz überwiegend kommen bei der Hysterie optische Halluzinationen zur Beobachtung. Reine akustische im Sinne eigentlicher „Stimmen"
sind wohl eine große Seltenheit. Nach Kraepelin[1]) schließt das regelmäßige Auftreten von Gehörstäuschungen auch bei Tage die Hysterie aus
und spricht für Dementia praecox.

Ganz ohne Ausnahme ist diese Regel indes wohl nicht. In einem
von mir beobachteten Fall war es wahrscheinlich unter dem Einfluß von

---

[1]) Psychiatrie, 8. Aufl., **3**, 962, 1913.

viel Musizieren zu sehr peinlichem Stimmenhören gekommen. Es handelt sich um zwei Stimmen, die sich miteinander unterhielten. (Die Betreffende ist schon jahrelang wieder frei und völlig gesund.) In einem zweiten Falle hörte der Patient Stimmen in seinem Ohr, die sich mit ihm speziell über affektbetonte Erlebnisse unterhielten und Personen seiner Umgebung angehörten. Diese „Selbstgespräche", wie der Kranke sie nennt, dauern schon über 10 Jahre (seit dem 15. Lebensjahre). Eine Verblödung oder Affektschwäche oder paranoische Deutung ist nicht eingetreten. Es bestehen eine Reihe unzweifelhafter hysterischer Symptome und der Kranke ist arbeitsfähig geblieben. Primitivere Halluzinationen sind nicht so selten, so habe ich über das Hören von Musik eine ganze Reihe von Malen klagen hören, noch häufiger über das Hören von Geräuschen. Zu den ganz primitiven Halluzinationen gehört die des Anrufes mit dem eigenen Namen, der Loewy neuerdings eine Studie gewidmet hat. Loewy bezeichnet sie als eine Unruheerscheinung. Als die Komponenten dieses Gemütszustandes nennt Loewy das Sichgetroffenfühlen, ein Gefühl unbestimmter Erwartung und ein Bedeutsamkeitsgefühl. Ohne darauf hier näher eingehen zu können, ist jedenfalls so viel klar, daß auch diese Halluzination unmittelbar einem gewissen Affekt bzw. einer affektvollen Vorstellung entspricht. Nicht so selten ist bei der Hysterie auch die reine Vorstellung, z. B. die Halluzination — oder in diesen Fällen wohl immer Pseudohalluzination — eines Tieres, anscheinend primär, und sie erweckt dann erst den Affekt. Daß der eigentliche Mechanismus der umgekehrte ist, wird man wahrscheinlich finden.

Nicht so selten aber haben die Halluzinationen eine deutliche, ohne weiteres ersichtliche Beziehung zu bestimmten Vorstellungen oder zu Affekten überhaupt nicht. Es erscheint irgend ein Bild (es handelt sich auch hier wohl nie um „leibhaftige" Halluzinationen) und verschwindet. Der Kranke kann über Zusammenhänge keinerlei Rechenschaft geben. Eine Dame sah mehrere Wochen nacheinander jeden Abend zur selben Stunde mit offenen Augen in einem hellen Kreis ein geschmiertes Brötchen, mit einem Regenwurm belegt; dann kam ein Messer, schnitt Brötchen mit Regenwurm durch und die Erscheinung verschwand.

Solche und ähnliche Halluzinationen sind natürlich nicht als die Realisierung der entsprechenden Vorstellung zu deuten. Sie werden im Mechanismus des bewußten und unbewußten psychischen Geschehens irgendwie determiniert sein; vielleicht liegt ihnen auch eine allgemeinere Vorstellung, z. B. die bei Nervösen und Hysterischen so häufig zu findende: geisteskrank zu sein, oder die Befürchtung: geisteskrank zu werden, zugrunde. In den Mechanismus so fremd erscheinender einzelner Phänomene wie des soeben berichteten können wir aber nicht eindringen und werden vielleicht in sie nie eindringen können, ebensowenig wie in viele Traummechanismen[1]). Dabei ist zu erinnern, daß ja auch die sog. körperlichen Symptome nicht alle durch die Vorstellung eines bestimmten körperlichen Leidens bedingt sind, sondern von der Allgemeinvorstellung, körperlich krank zu sein, in im einzelnen oft unkrontollierbarer Weise abhängig gedacht werden müssen.

Den hysterischen Halluzinationen stehen wohl diejenigen nahe, die bei disponierten Individuen bei Erkrankung der peripheren Sinnesorgane entstehen. Am häufigsten,

---

[1]) Das wird von der Freudschen Schule natürlich bestritten werden. Deren Anhänger hätten ja natürlich der erwähnten Frau auf den Kopf zugesagt, daß der Regenwurm ein Penis, das Brötchen eine Vagina wäre usw.

wenn auch immer noch relativ selten, wurde sie bei Ohrenerkrankungen beobachtet, und gehen hier aus den subjektiven Ohrgeräuschen hervor.

Meist ist während der Halluzinationen der Bewußtseinszustand der Hysterischen kein ganz ungetrübter. Einerseits stehen die Halluzinationen in engem Zusammenhang mit den Dämmerzuständen, andererseits werden sie durch Einschränkung der Bewußtseinshelle gefördert. So treten die hysterischen Halluzinationen häufig schon als hypnagoge Halluzinationen von besonderer Stärke auf. Von hier aus finden wir auch die Brücke zu den später noch zu erwähnenden abnorm lebhaften Träumen der Hysterischen. Diese hysterischen Träume werden sehr oft mit lebhaftem Affekt, meist der Angst geträumt. Auch im wachen Zustand könnte man in jeder lebhaften Affektwirkung, schon beim Normalen, eine Trübung des Bewußtseins erkennen wollen, und beim hysterischen führen ganz allmähliche Übergänge von dem Zustande einfacher starker Affekte zu den Bewußtseinstrübungen, die meist die Vorbedingung stärkerer halluzinatorischer Erscheinungen bei der Hysterie sind, den Delirien und Dämmerzuständen. Hier haben wir dann häufig szenenhafte Halluzinationen, oder der Kranke sieht ganze Handlungen sich abrollen. Meist haben diese halluzinatorischen Erlebnisse, gerade bei der Hysterie etwas Zusammenhängendes, ein „Thema". Aber auch wechselnde, anscheinend zusammenhanglose Halluzinationen kommen vor, besonders ausgesprochen in kriminellen Fällen.

Zu den psychischen Einzelerscheinungen der Hysterie gehören weiter die **Affektäußerungen.** Es ist ja eine bekannte Tatsache, daß lebhafte und häufige Affekte schon auf kleine Anlässe hin eins der häufigsten Symptome der Hysterie bilden. Eine besonders starke Wirkung affektbetonter Vorstellungen in diesem Sinn ist allgemein zugegeben. Ein jeder Affekt kann im Bilde der Hysterie erscheinen, besonders häufig die Angst, dann die Trauer, aber auch die zornige Erregung, die Lustigkeit usw. Auf die besonderen Merkmale der hysterischen Affekte kommen wir sogleich noch zurück.

Daß die Hervorbringung der erwähnten psychischen Einzelgebilde — Halluzinationen, Affektäußerungen — auf dem Wege der Suggestion oder Autosuggestion gelingt, unterliegt keinem Zweifel. Es ist das ja viel offensichtlicher, als die suggestive Erzeugung der sogenannten körperlichen Symptome der Hysterie. Aber wiederum stehen wir an dem Punkt, wo uns der Begriff der Suggestion, auch wenn er an und für sich zutrifft, nur als eine äußerliche Erklärung erscheint und wir nach einer Erklärung dieses Vorganges suchen müssen.

Zunächst freilich ergibt sich aus der Miterfassung der rein psychischen Vorgänge durch die Suggestion eine erhebliche Erweiterung ihres Bereichs.

Wie außerordentliche Wirkungen Suggestionen, d. h. in dem vorher für die Erscheinungen der sog. körperlichen Sphäre erörterten Sinne: Eingebungen von Vorstellungen und Affekten für die rein psychische Sphäre haben, das ersieht man am besten aus den großen Ereignissen des Völkerlebens. Man kann es z. B. als eine Suggestionswirkung bezeichnen, wenn sich Hunderttausende für eine Idee in den Krieg stürzen und ihr Leben aufs Spiel setzen. Wenn Hellpach Suggestionen nur diejenigen psychischen Wirkungen nennt, die die Kriterien „der kompletten Sinnlosigkeit oder der kompletten Maßlosigkeit" tragen, so erläutert das eben gegebene Beispiel, wie wenig man mit einer solchen Definition anfangen kann. Alle Sozialisten halten einen Krieg für eine komplette Sinn- und Maßlosigkeit; wer auf dem Boden des Nationalitäten- oder Religionsprinzips steht, hält ihn für einen weisen Akt der Weltordnung. Und zahllose analoge Beispiele lassen sich nicht nur im Völkerleben, sondern auch in dem des Individuums angeben, wo jeder absolute quantitative Maßstab versagt.

Die Mehrzahl der Menschen haben sich für gewisse Zeiträume nun einmal geeinigt, was sie als vernünftig oder als unvernünftig bezeichnet wissen wollen. Wer sich diesem Codex nicht fügt, der gilt diesen Leuten „als verrückt" „komplett sinn- und maßlos", sein Denken und Handeln erscheint ihnen durch Suggestionen, d. h. in ihrer Begründung unverständliche psychische Vorgänge bedingt. Man lese doch nur einmal die Zeitungen der verschiedenen politischen Parteien.

Ebensowenig wie der Hellpachschen Definition können wir uns irgendeiner anderen anschließen, die die Suggestion von vornherein als ein pathologisches Faktum oder als einen in Richtung oder Maß scharf abgegrenzten Vorgang definieren möchte. Moll definiert im Anschluß an Lipps die Suggestion als „einen Vorgang, bei dem unter inadäquaten Bedingungen eine Wirkung dadurch eintritt, daß man die Vorstellung vor dem Eintritt der Wirkung erweckt". „Inadäquate" Bedingungen sind nach Lipps dann vorhanden, wenn „ein Urteil ohne in dem Individuum vorhandene Gründe oder trotz der in ihm vorhandenen Gegengründe entsteht", oder ein Antrieb zum Handeln ohne entsprechende Motive oder trotz vorhandener Gegenmotive. Was hier mit „ohne" oder „trotz" eingeleitet wird, das bezeichnet Janet in dem folgenden Satz einfach als „reste de la personnalité". Janet definiert „une réaction particulière de l'esprit humain à certaines perceptions: cette réaction consiste dans le développement complet de la tendance évoquée sans que le développement soit déterminé par la colloboration du reste de la personnalité". Auch hier haben wir wieder wie bei Hellpach das Wort „komplett". Es scheint uns aber ganz unmöglich und praktisch ganz unfruchtbar, an die „völlig" widerstandslose Entwicklung einer Vorstellung eine Definition zu knüpfen. (Die Teilung der Persönlichkeit, die Janet auch für die Suggestion heranzieht, entspricht ja seiner Auffassung der Hysterie. Sie wird später besprochen.)

Im Anschluß an die These Janets, die er in einem Referat begründete, hat vor kurzem in der Internationalen Gesellschaft für medizinische Psychologie und Psychotherapie eine Diskussion stattgefunden, in der eine Reihe von Forschern ihre Ansichten äußerten. Am weitesten in der Ausdehnung des Begriffes ging Bernheim. Er schließt, daß jede Vorstellung, jeder Eindruck, jeder Bewußtseinsvorgang eine Suggestion ist, und daß es auch nur auf die Suggestibilität ankomme, ob sie sich realisiert. Die Suggestibilität kann Hindernisse in dem Widerstand des betreffenden Individuums oder in einem physiologischen Hindernis haben; aber sie komme auch bei einer Reihe normaler Personen vor, die unter dem Einfluß von Suggestionen Anästhesie, Contracturen, Halluzinationen zeigen könnten. Dies war die weitgehendste Definition, die von allen anderen Rednern abgelehnt wurde; trotzdem scheint sie uns noch nicht weit genug. Es handelt sich nicht um die Frage, ob eine Suggestion wie die einer Anästhesie, sich bei einzelnen anscheinend normalen Individuen realisiert, d. h. genau so erfüllt, wie sie eingegeben ist, sondern darum, daß das Moment der

Suggestion in die psychischen Vorgänge jedes normalen Menschen eingeht, auch dann, wenn sie sich nicht strikte „realisiert".

Man redet von Suggestion ja vielfach dann, wenn die Beweggründe einer Handlung nicht genügend erscheinen, wenn man sie nicht versteht; aber ob die Beweggründe zu einer Handlung „genügend" sind, das ist, und wenn es auch durch den consensus omnium bejaht oder verneint wird, doch nur Sache der Konvention, nicht Gesetz in irgendeinem naturwissenschaftlichen Sinne. Ist der Beweggrund „normal" oder „genügend", der den Bauer treibt, sein vermeintliches Recht an einem Streifen Ackers mit seinem ganzen Vermögen durchzufechten oder ist das eine Autosuggestion! ist es normal, wenn ein armes Mädchen dem reichen Verführer eine Flasche Vitriol ins Gesicht schüttet, oder ist es eine Suggestion und die Person krank, ist es ein „normaler" Heldenmut, der Welt eine unangenehme Wahrheit ins Gesicht zu schleudern oder ist es dumm? Wenn alle Menschen genügende und normale Beweggründe hätten, die jeder Philister oder auch jeder Arzt und Psychologe von vornherein beurteilen könnte, so würde die Welt still stehen. Niemand kann die „Normalität" der Gründe, der Motive, der Assoziationen, der Apperzeptionen oder wie man es sonst nennt, beurteilen. Beurteilt wird allgemeingültig nur der äußere Erfolg.

Vielleicht am allerbesten sieht man den Einfluß der Suggestion, d. h. die „geheimnisvoll" unerklärliche Wirkung von Affekten in der Wirkung des Geschlechtstriebes. „Komplett sinn- und maßlos" ist, was hier seit Erschaffung der Welt gepriesen und besungen worden ist. Aber gegenüber der Geschichte von Hero und Leander steht die Heiratsannonce in der Tageszeitung. Was ist normal, welche Beweggründe sind genügend[1])?

Es muß demnach eine Aufgabe der Psychologie sein, den Begriff der Suggestion nicht im Kapitel der „Regelwidrigkeiten des Seelenlebens" abzutun, nachdem die ganze Psychologie schon dargestellt ist[2]), sondern es knüpft sich an diesen Begriff, vielmehr an die Tatsache der Suggestion ein Grundinteresse jeder Psychologie. Weder die Theorie der Willensvorgänge noch die der Assoziationen kann ohne eine Berücksichtigung der Suggestionsvorgänge eine genügende Bestimmtheit erhalten.

Wenn wir nun den Begriff der Suggestion so weit fassen, so ist es natürlich unmöglich, eine scharfe Scheidelinie zwischen der Wirkung der Suggestion als normalem und als hysterischem Vorgang zu ziehen. Das entspricht aber der Tatsache, daß es zwischen normaler und hysterischer Reaktionsweise auch keine scharfe Grenze gibt. Auf dem Gebiete der „körperlichen" Erscheinungen der Hysterie ist die Grenze ja noch am schärfsten, obwohl auch hier bereits Übergänge zu manchen als beinahe normal aufzufassenden Reaktionen nachzuweisen sind. Wo aber die Grenze auf dem Gebiete der rein psychischen Symptomatologie ziehen? Die Definition, die hysterische Reaktion wäre gekennzeichnet durch eine besonders starke Wirkung affektbetonter Vorstellungen, was mit einer besonders

---

[1]) Nicht besser, wie alle anderen Versuche, die Suggestion als pathologische Erscheinung abzugrenzen, scheint die neueste Definition von K. Jaspers, Allgemeine Psychopathologie, Berlin 1913, S. 165. Er faßt diejenigen Phänomene als Suggestionsphänomene zusammen, die „allerdings verständlich, aber nicht aus dem Wesen der betroffenen Persönlichkeit oder aus rationalen und anderen zureichenden Motiven, sondern aus der besonderen seelischen Einwirkung, die von anderen Menschen auf sie in einer fast mechanisch zwingenden Weise stattfindet, ohne daß eigenes Wesen oder objektiv für uns einsichtige oder allgemein verständliche Beweggründe mitwirken".

[2]) Das tut z. B. Elsenhans, Lehrb. d. Psychol. 1912.

starken Wirkung der Suggestion fast zusammenfällt, mag zwar nicht falsch
sein; aber ist jede besonders starke Wirkung affektbetonter Vorstellung
hysterische Reaktion? zu einer Zeit, wo Mord und Selbstmord aus ver-
letzter Ehre für normal erklärt werden! Sollen wir den Künstler, der in
mächtiger Erregung seine Visionen schafft, als hysterisch erklären? Und
dann das ganze Kapitel der Wirkung des Liebesaffekts! Einzelne Affekte
und Vorstellungen als Ursache hysterischer Erscheinungen ausdrücklich aus-
zunehmen, geht natürlich nicht an. Die rein quantitative Definition der
besonders starken Wirkung kann auch nicht genügen.

Um hier vielleicht weiter zu kommen, werden wir uns mit dem Wesen
der Suggestionswirkung noch näher abgeben und zuerst auf die Janetsche
Definition eingehen müssen.

Die Spaltung der Persönlichkeit im Unbewußten.

P. Janet faßt die Hysterie auf als eine Form geistiger Dissoziation,
charakterisiert durch die Tendenz zur Teilung bzw. Verdoppelung (Dédouble-
ment) der Persönlichkeit. Er erläutert das[1]) noch als „pathologische
Schwäche" der psychologischen Synthese, Einschränkung des Bewußtseinsfeldes, die sich in besonderer Weise äußert: eine Anzahl elementarer Phänomene, Empfindungen und Vorstellungen werden nicht mehr wahrgenommen
und scheinen in dem Bewußtsein der Persönlichkeit (perception personelle)
unterdrückt. Es bilden sich voneinander unabhängige Vorstellungsgruppen,
die entweder miteinander im Bewußtsein alternieren oder auch gleichzeitig
darin vorhanden sein können. Die Disposition zu diesen unterbewußten
Vorgängen wäre zwar ein Zeichen auch anderer Geisteskrankheiten, aber
besonders der Hysterie.

In dieser Janetschen Definition sind zwei Elemente, die auseinander
gehalten werden müssen: erstens die **Spaltung der Persönlichkeit**, zweitens
die **Wirkung des Unbewußten.**

Wichtiger ist das erste Element; um uns aber zuerst über die Bedeutung des zweiten zu verständigen, so möchte ich glauben, daß der lebhafte
Streit, der um den Begriff des Unbewußten geführt wird, auf dem Boden
der Tatsachen sehr einfach zu erledigen ist. Es kann doch gar nicht bestritten werden, daß nicht der gesamte psychische Inhalt der Persönlichkeit
immer in gleicher Weise im Blickpunkte des Bewußtseins stehen kann[2]) und
steht. Darf man nun den nicht im Blickpunkte des Bewußtseins stehenden
Inhalt unterbewußt oder unbewußt oder nur unbemerkt nennen?

Natürlich darf man nicht von Unbewußtem sprechen, wenn man etwa mit
Ziehen Psyche und Bewußtsein gleich setzt. Trotzdem er es aber als unsinnig
erklärt, von einer unbewußten Vorstellung zu sprechen, muß er zugeben,
„daß die Vorstellung a ... die Vorstellung c wecken kann, ohne daß die
Vorstellung b als Bindevorstellung zum Bewußtsein gekommen ist"[3]). Das
würde man dann eben vom praktischen Standpunkte als die Einschiebung
eines unbewußten psychischen Vorganges bezeichnen. Nichts anderes ist es
auch, wenn er in seiner Psychiatrie (3. Aufl. 1908, S. 294) von der Wirkung
„latenter" und „nicht aktueller" Vorstellungen bei der Hysterie spricht.

---

[1]) L'état mental des hystériques. 2. éd. S. 447. Paris 1911.
[2]) Der Ausdruck „unter der Schwelle des Bewußtseins" ist schon von Herbart
gebraucht.
[3]) Leitfaden der physiologischen Psychologie. 7. Aufl. S. 189.

Auch Wundt will von unbewußten Vorgängen nichts wissen. Aber er spricht von einer „Einengung des Bewußtseins auf gewisse Assoziationen"[1]). Kann man das nun nicht ebensogut so ausdrücken, daß diejenigen Assoziationen, die außerhalb dieser Einengung stehen, unbewußt oder unterbewußt bleiben? Was ist es anderes, wenn Wundt davon spricht, „daß sich ein größerer Teil des Zentralorgans infolge hemmender Einwirkungen in einem Zustande funktioneller Latenz befindet"? Wundt hat freilich in seiner „Apperzeption" ein Mittel, um den Ausdruck unbewußt oder unterbewußt zu vermeiden, aber die Gegenpartei darf mit Recht sagen, daß die Wundtsche Apperzeption zum großen Teil eben im Unbewußten oder Unterbewußten vor sich geht[2]). Nur vom Standpunkte der Wundtschen Terminologie kann man es verstehen, wenn auch Kraepelin die Fortwirkung von psychischen Inhalten im Unbewußten als mit der Wissenschaft unvereinbar erklärt. Und derselbe Kraepelin spricht von Wünschen, die im Hintergrunde der Seele schlummern und von da aus wirken.

Von welcher Seite man die Sache auch ansieht, immer kommt man zu dem Ergebnis, daß es sich bei dem ganzen Streit um das Unbewußte um einen Streit um Worte, günstigstenfalls um Definitionen, aber nicht um die Sache handelt. Will man die Realisierung einer posthypnotischen Suggestion oder die plötzliche Erinnerung an einen jahrzehntelang zurückliegenden Vorgang anders ausdrücken als durch die Fortwirkung einer unbewußten oder unterbewußten Vorstellung, so möge man es tun. Die überwiegende Menge der Mediziner und auch viele Psychologen[3]) haben sich aber allmählich auf den Standpunkt gestellt, daß an den Ausdrücken unbewußt und unterbewußt kein Anstoß genommen zu werden braucht und daß sie am besten geeignet sind, das ganz einfache banale Faktum zu bezeichnen, daß nicht jeder psychische Inhalt in gleicher Weise im Blickpunkte, an der Oberfläche — oder wie man sonst sagen will — des Bewußtseins steht und daß von der Oberfläche aus eine ganz allmähliche Vertiefung der Bewußtseinsschichten anzunehmen, eine brauchbare heuristische Hypothese ist. Wollen andere Autoren von latenten oder von schlummernden Vorstellungen oder von Wechselwirkung sprechen, so mögen sie es tun, aber dabei nicht übersehen, daß sie ganz genau das gleiche meinen, was die anderen unter unbewußt verstehen. Der Gebrauch des Wortes unbewußt hat dabei noch den praktischen Vorteil, daß man mit ihm am leichtesten eine Staffelung zur „Oberfläche" des Bewußtseins vornehmen und verständlich machen kann.

Von diesem Standpunkte fällt dann zunächst noch ein Licht zurück auf die Beziehung der bisher behandelten einzelnen Störungen der Hysterie zu Vorstellungen. In dem von einigen geforderten Sinne, daß die Vorstellung die zu realisierende Handlung vorwegnehme, können wir sie nur in einer Minderzahl der Fälle als Ursache hysterischer Störungen nachweisen. Gerade die Vorstellungen, die zu hysterischen Erscheinungen führen, sind mindestens in einer großen Mehrzahl der Fälle unterbewußt, dunkelbewußt,

---

[1]) Hypnotismus und Suggestion. 2. Aufl. S. 33.

[2]) Auch durch die neueste „mnemische" Betrachtungsweise Semons wird an der Sache nichts geändert. Semon erkennt übrigens ohne oberbewußte Empfindung zustande kommende „Engramme" an. (Die mnemischen Empfindungen. S. 139. Leipzig 1909.)

[3]) Vgl. z. B. das Lehrbuch der Psychologie von Elsenhans. S. 189. Tübingen 1912. Ich nenne hier noch E. v. Hartmann und Dessoir.

oder wie man das nun ausdrücken will. Breuer und Freud[1]) nahmen sogar an, und Frank ist neuerdings wieder darauf zurückgekommen, daß solche hysterogenen Vorstellungen nur in Zuständen der Schwächung des eigentlichen wachen Bewußtseins, sogenannten „hypnoiden" Zuständen, wirksam gefaßt werden können.

Breuer und Freud selbst finden in der Fortwirkung solcher hypnoider Zustände den Anschluß an die Janetschen Lehren und führen aus, daß in diesen hypnoiden Zuständen sehr intensive Vorstellungen erzeugt werden, die „von dem Assoziativverkehr mit dem übrigen Bewußtsein abgesperrt" sind.

Diese Absperrung, aus der dann die **Spaltung des Bewußtseins** folgt, ist das zweite Element der Janetschen Lehre. Man kann dagegen zweierlei einwenden, einmal, daß diese Ausdrucksweise uns nichts Neues sagt, zweitens, daß sie nicht erschöpfend ist. In dem Augenblicke, wo wir erkennen, daß die anscheinend körperlichen Erscheinungen der Hysterie nur psychische sind, ist es kaum mehr als eine Umschreibung der Tatsache, wenn man eine Hemianästhesie als eine Absperrung der psychischen Vertretung für die Sensibilität der einen Seite auffaßt. Ebenso kann man die motorischen und sensiblen Reizerscheinungen durch eine Absperrung bzw. einen mangelnden Ausgleich der Tätigkeit der entsprechenden speziellen psychischen Vertretung gegen den übrigen psychischen Inhalt und entsprechende[2]) Übererregbarkeit des abgesperrten Inhalts erklären.[3])

Nicht erschöpfend ist die Janetsche Definition darum, weil solche Absperrungen auch normalerweise schon stattfinden. Denn ein jeder psychische Inhalt hat einerseits erregende, andererseits hemmende Einwirkungen auf andere psychische Inhalte. Gerade die Absperrung der Sensibilität unter dem Einfluß von Affekten — „Nichtachten" von Schmerzen, Blindsein vor Wut — ist ja sehr bekannt, und gerade die bezüglichen Tatsachen sind schon von Briquet für die psychogene Entstehung der Hysterie verwandt worden. Mit der „besonders starken Wirkung affektbetonter Vorstellungen", so sehr wir sie als wirksam anerkennen, kommen wir jedoch als Definition der hysterischen Besonderheit nicht aus. Viel-

---

[1]) Freud hat diese Annahme später widerrufen.

[2]) Ziehen drückt das so aus, daß die Assoziationsverbindungen des bezüglichen psychomotorischen (bz. psychosensiblen) Zentrums mit anderen Zentren unterbrochen sind. Diese, auch von anderen beliebte Ausdrucksweise hat nur die Gefahr, daß die psychomotorischen Zentren im Sinne der Hirnanatomie und -physiologie mißverständlich aufgefaßt werden können. Ist doch der Ausdruck psychomotorisch von Fritsch für die von ihm und Hitzig durch Rindenreizung gefundenen Zentren angewandt worden. Schon in dem Worte Zentrum liegt diese Gefahr.

O. Vogt spricht von einem „partiellen Schlaf" der untätigen Zentren als Ursache z. B. der suggerierten Anästhesie. Auch in dieser Ausdrucksweise kann ich keinen Fortschritt finden. Im übrigen dürfte es interessieren, daß diese Betrachtungsweise, die doch auf eine Teilbarkeit der Seele hinausläuft, schon sehr alt ist. J. C. Reil schreibt 1803: „Dieser Zustand des partiellen Schlafs" (den er soeben am Beispiel des Einschlafens geschildert hat) „ist zwar gewöhnlich nur transitorisch, aber er kann auch permanent sein... Diese Nerven, jene Teile des Gehirns oder des Rückenmarks wachen in dem vasten Umfang des ganzen Systems und beginnen ihre Spiele für sich... Im Alp beschließt die Seele Bewegungen, aber sie erfolgen nicht, weil der Teil, der sie beginnen soll, keine Gemeinschaft mit den Beschlüssen der Seele hat. Im Schlafwandeln wacht auch dieser Teil, selbst einige Sinnesorgane wachen... Der Traum ist Produkt eines partiellen Wachens des Nervensystems" etc. Rhapsodien über die Anwendung der psychischen Kurmethode auf Geisteszerrüttungen. Halle 1803.

[3]) Der Mechanismus im einzelnen bleibe dahingestellt. Die Anwendung aus der Physik hinübergenommener Bilder von Wellen, Stauung usw. hat m. E. gar keinen Zweck.

mehr sehen wir — um bei dem gewählten Beispiel der Sensibilität zu bleiben — erstens sehr häufig eine Umgrenzung der Sensibilitätsstörung, wie sie bei Gesunden nie vorkommt, und zweitens ein Bestehen dieser Störungen, ohne daß wir überhaupt eine fortdauernde Ursache im Sinne des normalen Vorganges noch wahrnehmen könnten. Durch diese Merkmale kommt eben das zustande, was Janet die Spaltung der Persönlichkeit nennt, und was man in der Tat kaum anders besser bezeichnen kann, wenn wir auch ausdrücklich anerkennen, daß auch diese Definition eine scharfe Unterscheidung vom Normalen nicht geben kann. Der Hysterische ist nicht nur eine schwache Persönlichkeit, die Affekten leichter erliegt als eine normale, sondern er ist keine einheitliche Persönlichkeit mehr. Manchmal wird das von dem Kranken sehr scharf innerlich empfunden. Ein Kranker gab an, daß er als Folge eines Sturzes die innere Stimme hörte, daß er aus dem Fenster springen solle. Dann machte die linke Hand (unbewußt) den Riegel auf, mit der rechten sträubte er sich (bewußt) mit aller Gewalt dagegen. Ein sehr bekanntes Beispiel ist dann das sogenannte automatische Schreiben. Es besteht darin, daß die Kranke, ohne es zu „wollen" und ohne davon etwas zu „wissen", mit einem ihr in die Hand gegebenen Bleistift oder dgl. mehr oder weniger sinnvoll schreibt, z. B. auf Fragen, die sie angibt nicht zu verstehen und zu hören, antwortet u. dgl. Hier und in ähnlichen „automatischen Handlungen" wird die Spaltung zwar nicht wie in dem soeben gegebenen Beispiele auch subjektiv empfunden, aber wir erkennen immer mehrere Bewußtseinsinhalte nebeneinander, welche nicht zu der Einheit der Persönlichkeit verschmolzen sind.[1]) Es ist leicht und wir können es uns ersparen, diesen Gesichtspunkt für eine große Reihe der körperlichen Erscheinungen, insbesondere alle Störungen der Sensibilität und der Motilität der Körpermuskulatur durchzuführen.

Hysterische Affekte.

Wichtig aber ist es, diesen Gesichtspunkt für die psychischen Erscheinungen der Hysterie und speziell für die Affekte noch etwas festzuhalten.

Wenn wir von den typischen hysterischen Affekten ausgehen, so finden wir vielfach die unzweifelhaft richtige Angabe, daß sich die Affektäußerungen der Hysterischen durch ihre Theatralik auszeichnen. Von einfacher Koketterie bis zur Schmierenschauspielerei finden wir hier alle Übergänge.

Bei der Hysterie finden wir keine Berserkerwut, sondern eine, die sich mit dem Versuch begnügt, einige Töpfe zu zerschlagen oder der Gegnerin die Haare auszuraufen. Die hysterische Angst ist niemals so tief und wortlos wie die vieler Melancholischer. Und auch der agitierte Melancholische, der Angst hat, hat eine andere Ausdrucksweise als der Hysterische. Die hysterische Angst fürchtet fast immer den Tod, die eigentliche depressive geht in den Tod (Ausnahmen in beiden Fällen zugegeben).

---

[1]) Man kann solche Spaltungen auch durch Übung erzielen. So ist verschiedentlich von Rechenkünstlern berichtet (z. B. in Dessoir Doppel-Ich), die während einer Unterhaltung, anscheinend ohne sich um das Rechnen zu kümmern, schwierige Rechenaufgaben lösen. In etwas unschärferer Form ist diese Fähigkeit, zwei Dinge auf einmal zu erledigen, häufiger und recht nützlich. Auch auf dem Gebiete der sogenannten „körperlichen" Erscheinungen sind solche eingeübten oder „autosuggerierten" Spaltungen insbesondere bei Fakiren und Zirkuskünstlern bekannt, speziell in Form von Anästhesien.

Daß wir die Theatralik der hysterischen Affekte herausfühlen, daß wir sie nicht so ernst nehmen, heißt nichts anderes, als daß wir überzeugt sind, hinter den hysterischen Affekten stehe nicht die ganze Persönlichkeit. Das Individuum möchte sich vielleicht ganz auf die Seite des Affektes schlagen, aber es ist dazu nicht imstande, wir fühlen die Spaltung der Persönlichkeit unmittelbar heraus, meist besser als der Kranke selbst.

Trotz alledem kann die Folge dieser hysterischen Affekte ernst genug sein, und auch der depressive hysterische Affekt kann wie der „echte" zum Suicid führen. Daß meist die hysterischen Suicidversuche für so ganz ungefährlich angesehen werden, beweist, wie allgemein die Überzeugung von der Spaltung der hysterischen Persönlichkeit ist, wenn man sie nicht gar mit der Simulation auf eine Stufe stellt. In der Tat werden die hysterischen Suicidversuche geboren aus der Unverträglichkeit und Unerträglichkeit mehrerer einander widerstreitender Bewußtseinsinhalte.

Wird diese Unverträglichkeit klar bewußt, so haben wir den Mechanismus der überlegten freiwilligen Tode, bei denen die momentane Wirkung eines Affektes ganz ausgeschaltet ist, der Tod gewählt wird, weil der Selbstmörder sich — mit sog. „Recht" oder „Unrecht" — sagt, daß nach dem ganzen Zuschnitt seiner Persönlichkeit oder nach seiner Erziehung das Leben ohne Ehre oder ohne Geld oder mit unheilbarer Krankheit behaftet für ihn keinen Wert mehr hat. Daß auch bei diesen freiwilligen überlegten Toden der Affekt, zwar nicht im Sinne der momentanen Aufwallung wirksam ist, so doch im Entschluß der Persönlichkeit in Rechnung gestellt wird, ist nicht nur selbstverständlich, sondern die einheitliche Bändigung der Affekte in der Persönlichkeit ist höchste psychische Leistung.

Beim hysterischen Suicid wird dagegen der Streit der Affekte und Motive nicht durch den einheitlichen Entschluß der Persönlichkeit erledigt, sondern im Unbewußten steigt aus dem Affekt der Unerträglichkeit die Suicidabsicht herauf, oft aus den gleichen Motiven, wie sie auch bei den freiwilligen überlegten Toden wirksam sind. Daß die hysterischen Suicide meist nicht glücken, ist ein Beweis dafür, daß im Unbewußten, solange eine Spaltung der Persönlichkeit besteht, der Affekt der Selbsterhaltung, die Liebe zum Leben immer überwiegt, wie auch andere folgenschwere Affekthandlungen und auch schwere Verbrechen bei Hysterischen selten sind (vgl. weiter unten S. 174). Aber nur in der Spaltung der Persönlichkeit, nicht in dem sog. objektiven, d. h. vom Standpunkt des „Normalmenschen" gegebenen Urteil darüber, ob die Ursache einer Handlung auch als genügend, oder aber diese als komplett sinn- und maßlos anzusehen ist, finden wir einen Maßstab für die Beurteilung der Affekte auf ihre hysterische Natur — ähnlich wie bei den „körperlichen" Folgen der Affektwirkung.

Dieses Merkmal gibt auch eine gewisse, wenn auch keineswegs scharfe Unterscheidung zwischen den hysterischen und anderen pathologischen Affekthandlungen und Affektreaktionen. Nicht hysterisch sind eine Anzahl derjenigen Affekthandlungen, bei denen der Affekt die Persönlichkeit völlig überwältigt. Wenn jemand z. B. seine Frau und deren Liebhaber, die er in flagranti ertappt, auf der Stelle niederschießt, so wird ihn darum doch niemand als hysterisch bezeichnen. Selbst dann ist er nicht hysterisch, wenn er unter dem dauernden Einfluß des Affektes einige Wochen wartet, um seiner Sache ganz sicher zu sein. Beispiele dieser Art zeigen übrigens wieder, daß es mit der Definition der hysterischen Reaktion als einer besonders starken Wirkung der Affekte durchaus nicht getan ist. Man unterscheidet ja auch wohl ziemlich allgemein die Klasse der epileptoiden Affekte, die meist im Sinne der Wut die ganze Persönlichkeit überwältigen, von den hysterischen und hysteroiden. Und ebenso ist der einheitliche depressive exogene Affekt von kürzerer oder längerer Dauer nicht ohne weiteres ein hysterischer.

Mögen die Übergänge der einzelnen Gruppen und die zum Normalen noch so fließend sein, auch praktisch bezeichnen wir nur eine gewisse Klasse von pathologischen Affektreaktionen als hysterisch, und ich glaube, die Theorie deckt sich mit der Praxis, wenn wir als Kennzeichen der hysterischen Affekte die von uns wahrgenommene unbewußte Spaltung einer schwachen Persönlichkeit durch den Affekt bezeichnen.

Auch auf die Schwächlichkeit der Halluzinationen war bereits hingewiesen. Kaum jemals werden wir von dem Hysterischen den Eindruck eines „Halluzinanten" empfangen, der vollkommen unter dem Eindrucke seiner halluzinatorischen Erlebnisse steht. Man hat oft den Eindruck, als wenn der Hysterische selbst nicht weiß, ob er seine Halluzinationen für körperliche oder für nur bildhafte Erlebnisse halten soll. Daß übrigens mit der Betonung der Spaltung der Persönlichkeit schlechthin keineswegs eine Differenzierung der hysterischen von allen anderen psychotischen Halluzinationen sich erreichen läßt, sei hier schon betont, und ebenso anerkannt, daß es sich bei der Definition dieser Dinge oft mehr um Ergebnisse der „Einfühlung" als um scharf zu definierende Tatsachen handelt und handeln muß. Denn die pathologischen Bilder sind weder unter sich, noch der Norm gegenüber scharf abgegrenzt.

Dämmerzustände.

Die Spaltung der Persönlichkeit haben wir bisher nur in der Weise verstanden, daß die Teilstücke auch gleichzeitig wahrnehmbar sind, wie das bei den sog. körperlichen Symptomen und auch bei einer Anzahl psychischer Reaktionen, wie Einzelhalluzinationen und — wie wir sahen — auch bei den Affektreaktionen noch der Fall ist. Wenn man auch die Änderungen des Gesamtbewußtseins unter den Janetschen Begriff subsummieren will, so muß man den Begriff der Persönlichkeit schon nicht mehr in dem Sinne der Einheitlichkeit des jeweiligen Bewußtseinszustandes, sondern auch in dem Sinne der zeitlich ununterbrochenen einheitlichen Kontinuität der Persönlichkeit verstehen. Die beiden Komponenten der Persönlichkeit treten hier nicht mehr nebeneinander, sondern nacheinander auf.

Der Grenzfall dieser Form wird bekanntlich gebildet durch das sog. Doppel-Ich. Darunter versteht man eine Persönlichkeit, die zwei alternierende Reihen von Bewußtseinen zeigt, derart, daß die Glieder einer jeden der beiden Reihen untereinander verbunden, jede der beiden Reihen aber von der anderen vollständig getrennt ist. Das letztere ist fast immer nur dadurch möglich, daß in jedem der beiden Bewußtseinszustände für den anderen Amnesie besteht. Ein ausgezeichnet beobachtetes Beispiel dieser „umgetauschten Persönlichkeit" erzählt Gmelin (Materialien für die Anthropologie, Tübingen 1791, hier zit. nach J. C. Reil 1803).

„Ein junges und gefühlvolles Mädchen in Stuttgart", die von ihrem Geliebten durch Länder und Meere getrennt war, bekam unter dem Eindruck der Nachrichten von den Greueln der französischen Revolution einen „periodischen Wahnsinn." Sie hielt sich für eine auf der Flucht begriffene Französin, die bei ihrem Durchgang durch Stuttgart krank geworden sei, und daselbst im Römischen Kaiser logiere. Die Anfälle traten plötzlich ein. Mit ihrem Eintritt brachte sie ihre sämtlichen Verhältnisse mit ihrer fixen Idee in das' vollkommenste Ebenmaß. Ihre äußere Besonnenheit, Urteilskraft, ihr Scharfsinn, Witz und Gedächtnis, kurz ihre sämtlichen Seelenvermögen waren eher gespannt als abgestumpft, aber nicht mehr Eigentum des Stuttgarter Mädchens, sondern zum ausschließlichen Gebrauch der flüchtigen Französin usw. Das ganze um sie versammelte Personal wurde wie durch einen Zauberstab einer Fee in ein anderes verwandelt. Sie hielt die Anwesenden für Bekannte, die aus Frankreich kamen oder dahin gingen usw. Sie sprach französisch, wenn der Paroxysmus begann, mit einer unglaublichen Fertigkeit, nahm den Ton, die Eleganz und alle Manieren einer Französin so natürlich an, daß es Erstaunen erregte . . . Sie konnte in den Anfällen an kein Verhältnis, z. B. an ihre Geburt, erinnert werden, das von der Stuttgarter Persönlichkeit unzertrennlich war; hingegen lagen alle anderen Reminiszenzen, die mit derselben in keiner solchen Verbindung standen, zu ihrem Gebrauch im Gedächtnis da . . . In den Intervallen erinnerte sie sich keines Zuges der interessanten Akte, die die Französin während der Anfälle in ihrem Kopf gespielt hatte; in den Paroxysmen nichts, was von der teutschen Persönlichkeit nicht zu trennen war. Hingegen wußte die Französin während der Anfälle alles, was sie in der ganzen Reihe derselben gedacht, gesprochen und gehandelt hatte."

Gmelin konnte nach Belieben mit einem magnetischen Zug seiner Hand die beiden Zustände miteinander abwechseln lassen, und so vermögen wir uns des Verdachtes nicht zu erwehren, daß schon im 18. Jahrhundert der Arzt suggestiv zur Entstehung dieser Fälle beigetragen hat, die vielleicht damals auch durch die Lektüre der Leistungen „magnetischer Somnambulen" gefördert wurden. Bei allen diesen Fällen von Doppel-Ich handelt es sich ja überhaupt nicht um eine einfache Spaltung des Bewußtseins, sondern um ein Sichversetzen in eine mit dem anderen Teil des Bewußtseins unverträgliche Situation, wobei dann die unverträglichen Elemente systematisch — dem „Thema" entsprechend — ausgeschaltet werden. Aber selbst und grade in dieser künstlichen Gestalt hat das Doppel-Ich als ein Grenzfall für die Hysterielehre Interesse. Von dem Gesichtspunkt der Kontinuierlichkeit des Bewußtseins erweitert sich wiederum die Symptomatologie der Hysterie.

Viele Hysteriker haben die Neigung in einen Bewußtseinszustand zu verfallen, der ihrem wachen Bewußtsein fremd zu sein scheint. Es sind das die sog. Dämmerzustände.

Dabei kommt auch das vor, daß diese Dämmerzustände untereinander verbunden sind, wenngleich es sich dabei wohl immer oder fast immer um ärztlich geschaffene Kunstprodukte handelt[1]). Wesentlich ist aber zunächst die Verschärfung der Störung der Persönlichkeit, die damit gegeben ist, daß nicht nur einzelne abgespaltene Inhalte neben dem wachen Bewußtsein auftreten, sondern daß das wache bzw. „normale" Bewußtsein für eine mehr oder weniger große Zeit ganz ausgeschaltet oder wenigstens weit zurückgedrängt wird.

Neben einer gewissen zeitlichen Abgrenzung, die freilich nicht scharf zu sein braucht, dürfte dann auch die Amnesie ein wesentliches Kennzeichen des Dämmerzustandes sein, wenn sie auch in seltenen Fällen, wie einem jüngst von Sträußler[2]) berichteten, fehlen kann. Einige, wie z. B. Raimann, rechnen die sog. hysterischen Delirien nicht zu den Dämmerzuständen; uns

---

[1]) Ein solcher Zusammenhang kommt ähnlich übrigens auch im Traum vor. Ein nichthysterisches 12 jähriges Mädchen träumte in einer Nacht, daß es sich verlobt hätte, in der zweiten, daß sie verheiratet war, in der dritten, daß sie ein Kind hatte.

[2]) Zustand des Bewußtseins im hysterischen Dämmerzustand. Zeitschr. f. d. ges. Neurol. u. Psychiatr. 16, 441, 1913.

erscheint es jedoch nicht durchführbar, nach dem Inhalt des Dämmerzustandes eine Einschränkung des Begriffes eintreten zu lassen.

Wenn delirante Erlebnisse im Vordergrunde stehen, darf man vielmehr wohl von deliranten Dämmerzuständen sprechen. Die Halluzinationen machen in der Mehrzahl der Fälle freilich, wie oben bemerkt, keinen sehr echten Eindruck, können aber in großer Massenhaftigkeit und oft in buntem Wechsel wahrgenommen werden. Sehr häufig werden Tiere oder drohende Gestalten, auch dem Kranken bekannte Personen halluziniert, oder Anwesende im Sinne Bekannter verkannt. Auch Fragen oder Antworten werden häufig halluziniert. In diesen Zuständen machen die Kranken einen verwirrten Eindruck, sind mehr oder weniger desorientiert und meist nur auf kurze Zeit oder gar nicht zu fixieren. Antworten auf Fragen sind dementsprechend nur in geringem Umfange zu erhalten. Ist das doch der Fall, so zeigen sie oft das Gansersche Symptom der gesucht erscheinenden Unsinnigkeit. In leichteren Fällen gelingt es, durch energische Fragen die Kranken auf einige Zeit aus dem Dämmerzustand herauszureißen, manchmal auch ihn definitiv zu beenden. Von diesen deliranten Zuständen bis zu den einfachen, rasch verschwindenden Halluzinationen gibt es alle Übergänge.

Eine andere Form der hysterischen Dämmerzustände sind die somnambulen. Sie zeichnen sich im Gegensatz zu der vorigen Gruppe durch eine gewisse Systematisierung aus. O. Vogt bezeichnet sie dementsprechend als Ausdruck eines systematischen partiellen Wachseins.

Vor den Somnambulismus muß eine kurze Erwähnung des Noctambulismus eingeschaltet werden, von dem es im übrigen sicher ist, daß er sich auf die Hysterie nicht beschränkt. Ja, das gewöhnliche Nachtwandeln scheint bei der Hysterie sogar selten zu sein und viel häufiger bei Psychopathen mit einer gewissen epileptoiden Veranlagung vorzukommen (ohne daß ausgesprochene Epilepsie da zu sein braucht). Gerade beim gewöhnlichen Nachtwandeln ist auch eine Systematisierung des Inhalts am wenigsten zu beobachten. Die Kranken beschränken sich darauf, das Bett zu verlassen, in der Wohnung umherzugehen, Fenster und Türen zu schließen oder zu öffnen. Es können auch einfache Fragen getan oder beantwortet werden (Trömner). Dabei ist wohl das wache Bewußtsein ausgeschlossen, die Kranken gehen offenen Auges an Gegenständen und Personen vorbei, ohne sie zu erkennen (negative Halluzinationen), tun manchmal ungewöhnliche Dinge (das bekannte Auf-dem-Dach-spazieren) ohne Bewußtsein der Ungewöhnlichkeit oder der Gefahr, zeigen auch hinterher meist Amnesie; aber der somnambule Zustand hat einen primitiven und dabei unbestimmten Inhalt, wie ein einfacher Traum, dessen Inhalt der Kranke zum Teil agiert. Von diesen einfachen Fällen gibt es jedoch Übergänge zu komplizierteren hysterisch-somnambulen Zuständen, und es sind sogar Verbindungen zwischen den einzelnen Nachtwandelzuständen im Sinne eines État second beobachtet. Carpenter[1] erwähnt ein Dienstmädchen, das in einer Nacht seinen Kamm während des Nachtwandelns versteckt hatte, eine Gefährtin des Diebstahls beschuldigte, den Kamm in der folgenden Nacht während des Nachtwandelns aber selbst wiederfand. Trömner[2] unterscheidet planlose, planvolle und Angsthandlungen der Noctambulen. Zu den letzteren sind die meisten

---

[1] Zitiert nach Loewenfeld, Der Hypnotismus, 1901, S. 288.

[2] Trömner, Über motorische Schlafstörungen. Zeitschr. f. d. ges. Neurol. u. Psych. **4**, 225, 1911.

— nicht alle — Fälle von Pavor nocturnus, der bei hysterischen Kindern häufig ist, zu rechnen.

Einen Grenzfall nach der Richtung der vollkommenen Systematisierung des Inhalts bieten diejenigen Fälle von Nachtwandelzustand (besser wohl Schlafdämmerzustand), in denen zweckmäßige Handlungen zweckmäßig ausgeführt werden. Abercrombie[1]) berichtet von einem Arzt, der, mit einem schwierigen Prozeß beschäftigt, eines Nachts sein Bett verließ und ein Gutachten verfaßte. Am nächsten Tage erzählte er seiner Frau, daß er im Traume ein sehr klares Gutachten abgegeben habe, dessen er sich aber nicht erinnern könne[2]). In diesem und einigen ähnlichen Fällen dürfte es übrigens nicht sicher zu erweisen sein, ob die betreffenden Leistungen im Dämmerzustande gemacht worden sind, oder ob nur die nach der Leistung einsetzende, im speziellen Falle durch den Schlaf begünstigte Amnesie eine wache Leistung dem Handelnden später als einen Dämmerzustand vorgetäuscht hat. Daß aber solche Schlafdämmerzustände wirklich vorkommen, unterliegt keinem Zweifel. Pelz berichtet von einem jungen Menschen (der übrigens auch leichte hysterische Zustände im Wachen zu zeigen scheint), der allmorgendlich in einem geordneten Dämmerzustande aufstand, sich anzog, frühstückte und darin blieb, bis er auf dem Postamt, wohin er als Lehrling täglich zu gehen hatte, die dort lagernden Briefe forderte. Daß solche Zustände fließend in die gelegentlich bei so vielen Menschen, die nicht hysterisch sind, zu beobachtenden Zustände von Schlaftrunkenheit übergehen, ist ohne weiteres ersichtlich. Rein inhaltlich sind sie den hysterischen somnambulen Zuständen ganz ähnlich oder gleich.

Für die Art, wie in solchen Schlafdämmerzuständen die Assoziationstätigkeit gestört sein kann, gibt ein eigenes Erlebnis von Wundt einen hübschen Aufschluß. Als Assistent an der Heidelberger Klinik (1855/56) wurde Wundt eines Nachts geweckt und zu einer deliranten Typhuskranken gerufen. Er unterhielt sich mit der Wärterin und anderen Kranken dabei in angemessener Weise. Als es sich darum handelte, der Kranken ein beruhigendes Mittel einzugeben, erblickte er eine Flasche mit Jodtinktur. „In diesem Augenblick kam mir die Vorstellung, Jodtinktur sei das in diesem Falle geeignete schmerzstillende Mittel", und Wundt versuchte nun, der Kranken einen Löffel Jodtinktur einzugeben. Es entsprach der damals in der Klinik herrschenden Praxis, einen Löffel des Laudanum liquidum Sydenhami, das in der Farbe der Jodtinktur sehr ähnlich ist, zu geben. „Gleichwohl handelte es sich keineswegs um eine Verwechslung. Ich wußte genau, daß an der betreffenden Stelle nur die Jodtinktur stehe, und daß das gereichte Mittel Jod sei. Aber ebenso bestimmt hatte ich alle Eigenschaften des Laudanum auf das Jod übertragen und diejenigen, die dem letzteren zukamen, vollständig vergessen. Selbst die Verwunderung der Wärterin konnte mich an dieser Vorstellung nicht irre machen. Erst als ich wieder auf meinem Zimmer angelangt war, wurde mir plötzlich der Sachverhalt klar."

Der spontane Schlaf ist bei der Hysterie, wie bei allen neurotischen Störungen übrigens meist mannigfachen Störungen unterworfen, Schlaflosigkeit aller Arten und Grade sehr häufig. Sehr gewöhnlich sind ängstliche Träume (vgl. darüber weiter unten). Seltener kommt eine abnorme Schlaftiefe vor.

Die ungewöhnlicheren der noctambulen Zustände tragen bereits ganz den Charakter der somnambulen. Deren reinster Typ ist der hypnotische somnambule Zustand, weil es der Hypnotiseur hier in der Hand hat, das „Thema" des Dämmerzustandes zu bestimmen. Man kann also einem in

---

[1]) Zitiert nach Loewenfeld, a. a. O. S. 287.
[2]) Ähnliche Dinge sind mehrfach berichtet. Vielleicht beruht auf solchen Vorkommnissen zum Teil die Heinzelmännchenlegende.

tiefer Hypnose Befindlichen aufgeben, sich als Kind, als Tier oder sonstwie zu benehmen, ein Gespräch mit einer fingierten Person über einen bestimmten Gegenstand zu führen, man kann ihm vor allem auch aufgeben, sich in eine Situation der Vergangenheit wieder hineinzuversetzen, die der Hypnotisierte einmal durchlebt hat. Die Realisation der hypnotischen Suggestion im Sinne des Somnambulismus wird durch zwei Tatsachen wesentlich erleichtert. Erstens finden sich solche Erinnerungen an vergangene Situationen, die im wachen Zustande unweckbar geworden sein können, im Somnambulen oft in überraschender Weise wieder (obgleich die somnambule Erinnerung durchaus nicht immer unbedingt zuverlässig ist). Zweitens fallen eine Reihe von Hemmungen, die im Wachen wirksam sind, fort, z. B. die Rücksicht auf die Lächerlichkeit einer Handlung (sich z. B. als Katze zu benehmen) oder auch auf die Schädlichkeit und vielleicht selbst den kriminellen Charakter einer Handlung. Daß man von einer Anzahl guter Somnambuler (nicht von allen) in der somnambulen Hypnose selbst kriminelle Handlungen begehen lassen kann, dürfte keinem Zweifel unterliegen[1]).

Daß in der Somnambulhypnose eine psychische Leistungssteigerung zur Beobachtung kommen kann, ist von Trömner[2]) auch in bezug auf einfache Sinnesempfindungen (Druck-, Geruchs- und Wärmeempfindlichkeit) behauptet worden. Es würde daraus wohl folgen, daß auch die Leistungen unserer Sinne im Wachen durch allerhand Hemmungen zurückgehalten werden.

Die Hervorrufung autosomnambuler Zustände wird manchmal zur Hervorrufung besonderer künstlerischer Leistungen zu Hilfe genommen. So erklärt sich z. B. das Phänomen der sog. „Traumtänzerinnen". Das Wesentliche dürfte auch hier die Beseitigung von Hemmungen (Gêne) sein. Übrigens sind hier offenbar Beziehungen zu jeder großen darstellerischen Leistung. Der Künstler muß sich in seine Rolle „versetzen"; er muß seine eigene Persönlichkeit zurückdrängen; nur daß diese Zurückdrängung nicht bis zur Aufhebung aller wesentlichen Zusammenhänge, also zum Somnambulismus geht.

Auch daß somnambule Zustände als „Trance"zustände sog. spiritistischer Medien auftreten, sei hier kurz angemerkt. Soweit diese Zustände nicht einfach simuliert sind, dürften sie in das Gebiet der Hysterie fallen[3]).

Was nun die spontan auftretenden hysterischen somnambulen Dämmerzustände betrifft, so leisten sie im allgemeinen wohl selten so Systematisches wie die von einem Hypnotiseur geleiteten hypnotischen Dämmerzustände. Verhältnismäßig häufig werden früher erlebte Szenen wieder durchlebt; der Kranke agiert und spricht das Entsprechende. Häufig werden auch Gespräche geführt, bei denen der Kranke theatralisch fragt

---

[1]) Forel ließ einen Juristen in der Hypnose auf einen Menschen Schüsse abgeben. Dieser Versuch ist darum nicht ganz beweisend, weil die Versuchsperson — wenn ich richtig verstehe — wußte, daß der Revolver nicht scharf geladen war. Wenn der Revolver mit Wissen der Versuchsperson scharf geladen gewesen wäre, hätte sie wohl nicht geschossen. Denn selbst in der tiefsten Hypnose wird der Zusammenhang mit dem Wachbewußtsein nicht gänzlich aufgehoben. Liegt aber die Begehung eines Verbrechens nicht ganz außerhalb des Wachbewußtseins, würde sich ein solches Revolverattentat etwa gegen jemanden richten, auf den die Versuchsperson eifersüchtig wäre, so würde sie wahrscheinlich auch scharf schießen.

[2]) Zeitschr. f. d. ges. Neurol. u. Psych. **6**, 293, 1913.

[3]) Henneberg, Zur forensisch-psychiatrischen Beurteilung spiritistischer Medien. Arch. f. Psychiatrie, **37**, Heft 3. — Über Spiritismus und Geistesstörung. Ebenda, **34**, Heft 3.

oder antwortet. Gerade bei diesen systematisierten Dämmerzuständen dürfte
ärztlich sehr viel suggeriert worden sein. Ich erinnere z. B. an die als
„Zoantropie“ beschriebene Erscheinung der „Verwandlung in Tiere“, an die
„Verwandlung in andere Personen“, speziell auch in Kinder[1]), oder die
Zurückversetzung in die eigene Kindheit u. a. Daß spontane hysterische
Dämmerzustände den Eindruck völliger Besonnenheit machen, wie das doch
bei epileptischen vorkommt, dürfte zu den Seltenheiten gehören. Ein deli-
rantes Moment, ein häufiger Wechsel der Situation bis zu völliger, oft
halluzinatorischer Verwirrung dürfte die Regel sein. Häufig macht der
Kranke einen benommenen, besser geradezu „dämmerigen“ Eindruck. Auch
Stereotypien der Bewegung und des Ausdrucks kommen im Dämmerzustande vor. Ich erinnere mich z. B. an eine Kranke, die tagelang die
Zahlenreihe bis 10 aufsagte. Bei jugendlichen Individuen hat Fürstner
nach Anfällen ein Krankheitsbild beobachtet, das nach ihm einige Ähnlichkeit mit der postepileptischen Manie hat: eine kindisch-lustige Stimmung,
die mit den tatsächlichen Verhältnissen in schroffem Widerspruch steht, z. B.
gelegentlich der Beerdigung des Vaters anhaltendes Schwatzen bei gezierter
Redeweise, gelegentlich Verbigeration mit Wiederholung desselben Wortes
oder Lautes, motorische Erregung, die sich in zwecklosem Herumlaufen im
Hause, aber auch Entweichen, und endlich in der Neigung zu verunreinigen
und zu beschädigen auftritt. Nachträglich werden die Handlungen völlig
geleugnet, trotzdem die Trübung des Bewußtseins nur geringfügig war.
Trotzdem hält Fürstner diese Trübung des Bewußtseins für das Wesentliche, betrachtet diese Zustände also durchaus als Dämmerzustände.

Die Affektlage im Dämmerzustande kann eine einheitliche sein im
Sinne einer depressiven oder manischen Erregung, besonders oft einer
läppisch heiteren, oder sie kann schnell wechseln. Dabei haben die Affekte
meist die Theatralik der hysterischen Affekte überhaupt. Sehr beliebt
ist der Ausdruck eines wilden Schmerzes. Auch eine wütende Erregtheit
ist häufig.

Über die Beziehungen des Inhalts des Dämmerzustandes zu der Gesamt-
persönlichkeit wird noch zu sprechen sein. Hier sei nur noch bemerkt,
daß es nicht selten zu Angriffen auf Personen, seltener zu kriminellen
Handlungen, z. B. Brandstiftung[2]), wohl nicht gar so selten zum Suicid im
Dämmerzustande kommt (vgl. auch den Anhang zu diesem Aufsatz über
die forensische Bedeutung der Hysterie). Wenigstens sind mir eine
ganze Anzahl solcher Fälle vorgekommen, in denen ernstgemeinte Selbst-
mordversuche (Ins-Wasser-springen, Lysoltrinken) in offenbarem Dämmerzustand vorgenommen wurden, sämtlich unter dem Eindruck des Unerträg-
lichkeitsaffektes, wie auch die hysterischen Suicide, die ohne Dämmerzustand
ausgeführt werden [vgl. S. 86] (durch Verlassung, Schwangerschaft, Arbeits-
losigkeit). Jedesmal trat der Dämmerzustand, wenn man das nach dem
Beginn der Amnesie beurteilen darf, nur wenige Minuten oder Sekunden
vor der Ausführung des Suicidversuches ein, überdauerte dann die Ein-
lieferung ins Krankenhaus um einige Stunden bis Tage. Kindestötungen
kommen vor in hysterischen Dämmerzuständen, welche während einer Ge-

---

[1]) Das Auftreten von „Geistern“ spielt bekanntlich in den Trancezuständen des
Spiritismus eine Rolle.

[2]) Schwarzwald, Beitrag zur Psychopathologie der hysterischen Dämmerzustände. Journ. f. Psychol. u. Neurol. 15, 89, 1909.

burt auftreten und alle Vorgänge der Geburt vergessen machen können. Sie dauern nach den Berichten der Literatur manchmal nur wenige Stunden.

In dem Maße, als die Dämmerzustände ihren (manifesten) Inhalt verlieren, nähern sie sich den **Stuporzuständen.** Deren leichte Formen bezeichnet man häufig als lethargische, die schwereren können, was das momentane Zustandsbild anlangt, die Stärke eines ausgesprochenen katatonischen Stuporzustandes erreichen. Nur für die leichteren, bzw. nicht allzu schweren Zustände gelten die Angaben Raeckes[1]), oder sind wenigstens ohne genauere Analyse zu bestätigen, daß der Zusammenhang des Kranken mit der Außenwelt doch einigermaßen erhalten ist, daß z. B. „unbequeme Stellungen gewechselt, eine herabgeglittene Decke wieder hochgezogen, unangenehme Berührungen leise abgewehrt werden". Die schweren Zustände zeigen wie der Katatoniker ausgesprochenen Negativismus oder Flexibilitas cerea. Freilich ist es wohl richtig, daß die Flexibilitas meist nicht so „echt" ist, wie sie bei Katatonie sein kann, daß der Negativismus nicht so elementar, mehr gesucht aussieht. Vor allem dauern die schweren Zustände bei der Hysterie nur kurze Zeit, Stunden und Tage, während sie bei der Katatonie ja oft Wochen, Monate und Jahre dauern; aber aus dem Augenblicksbild eines Stuporzustandes allein wird man sich in manchen Fällen wohl hüten die Diagnose zu machen.

Ich glaube übrigens, daß bei der Hysterie auch echte Schlafzustände vorkommen, daß diese hysterischen Schlafzustände also nicht immer Lethargien oder Stuporzustände sind. Wie ich einmal feststellen konnte, sind in diesen echten Schlafzuständen auch die Pupillen, wie im natürlichen Schlaf eng. Die Schlafzustände dauerten hier mehrere Stunden. Der Patient war mit großer Mühe zu erwecken. Es würden diese hysterischen Schlafzustände auf eine Stufe zu stellen sein mit dem natürlichen Schlaf, der auf hypnotischem Wege zu erzielen ist. Daß freilich die meisten, sog. Schlafzustände, insbesondere die immer wieder in den Zeitungen auftauchenden Berichte über mehrmonatige oder mehrjährige Dauer von solchen, Stuporzustände, und zwar wohl ausnahmslos noch nicht einmal hysterische, sondern katatonische sind, unterliegt keinem Zweifel.

Narkoleptische Anfälle, nach Gélineau Schlafzustände von kurzer Dauer und häufiger Wiederholung, sind auch als hysterische Symptome gesehen worden.

Bei den Stuporzuständen tritt die Abspaltung eines Bewußtseinsinhaltes positiv schon beinahe garnicht mehr hervor. Denn sie erscheinen ja äußerlich wenigstens psychisch ziemlich leer. Dafür tritt die Verdrängung des Wachbewußtseins rein zutage.

Von diesem Gesichtspunkt aus müssen dann hier noch die Zustände von Bewußtlosigkeit während der hysterischen Krampfanfälle und auch viele Anfälle von Bewußtlosigkeit, Ohnmacht, Schwindel, die von den Krämpfen unabhängig auftreten, erwähnt werden. Auch sie stellen nichts anderes als Dämmerzustände dar, und durch Analyse in der Hypnose kann man — wie schon hier bemerkt sei — auch nachweisen, daß die Leere des Bewußtseins in den stuporösen Dämmerzuständen sowohl, wie im hysterischen Anfall sehr häufig nur eine scheinbare ist, daß vielmehr die Zeit des Stupors oder der Bewußtlosigkeit durch traumhafte Erlebnisse ausgefüllt ist.

---

[1]) Raecke, Hysterisches Irresein. Berl. klin. Wochenschr. 1907, Nr. 10.

Der einzelne hysterische Dämmerzustand kann entweder mehr weniger rein einem der genannten Typen entsprechen — dem deliranten, dem somnambulen, dem stuporösen, dem der Bewußtlosigkeit — oder er kann sich in beliebiger Mischung aus diesen Typen zusammensetzen und überdies noch seinen Charakter wechseln. So kann ein Dämmerzustand nacheinander stuporös, somnambul und delirant erscheinen. Ferner können alle sog. körperliche Erscheinungen der Hysterie im Dämmerzustand auftreten. Am bekanntesten ist ja die Einleitung des Dämmerzustandes durch einen Krampfanfall, ohne daß ein solcher aber irgendeine wesentliche Bedeutung hätte. Denn es ist nicht richtig, dem hysterischen Anfall innerhalb der Hysterie eine so zentrale Stellung zu geben, wie dem epileptischen innerhalb der Epilepsie; von „Äquivalenten" des hysterischen Anfalls sollte man gar nicht sprechen. Sehr häufig, fast regelmäßig ist dann eine allgemeine Hyp- oder Analgesie während des Dämmerzustandes. Gegen Nadelstiche sind solche Kranke innerhalb des Dämmerzustandes fast immer sehr wenig empfindlich, so daß diesem Merkmal eine wenn auch beschränkte differential-diagnostische Wichtigkeit zukomme. Daß auch im Dämmerzustand diese Analgesie „systematisiert" ist, geht jedoch aus der außerordentlichen Seltenheit ernsterer Verletzungen beim hysterischen Krampfanfall hervor. Immerhin gibt es Fälle, in denen Kranke im hysterischen Krampf auch nicht ganz leichte Verletzungen erleiden, und ich habe einen Fall gesehen, der solche Verletzungen im Krampfanfall gradezu zu suchen schien. Auch die hysterische Amaurose kann den Dämmerzustand komplizieren. Andererseits ist wiederholt beobachtet, daß Anästhesien und Lähmungen während des Dämmerzustandes verschwanden, um mit seinem Abklingen wiederzukehren.

Eine anscheinend artikulatorische Sprachstörung im hysterischen Dämmerzustande ließ Baumann einmal vorübergehend an Paralyse denken. Auch früher schon sind leichtere Artikulationsstörungen im hysterischen Dämmerzustand von Fürstner, Vorster und Gerlach, Raecke beobachtet worden.

Ein seither vielfach wiedergefundenes Symptom des hysterischen Dämmerzustandes ist zuerst von Moeli erwähnt, dann von Ganser genauer gewürdigt worden. Das Symptom besteht nach Ganser darin, daß die Kranken „Fragen allereinfachster Art, die ihnen vorgelegt wurden, nicht richtig zu beantworten vermochten, obwohl sie durch die Art ihrer Antworten kundgaben, daß sie den Sinn der Fragen ziemlich erfaßt hatten und daß sie in ihren Antworten eine geradezu verblüffende Unkenntnis und einen überraschenden Ausfall von Kenntnissen verrieten, die sie ganz bestimmt besessen hatten oder noch besaßen". Die Kranken boten nebenbei das Bild einer halluzinatorischen Verwirrtheit mit hysterischen Sensibilitätsstörungen wechselnder Art. Je primitiver die Fragen sind, um so unrichtiger werden die Antworten. Daß die Kranken auf Fragen angeben, sie hätten 10 Hände, 2 Finger, das Jahr hätte 20 Tage, daß sie die bekanntesten Gegenstände falsch bezeichnen, ist gewöhnlich. Man bezeichnet das Symptom als **Gansersches Symptom**, als „Gansern", oder als Vorbeireden[1]. Ob man ein Recht hat, neben dem Ganserschen Symptom, noch von einem Ganserschen Dämmerzustand als dem oben angeführten Komplex, der das Vorbeireden einschließt, zu sprechen, bleibe dahingestellt. Das Vorbeireden kommt in der Tat bei allen Formen hysterischer Dämmerzustände vor, auch bei mehr somnambulen. Ganser hatte das Symptom ursprünglich

---

[1]) Germanus Flatau (Zeitschr. f. d. ges. Neurol. u. Psych. **15**, 135, 1913) kennt auch ein „Vorbeischreiben", z. B. Dresde statt Dresden, Wallwitsae statt Wallwitzstr.

nur bei Untersuchungsgefangenen gesehen. Indessen hat Jolly zuerst hervorgehoben, daß es auch bei Nichtkriminellen vorkomme; immerhin ist es bei Kriminellen viel häufiger, nach Henneberg 5 mal so häufig, als bei Nichtkriminellen. Auf die Psychologie des Symptoms kommen wir noch zurück.

Die Dauer eines Dämmerzustandes schwankt zwischen Minuten (wenn man die oft nur sekundenlang dauernden Bewußtseinstrübungen nicht als Dämmerzustände rechnet) und Tagen, allenfalls Wochen. Auch längerdauernde Dämmerzustände mögen vorkommen, aber jedenfalls sehr selten und ein Teil der in der Literatur befindlichen sind diagnostisch nicht gesichert, so z. B. ein Fall Krafft-Ebings von $^1/_2$ jähriger Dauer, der auf Dementia praecox mindestens sehr verdächtig ist[1]). Denn dieser gegenüber liegt die Hauptschwierigkeit der differentiellen Diagnose des Dämmerzustandes, nicht wie man annehmen konnte, gegenüber dem epileptischen Dämmerzustand. Letzterem gegenüber macht die Diagnose des hysterischen Dämmerzustandes eigentlich nur in den Fällen Schwierigkeiten, wo eine Epilepsie, womöglich noch in höherem Alter, ohne vorhergegangene Krampfanfälle mit einem Dämmerzustand debutiert.

Der äußere Anlaß zum Ausbruch eines hysterischen Dämmerzustandes, gleich welcher Art, ist sehr häufig in einer Gemütsbewegung gegeben. Deren Inhalt kann ganz verschiedener Art sein und die Reaktion braucht in keinem Verhältnis zu der Intensität und Dauer des Dämmerzustandes zu stehen. Als Beispiele nenne ich Auflösung der Verlobung, Anschuldigungen, Geldverluste, Operationen usw. Eine besondere Stellung nehmen dann die auf dem Boden der Haft entstehenden Dämmerzustände ein, während sie nach Unfällen, nach denen andere hysterische Erscheinungen so häufig sind, recht selten auftreten. Dämmerzustände können auch gelegentlich spontan in der Hypnose zur Entstehung kommen (Loewenfeld, O. Vogt u. a.).

Den Dämmerzuständen stehen die **Wachträume** sehr nahe, die wir von sehr vielen Hysterischen und überhaupt Neurotikern erfahren, die aber als solche noch halb und halb in das Gebiet des Normalen gehören. Welcher Junge verlöre sich nicht ab und zu in phantastischen Vorstellungen, sehe sich nicht Heldentaten verbringend, als Redner gefeiert. An und für sich ist das kein Dämmerzustand, aber es kommt doch vor, daß Kinder „in solchen Gedanken versunken", d. h. tagträumend auf ihre Umgebung nicht Acht geben und dann z. B. beim Überschreiten einer Straße überfahren werden oder dergl. Pathologisch werden die Tagträume auch bei Kindern, wenn sie massenhaft auftreten. Es kann das soweit gehen, daß die Kinder fast überhaupt zu keiner Tätigkeit mehr zu brauchen sind, einen ganz trägen Eindruck machen. Eine Mutter sagte mir von ihrer 12 jährigen Tochter, wenn sie sie nach der Küche schicke, bliebe sie mit dem Teller in der Hand in der Türe stehen. Als Ursache erwiesen sich massenhafte Tagträume. Sicherlich beruhen viele Fälle von Schuluntüchtigkeit durch sog. Unaufmerksamkeit auf Tagträumen. Eine Anzahl von Personen üben sich gewissermaßen in dem Erleben von Tagträumen, insbesondere erotischer Art und können sich dann schließlich nicht mehr dagegen wehren. Eine hysterische Patientin erzählte, daß sie seit ihrer Pubertät, sobald sie irgendwie ausruhe, sich halb willkürlich, halb unwillkürlich den wüstesten eroti-

---

[1]) Patient war z. B. auf Befehl einer Stimme zum Fenster hinausgesprungen (was bei Hysterikern meines Wissens sonst nie beobachtet ist), erklärte Kopf und Hirn für verdoppelt usw.

schen Phantasien (z. B. von nackten Bällen) überlasse. Daß dabei Mastur-
bation getrieben wird, ist nicht unumgänglich, die Beziehung zu derjenigen
Form von Masturbation, die durch die möglichst sinnliche Vorstellung des
Coitus unterstützt wird, natürlich aber ohne weiteres gegeben.

Während in den gewöhnlichen Fällen solche Wachträume bis zu einem
hohen Grade absichtlich herbeigeführt werden oder wenigstens wunschgemäß
eintreten und ablaufen, wickeln sie sich in anderen anscheinend unabhängig
von dem Willen des Kranken ab. Einen sehr schönen Fall solcher Art erzählt Hoepffner[1]). Hier wurde eine große Anzahl aufregender Erlebnisse,
z. B. die Entdeckung von Schwerverbrechern erlebt. Es sind geradezu
Vorwürfe für Kinodramen, bei denen aber der Kranke selbst immer beteiligt
war und dabei die von ihm gespielte Rolle immer eine sehr vorteilhafte
und schmeichelhafte war. War das Erlebnis in vollem Gange, so war Patient
seiner nicht mehr Herr. Während er im Beginn noch sich wohl bewußt
war, daß es sich um abnorme Phantasieprodukte handele, ging dieses Gefühl später ganz verloren und er glaubte vollkommen an die Wirklichkeit
dessen, was er mit solcher Deutlichkeit sich abspielen sah, und er konnte
mit äußerster Willensanspannung das Weiterschreiten nicht mehr verhindern.
Durch äußere Verhältnisse, z. B. durch Mahlzeiten oder durch Besuch konnte
dagegen das Weiterschreiten unterbrochen werden; dann aber setzte, sobald
die äußeren Verhältnisse es wieder zuließen, das Erlebnis wieder da ein,
wo es aufgehört hatte, und nahm seinen weiteren Verlauf.

Offenbar in das Gebiet der Wachträume gehören auch jene Fälle, wo
nur ein Sinnesgebiet beteiligt ist, Ereignisse oder Bilder sich z. B. nur
optisch vor dem Erlebenden abrollen, ohne daß er auf den Ablauf irgendeinen bewußten Einfluß gewinnen könnte[2]).

Die Wachträume unterscheiden sich von den Dämmerzuständen einmal
dadurch, daß der Patient den Traum nicht agiert, und daß er zweitens aus
seinen Scheinerlebnissen sehr schnell in die Wirklichkeit wieder hineinver-
setzt werden oder sich selbst leicht hineinversetzen kann. Gemeinsam aber
ist beiden die Abspaltung eines zusammenhängenden Bewußtseinsinhaltes
und die Verdrängung des Wachbewußtseins — so wenig energisch diese
auch im Wachtraume ist.

Wenn wir vorhin sagten, daß die **Amnesie** ein Kennzeichen des hysterischen Dämmerzustandes ist, so ist diese Behauptung doch nach verschiedenen Richtungen einzuschränken. Es gibt erstens eine Reihe von
Fällen, in denen die Kranken auch nach Beendigung des Dämmerzustandes eine recht gute Erinnerung an die meisten Vorfälle während desselben, speziell auch an ihre eigenen Produktionen haben. Immerhin ist
das sehr selten. Häufiger ist es schon, daß sich die Kranken nach dem
Erwachen an einzelne Vorfälle während des Dämmerzustandes erinnern,
und dann gewöhnlich eher an das, was man mit ihnen vorgenommen
hat, als was sie selbst an halluzinatorischen oder sonstigen Dämmererlebnissen
produziert haben. In einer Anzahl von Fällen gelingt es dem Kranken

---

[1]) Hoepffner, Ein Fall phantastischer Erlebnisse im Verlaufe einer chronischen
Lungentuberkulose, Zeitschr. f. d. ges. Neurol. u. Psychol. **4**, 678, 1911. Die Lungentuberkulose ist m. E. für den Fall ganz ohne Belang.

[2]) Auch hier (vgl. Anm. S. 85) können Einzelne durch absichtliche Übung auf
Grund einer gewissen Anlage Erscheinungen hervorrufen, die den hysterischen durch-
aus gleichen. Ein illustres Beispiel sind die phantastischen Gesichtserscheinungen
Johannes Müllers.

selbst, sich mit Hilfe solcher Inseln dann größere Gebiete des Dämmerzustandes zu erschließen, oder es gelingt auch dem Arzt, indem er dem Kranken Einzelheiten ins Gedächtnis zurückruft, ohne weitere Eingriffe, d. h. ohne Hypnose, dem Patienten die Erinnerung zurückzurufen. Auch mit Hilfe der kathartischen Methode B r e u e r und F r e u d s können Dämmerinhalte wieder erinnert werden. Häufiger gelingt es in der Hypnose, den Inhalt eines Dämmerzustandes nicht nur wieder hervorzurufen, sondern ihn auch der bewußten Erinnerung des Individuums wieder einzufügen. Weder das eine noch das andere ist aber praktisch immer möglich, wobei der Einwand bleibt, daß es bei genügender Tiefe der Hypnose und bei genügender Übung und Fähigkeit des Hypnotiseurs immer möglich sein m ü ß t e.

Jedenfalls dürfte aber allgemein zugegeben werden, daß die Abschließung des Inhaltes des h y s t e r i s c h e n Dämmerzustandes von dem Inhalt des Wachbewußtseins keine so vollständige ist, wie die des e p i l e p t i s c h e n Dämmerzustandes. Ganz abgesehen von der Art des Inhalts und von der gewaltigen Energie seiner Ausführung: der epileptische Dämmerzustand vernichtet mit seinem Ablauf zugleich seine Spur. Er kann auf keine Weise mehr erinnert werden, auch im tiefsten Unterbewußtsein finden wir von ihm nichts oder fast nichts [1]). Daß aber die während des h y s t e r i s c h e n Dämmerzustandes aufgenommenen und erlebten Inhalte, trotzdem sie nicht erinnert werden, auch auf das wache Bewußtsein einen (unterbewußten) Einfluß ausüben, kann man z. B. recht einfach manchmal mit dem Assoziationsexperiment nachweisen. Ich habe mehrmals feststellen können, daß bei dem üblichen Assoziationsexperiment, wenn es zuerst im Dämmerzustand, dann nach dessen Beendigung angestellt wird, beim zweiten Mal genau die gleichen Reaktionen und mit kürzerer Reaktionszeit gefördert werden, als im Dämmerzustand. Dabei geben die Kranken an, nicht zu wissen, daß der Versuch bereits einmal mit ihnen angestellt sei.

Hier muß eingeschaltet werden, daß die Amnesie auch bei der Hysterie manchmal r e t r o g r a d wirken kann. M a t t h i e s hat einen Fall publiziert, wo eine Patientin fast ihr ganzes früheres Leben, ihre Abstammung, ihre Heimatstadt nach einem Dämmerzustand vergessen hatte. Erst nach Jahren gelang es ihr mit Hilfe öffentlicher Aufrufe und mannigfacher Reisen ihre Abstammung, Heimatstadt usw. zu ermitteln. Ursache des Dämmerzustandes war eine Schwängerung der verheirateten Frau während der Abwesenheit ihres Mannes gewesen. Nach der Rettung aus dem im Dämmerzustand begangenen Suicid zeigte sie die Amnesie.

Auch die Tiefe der hysterischen Bewußtseinsstörungen und Bewußtseinsverluste ist ja wohl niemals eine so vollständige wie die der meisten epileptischen Bewußtseinsverluste, und selbst von den Fällen, wo es sich um ganz leichte und unvollständige epileptische Absencen — in denen die Kranken z. B. nur das Gefühl der Veränderung, der Fremdheit der Umgebung haben

---

[1]) Daß seltene Ausnahmen behauptet sind, ist mir bekannt. Bewiesen scheint mir indessen nur, daß der retrograde Teil der Amnesie der Epilepsie sich aufhellen kann, das ist wohl nicht einmal selten (vgl. A l z h e i m e r, Allg. Zeitschr. f. Psych. **53**, 1897, v. M u r a l t, Zeitschr. f. Hypnotismus **10**, 75, 1902). Der Fall von G r a e t e r (Zeitschr. f. Hypnotismus **9**, 1, 1900), der die Aufhellung der Amnesie für den epileptischen Zustand selbst durch Hypnose beweisen würde, wird von v. M u r a l t nicht ganz anerkannt. Übrigens wird man aus der Tiefe der Amnesie für die Epilepsie gewiß keine Prinzipienfrage machen wollen, die keine Ausnahme zuließe, da „Inseln" auch aus epileptischen Dämmerzuständen bekanntlich nicht selten stehen bleiben.

— handelt, führt für mein Empfinden keine Brücke zu den hysterischen Bewußtseinsstörungen. Man darf grade im Unterschied von den epileptischen ganz allgemein sagen, daß wir zwar alle hysterischen Erscheinungen bisher als Abspaltungen von Bewußtseinsinhalten charakterisieren konnten, daß wir aber überall, sowohl bei den sogenannten körperlichen, wie auch bei den rein psychischen Inhalten der hysterischen Manifestationen doch einen Zusammenhang mit dem Wachbewußtsein, mit der sogenannten Persönlichkeit, nachweisen konnten.

Anhangsweise seien hier noch zwei psychopathologische Zustände erwähnt, die auch bei der Hysterie vorkommen können, die ihr aber nicht eigentümlich sind. Der eine ist die fausse reconnaissance, sentiment du déjà vu, entendu etc.; sie würde nach Grasset darauf beruhen, daß die als bereits einmal wahrgenommen' erinnerten Situationen zunächst von dem Kranken unbewußt wahrgenommen worden wären. Damit wäre dann auch eine gewisse innere Beziehung zu unbewußten hysterischen Vorgängen gegeben. Die Erklärung erscheint mir jedoch zweifelhaft. Die objektiv umgekehrte Erscheinung beschrieb Pick von einem Hysteriker, der nach einem Dämmerzustande einen fast zwei Jahrzehnte seines Lebens umfassenden Erinnerungsdefekt zurückbehielt. Er sah nunmehr die Stadt, in der er umhergeführt wurde, wie sie ihm von vor 20 Jahren erinnerlich war, bez. es begann ein merkwürdiger Wettstreit seiner früheren Erinnerungsbilder mit dem jetzigen Stadtbild.

Die zweite, hier zu erwähnende Störung ist die der Depersonalisation, die Entfremdung der Wahrnehmungswelt, der Oesterreich [1]) eine ausführliche Studie gewidmet hat. Ausgesprochene und reine Fälle dürften bei der Hysterie selten sein; die meisten Fälle dürften bei der Melancholie und in anderer, meist viel flüchtigerer Form bei der Epilepsie, vorkommen.

Zusammenhang der hysterischen Reaktion mit dem Wachbewußtsein.

Wenn wir uns erinnern, daß wir die Hypothese der Spaltung des Bewußtseins aufgenommen haben, um eine bessere Bestimmung der Suggestion zu finden, so ist dieses Ziel ja zweifellos nicht erreicht; — die Rolle der Suggestion geht, worauf wir schon hinwiesen, weit über das Gebiet der Hysterie hinaus. Immerhin können wir vielleicht auf Grund der gewonnenen Erkenntnis nunmehr der Bestimmung der hysterischen Suggestion näher kommen.

Es ist jedenfalls der Inhalt der neueren Forschungen über die Psychopathologie der Hysterie, die Abspaltung eines Bewußtseinsinhaltes zu erklären **durch** seinen Zusammenhang mit anderen Bewußtseinsinhalten und dadurch auch die Deutung der Suggestion, speziell der hysterischen Suggestion zu vertiefen.

Diese neueren Theorien nehmen ihren Anfang mit der bekannten Deutung eines Falles von Hysterie durch J. Breuer. Es handelte sich um eine Kranke mit mannigfachen „körperlichen“ und psychischen hysterischen Erscheinungen, die selbst entdeckte, daß das Aussprechen (in einer Art Autohypnose) sie erleichterte, und bei der speziell die einzelnen Erscheinungen verschwanden, sobald das Ereignis, das die Erscheinung erzeugt hatte, reproduziert war. So verschwand eine Art Hydrophobie nach der Erzählung eines ekelerregenden Vorfalles, wo Patientin einen Hund hatte aus einem Glase trinken sehen. Während ein Symptom erzählt wurde, trat es mit erhöhter Intensität auf, nachdem gewöhnlich die Furcht vor der Erinnerung sein Auftreten gehemmt hatte. Es wurden als Ursache der Hysterie von Breuer so „hypnoide Zustände“ hingestellt, ausgezeichnet durch die Bildung von Vorstellungskomplexen, die vom Assoziationsverkehr ausgeschlossen sind.

---

[1]) Oesterreich, Entfremdung der Wahrnehmungswelt. Journ. f. Psychol. und Neurol. 7—9: vgl. auch Heveroch, Störungen des Ichtums. Zeitschr. f. d. ges. Neurol. u. Psychol. 19, 422. 1913.

Pathologisch wirksam ist also — um es zuerst einmal grob aus-
zudrücken — das Vergessen gewisser Erlebnisse, und wir wollen uns
hier daran erinnern, daß auch die Wirksamkeit posthypnotischer Suggestionen
an die Amnesie geknüpft ist oder mindestens durch die Amnesie sehr verstärkt wird. Das kann man jederzeit mit experimenteller Sicherheit erweisen. So hatte z. B. O. Vogt einmal jemandem, der Pflaumen sehr gern
aß, in der Somnambulhypnose eine große Made in eine Pflaume suggeriert.
Als nach dem Erwachen aus der Hypnose dem Patienten wieder Pflaumen
angeboten wurden, lehnte er sie ab mit einer Reihe von falschen bzw. willkürlichen Begründungen. Durch Wiedererinnerung des hypnotischen Ex-
periments wurde die Abneigung rasch wieder beseitigt. Mir selbst war es
einmal gelungen, einen Kranken in der manischen Phase des manisch-
depressiven Irreseins zu hypnotisieren und ihm seinen sehr unbequemen
Entlassungsdrang wegzusuggerieren. Folgsam wie ein Lamm war er auf die
Abteilung gegangen und erklärte, er wolle noch recht lange in der Anstalt
bleiben. Aber schon am nächsten Morgen ganz früh wurde ich gerufen,
weil der Patient tobend seine Entlassung verlangte. Die Amnesie hatte
nicht gehalten. Dem Kranken war die Szene der Hypnose selbst und die
darin gegebenen Suggestionen wieder eingefallen. Er erklärte sich für durch
mich betrogen usw.

Aus solchen Beispielen, die beliebig zu vermehren wären, folgt, daß die
Amnesie eine wesentliche Bedingung der posthypnotischen Suggestion ist,
und so soll nach Breuer die Entstehung der hysterischen Symptome
geknüpft sein an die in einem hypnoiden Zustande erworbene
Amnesie für ein Ereignis, in welchem dieses Symptom zum erstenmal aufgetreten ist. In diesem hypnoiden Zustand ist dem Leidenden
ja nun nicht suggeriert worden z. B.: Du sollst Ekel empfinden, wenn du
trinken willst, sondern die Suggestion muß implicite im Ereignis liegen,
und die Rolle dieser indirekten Suggestion übernimmt nun natürlich der Affekt. Der Affekt steht wie ein unbemerkter Hypnotiseur hinter
dem Kranken, und die von ihm suggerierten Dinge brauchen dabei nicht
einmal in wesentlichem Zusammenhang mit ihm zu stehen, wie etwa
die Hydrophobie bei der — man könnte sagen — „affektvollen Erinnerung“ des aus dem Glas trinkenden Hundes, sondern sie können äußerliche,
gewissermaßen zufällig assoziierte Begleiterscheinungen eines affektvollen
Ereignisses gewesen sein. So z. B. kann eine hysterische Armneuralgie dadurch zustande kommen, weil bei einer unangenehm affektbetonten Szene
der Arm schmerzhaft gegen eine Bank gedrückt wurde usw.

Die Methode, die zur Aufstellung dieses Zusammenhanges führte, nannte
Breuer die **kathartische.** Während sie zuerst in der Hypnose geübt wurde,
verzichtete Freud bald auf die Hypnose und ließ die Patienten ihre Ein-
fälle frei erzählen, zum Teil unter der Wirkung der Suggestion, daß ihnen
Bezügliches einfallen würde. Eine leichte Hypnose wird übrigens noch von
L. Frank und anderen geübt.

Die Ermittlung des in einem etwaigen hypnoiden Zustande erlittenen
hysterogenen Traumas in der Hypnose hat übrigens m. E. im Einzelfalle
ihre Bedenken. Es ist durchaus nicht richtig, daß die in der Hypnose
gegebenen Darstellungen früherer Erlebnisse immer zuverlässig
sind. Davon habe ich mich in der augenfälligsten Weise in einem Falle
manisch-depressivem Irreseins überzeugt, wo es mir gelang, den Kranken
sowohl im manischen wie im depressiven Zustande in tiefe Hypnose zu

versetzen. Ich ließ ihn in beiden Zuständen dasselbe Erlebnis, eine Liebes-
szene, schildern. Die beiden Schilderungen, obwohl sie beidemal mit der
gleichen Anschaulichkeit vorgetragen wurden, waren vollkommen voneinander
verschieden, und nicht nur in der Auffassung, sondern auch in der Erzählung
des Gegenständlichen und angeblich Geschehenen im Sinne des bestehenden
manischen bzw. depressiven Zustandes einander geradezu entgegengesetzt.

Man muß daher jedes in der Hypnose angeblich erinnerte Erlebnis mit
dem gleichen Mißtrauen betrachten, wie sonstige Erzählungen. Die Er-
innerungsfälschung durch endogene und auch durch von dem Hypnotiseur
ausgehende suggestive Einflüsse ist durchaus nicht ausgeschaltet.

Ob das in dem von O. Vogt angewandten sog. partiellen systematisch
eingeengten Wachsein anders ist, bleibe dahingestellt.

Meine Bedenken gegen die Überzeugungskraft der in der Hypnose gewonnenen Ergebnisse gehen auch nicht so weit, daß ich sie durchaus bestreiten würde. Vielmehr kann ihr Wert in vielen Fällen nicht bestritten
werden, und der von Breuer angenommene Mechanismus des hypnoiden
Zustandes darf wohl anerkannt werden.

Was den Mechanismus dieses pathogenen Vorganges betrifft, so steht
Breuer ja auch ersichtlich ganz auf dem Boden Janets in der Annahme
einer „Spaltung der Psyche“. Die Spaltung der Psyche wird nur genauer definiert und auf einen Anfang zurückgeführt, der aber
doch selbst schon — als hypnoider Zustand — eine Spaltung der
Psyche ist.

Diese erste Spaltung der Psyche wäre zu erklären, und dafür wird
der Mangel eines normalen „Abreagierens“ des diese erstmalige Spaltung
veranlassenden Affektes herangezogen.

Dieses „Abreagieren“ ist nun schon eine recht dunkle Sache, weil
sie von der bisher von Breuer geübten psychologischen Erklärungsweise
in dunkle physikalisch-physiologische Definitionen abgleitet. Wir hören etwas
von „motorischer Abfuhr der Erregung“, von der Aufrechterhaltung einer
„intracerebralen tonischen Erregung“, von einem Überströmen cerebraler
Erregung auf vegetative Organe und auf Widerstände dagegen, alles Dinge,
die sich jeder psychologischen Deutung und Bedeutung völlig entziehen.
Psychologisch wird das mangelnde Abreagieren einfach geschlossen aus der
Tatsache, daß die Hervorrufung der primär affektbetonten Szene mit ihrem
Affekt die pathologische Wirkung beseitigt. Psychologisch steht auch —
wenigstens in einer Anzahl von Fällen — fest, daß der erste affektbetonte
Vorgang vergessen ist. Aber daß der Affekt nicht abreagiert ist, ist doch
eigentlich nur ein schlechterer Ausdruck dafür, daß er nicht mit der Gesamt-
persönlichkeit verschmolzen, von ihr nicht so aufgenommen ist, wie von
einer nicht hysterischen Persönlichkeit. Warum sich der Hysterische den
unangenehmen Affekten gegenüber anders verhält als der Normale, wird
nicht im mindesten klarer. Dazu bedarf es einer Disposition, und Mittenzwey[1]) bemerkt mit Recht, daß der Gegensatz von Janet und Breuer
in bezug auf die Art dieser Disposition nur ein scheinbarer ist. Es bleibt
eben bei der Spaltung der Persönlichkeit oder dem Mangel der Synthese
sämtlicher psychischer Tätigkeitsreihen zur Einheit der Persönlichkeit.

Trotzdem ist die Breuersche Theorie gewiß ein Fortschritt auf

---

[1]) K. Mittenzwey, Versuch zur Darstellung und Kritik der Freudschen Neurosenlehre. Zeitschr. f. Pathopsych. 1. 395. 1911.

dem Gebiete der Psychopathologie. Tatsächlich aber ist auch hier schon zu bemerken, daß das Vergessen der Affekte, ihre Versenkung ins Unbewußte, zwar eine mächtige Verstärkung und vielleicht auch oft eine Bedingung der hysterogenen Wirkung ist, daß aber unserer Meinung nach auch solche Leute hysterisch werden können, die sich aller affektvollen Ereignisse sehr gut erinnern. Es mag sein, daß dies im allgemeinen nicht die sehr schweren Fälle sind; aber im Prinzip muß wohl anerkannt werden, daß die Affekte auch einer — wenn man so will — wachsuggestiven Wirkung fähig sind, daß ein Vergessen im hypnoiden Zustand zu ihrer Wirkung nicht unumgänglich ist.

An diesem Punkte setzte Freud ein; er erklärte die Spaltung der Psyche nicht mit Janet als angeborene Schwäche, nicht auch wie Breuer durch die Ausbildung hypnoider Zustände, sondern durch den **Konflikt widerstreitender Seelenkräfte**. Die unbewußten Seelerregungen, d. h. Affekte, sind zwar auch die krankmachenden; aber eine dauernd wirkende Kraft hindert sie daran, bewußt zu werden. Die Existenz dieser Kraft wird erschlossen aus dem Widerstand, den der Untersucher feststellt beim Versuche, dem Kranken diese unbewußten Regungen ins Bewußtsein zurückzurufen. Dieselben Kräfte, die sich heute als Widerstand dem Bewußtmachen des Unbewußten, mit Absicht Vergessenen, widersetzen, mußten seinerzeit dieses Vergessen bewirkt und die betreffenden pathogenen Erlebnisse aus dem Bewußtsein gedrängt haben — Mechanismus der Verdrängung, erschlossen aus der Existenz des Widerstandes[1]). Die verdrängende Tendenz, die ja jeder Affekt hat, bleibt ihm also erhalten, trotzdem und weil er nicht mehr im Bewußtsein ist, und dieser Verdrängung des dem Affekt inadäquaten Bewußtseinsanteils entspricht die Festhaltung der mit dem Affekt entweder durch wesentliche Verwandtschaft oder durch Zufall assoziierten Bewußtseinsinhalte oder Symptome. Für Freud und seine Schule ist aber diese letztere, gewissermaßen positive Wirkung des vergessenen Affektes nunmehr Nebensache, Hauptsache ist die — freilich zu dieser im Reziprozitätsverhältnis stehende — Verdrängung.

Eine mehr äußerliche Änderung des Sprachgebrauchs ist von Bleuler und Jung in die Nomenklatur gebracht, nämlich das Wort Komplex. Es bedeutet das eine Gruppe von zusammengehörigen und affektbesetzten Vorstellungen. In gewisser Richtung hat es seine Vorteile, wenn man nicht immer Affekt von Vorstellung scharf auseinander halten muß. Gibt es doch auch keinen Affekt ohne Vorstellungselement; das Wort „Komplex" ist als ein bequemes Werkzeug ziemlich allgemein akzeptiert worden, und man spricht, wenn man nicht ganz speziell den Affekt von der Vorstellung trennen will, häufig nicht mehr von verdrängtem Affekt, sondern von verdrängtem Komplex.

So weit ich sehe, kann man gegen den Mechanismus der Verdrängung als solcher kaum etwas einwenden. Vor dem Unbewußten haben wir schon lange keine Furcht mehr, und bis zu einem gewissen Grade beobachten die meisten Menschen, die sich beobachten können, Verdrängungserscheinungen an sich. So kenne ich einen sich sehr genau beobachtenden Arzt, dem in seiner intensiven Berufstätigkeit und als Leiter eines größeren Betriebes

---

[1]) Vgl. Hitschmann, Freuds Neurosenlehre. Leipzig-Wien. 1911. S. 54. Ich zitiere, obwohl mir fast alle Originalarbeiten Freud's bekannt sind, die Anschauungen Freud's aus diesem Buche, das sie in bequemer und getreuer Weise zusammenfaßt.

natürlich manches Unangenehme passiert. Er ist zu beschäftigt, um das nun sofort zu erledigen, er muß es vergessen, weil er einfach keine Zeit hat, darüber viel nachzudenken, will er nicht anderes darüber vernachlässigen. Nach einigen Stunden meldet sich dann bei ihm das Gefühl des Unbehagens und der Unruhe. Es macht ihm jetzt manchmal rechte Mühe, das unangenehme Ereignis noch zu erinnern; aber nur in der Erinnerung und Verarbeitung des Erinnerten (abreagieren, aber ohne jede motorische Entladung) kann er die unangenehme und zuerst unerklärliche Stimmung los werden[1]).

Von solchen an der Grenze des Normalen — in diesem berichteten Fall eigentlich nur durch die Intensität des Unruhezustandes pathologischen — Mechanismen sind es nur quantitative Unterschiede zu den von Freud angenommenen Verdrängungen, deren Wirkung sich über viele Jahre und Jahrzehnte erstrecken soll, und die soviel schwere Symptome, nämlich alle der Hysterie (und noch andere) machen sollen. Daß solche Verdrängungen im Sinne Freuds bei der Hysterie wirksam sind, unterliegt mir keinem Zweifel.

Fraglich ist dagegen, ob solche Verdrängungen in jedem Falle von Hysterie nachzuweisen sind, und — in Zusammenhang damit — wie sie überhaupt nachzuweisen sind. Für Freud ist die Verdrängung erwiesen durch den „Widerstand"[2]) gegen die Reproduzierung des Komplexes. Als eine Bestätigung und Vertiefung dieser beiden korrelativen Begriffe werden allgemein dann die Jungschen Assoziationsversuche angeführt. Jung fand, daß, wenn er hysterische Versuchspersonen dem Assoziationsexperiment unterwarf, die zu dem Komplex in Beziehung stehenden bzw. von der Versuchsperson unwillkürlich in Beziehung gebrachten Worte besondere Reaktionen, „Komplexmerkmale" zeigten: verlängerte Reaktionszeiten, Fehlreaktionen, Reproduktionsstörungen bei Wiederholung des Experimentes, motorische Begleiterscheinungen, scheinbaren Widerspruch, Inkohärenz zwischen Reizwort und Reaktion usw.[3]) Am meisten Bedeutung hat die verlängerte Reaktionszeit, die bis zu völligem Versagen gehen kann, und die erschwerte Reproduktion. Rittershaus legt auch auf die Verlängerung der Reproduktionszeit Wert.

Diese Assoziationsversuche hängen aufs engste zusammen mit der zur Überführung von Verbrechern zuerst von Wertheimer und Klein, H. Gross u. a. vorgeschlagenen Methode der Tatbestandsdiagnostik durch das Assoziationsexperiment. Wertheimer und Klein (1904) warfen zuerst die Frage auf, „ob es nicht möglich sei, die Seele eines Menschen auf allgemeine psychische Folgen eines Tatbestandes hin zu durchforschen, ohne

---

[1]) Hier ist an die bekannte auch von Stierlin wieder hervorgehobene Tatsache zu erinnern, daß bei plötzlicher Lebensgefahr, z. B. bei Katastrophen, der Betroffene zunächst gar keinen Affekt verspüren braucht, vielmehr wie ein unbeteiligter Zuschauer den Ereignissen zusieht. Daß auch bei depressiv wirkenden Unfällen, wie etwa dem Tode eines Anverwandten, der Affekt oft erst „nachkommt", ist eine ganz allgemein bekannte Erscheinung. Diese normale Nachwirkung des Affekts kann selbständig in pathologischem Verzerrung vorkommen. Ein Neurotiker klagte mir, daß er über nichts erschrecken könne in der Weise, wie andere Menschen es tun. Er bleibe ganz unbewegt; aber nach etwa 3 Minuten bekomme er einen wahren Schreckanfall mit fliegendem Puls, Schweiß usw.

[2]) Hitschmann, l. c., S. 54.

[3]) Nach L. Binswanger zeigt bei Komplexworten auch das psychogalvanische Phänomen als Funktion der Affekterregung einen besonders großen Ausschlag.

sich auf seine Behauptungen zu stützen, bzw. in diesem Sinne Äußerungen psychischer Phänomene methodisch hervorzurufen, ohne daß ein die Resultate völlig verhinderndes willkürliches Eingreifen des Untersuchten stattfinden könne". Ich zitiere weiter die Wiedergabe ihrer Gedanken und Ergebnisse nach Rittershaus[1]):

„Sie argumentieren so: Hat irgendein eigenartiger Vorgang das Interesse stark in Anspruch genommen und war ev. von lebhaften Gefühlstönen begleitet, so ist er mit Gegenständen, Personen usw., die psychisch irgendwie mit ihm im Zusammenhang stehen, eng verknüpft, und dieser assoziative Zusammenhang ist andern, gleichgültigeren gegenüber stark bevorzugt. Führt man nun der Versuchsperson eine Reihe von Reizen zu (also z. B. beim Assoziationsexperiment), von denen einige jenem Komplex mehr oder weniger nahestehen, so wird sie sich schließlich im Verlaufe des Versuches dadurch verraten, daß sie Assoziationsantworten gibt, die sie nicht hätte geben können, wenn ihr der betreffende Komplex völlig unbekannt gewesen wäre. Durch rasches Assoziieren kann eine derartige Mechanisierung des Willens bewirkt werden, daß dieser Selbstverrat oft ganz unwillkürlich erfolgt; es ist also dasselbe Prinzip, wie bei dem Gesellschaftsspiel: „Alle Vögel fliegen" — ja, es kann sogar vorkommen, daß eigentlich harmlos gemeinte „anklingende" Reizworte direkt im Sinne des Komplexes aufgefaßt werden.

Versucht dagegen die Versuchsperson ihre Kenntnisse des Komplexes zu verheimlichen, so verrät sie sich auf andere Weise; sie kann nämlich nicht verhindern, daß ihr auf die entsprechenden Reize hin Komplexvorstellungen einfallen, im Gegenteil, der Täuschungswille bewirkt gerade, daß dieses geschieht, namentlich wenn der Komplex im Verlaufe des Versuchs immer wieder angetastet wird. Entweder kommt es nun doch einmal zu einem unwillkürlichen „Versprechen", oder die Versuchsperson will das ihr einfallende verräterische Wort nicht sagen, dann sagt sie entweder ein vorbereitetes, meist sinnloses, oder es fällt ihr zunächst gar nichts ein; oder sie sucht eine andere unschuldige Antwort; im letzten Fall aber wird die Reaktionszeit, d. h. die Zeit, die zwischen Reiz und Reaktion vergeht, bedeutend verlängert. Das alles kommt auch vor, wenn die Versuchsperson den Sinn des Experimentes kennt, weil durch ein rasches Reagieren immer wieder eine „Mechanisierung" des Willens eintritt.

Da außerdem stärkere Gemütsbewegungen meist von physiologischen Erscheinungen begleitet sind, wie Veränderung im Blutumlauf und in der Atmung, psychomotorische Erscheinungen, wie Ausdrucks- und Zitterbewegungen der Hände, mimische, physiognomische Veränderungen usw., so kann man auch diese registrieren und hat so ein weiteres Symptom zur Erkennung des Komplexes.

Wir finden also schon in dieser ersten Arbeit die meisten der bei der weiteren Entwicklung der Methode angewandten Komplexmerkmale angeführt, nämlich

1. inhaltl. Selbstverrat,
2. fehlende oder sinnlose Reaktion,
3. harmlose Reaktion,
4. irgendwelche Mißhelligkeiten im mimischen oder sonstigen Verhalten der Versuchsperson."

Die Resultate Jungs sind augenscheinlich sehr ähnliche, nur daß in seinen Versuchen das Verheimlichen des Komplexes eben die unbewußte „Verdrängung" war, während Wertheimer und Klein mit der willkürlichen Verheimlichung arbeiteten.

In bezug auf die Komplexforschung als solche, d. h. zunächst ohne Beziehung auf die Theorie der Hysterie, stehe ich nach Beurteilung der Literatur, wie auch nach einer Anzahl von eigenen Versuchen etwa auf dem Standpunkt, den Rittershaus[2]) formuliert: „Vermittels der Komplexforschung durch die Assoziationsmethode ist es nun" (ich würde hier vielleicht meist hinzufügen) „möglich, die Existenz dieser Komplexe rein objektiv (objektiv würde ich das auch nicht nennen), mit der Sicherheit und Deutlichkeit eines guten Indizienbeweises im Einzelfall nachzuweisen." Darin

---

[1]) Die Komplexforschung. Journ. f. Psych. und Neurologie 15, 63, 1909.
[2]) Zeitschr. f. d. ges. Neurologie u. Psych. 8, 275, 1911/12.

liegt zugleich das Eingeständnis, daß Indizienbeweise sehr oft täuschen können.

Besonderen Eindruck hat auf mich ein Versuch an mir selbst gemacht. In von mir abgehaltenen Übungen ließ ich an mir selbst Versuche anstellen zu einer Zeit, als ich gerade um einen schwer erkrankten Bekannten besorgt war. Es ergab sich ein vollständiges Versagen der Reaktion (Wertheimersches Vakuum) bei denjenigen Worten, die ich (unbewußt, wie vielmehr die spätere Analyse herausstellte) zu dem Komplex Krankheit—Tod in Beziehung brachte. Ich assoziiere sonst ungewöhnlich flach. Aber bei diesen Komplexworten fühlte ich eine völlige Leere oder eine völlige Absperrung der Assoziationen. Man hat diesen Zustand auch mit einem kurzen Emotionsstupor verglichen. Ich kann dazu subjektiv übrigens sagen, daß ich von Emotion durchaus nichts wahrnahm, es war mir nur einfach nicht möglich, auf das Komplexwort zu antworten.

Es liegt auch in der Natur eines Indizienbeweises, daß er nicht immer zu führen ist. Wir werden ohne weiteres damit rechnen, daß in einigen Fällen das Assoziationsexperiment negativ ausfällt, wo diese Komplexe vorhanden sind. Aber selbst wenn es positiv ausfällt, wird man nur schließen dürfen, daß gewisse Komplexe vorhanden sind. Ob diese Komplexe verdrängt und krankheitserregend wurden, beweist das Experiment noch gar nicht. Erstens brauchen die Komplexe gar nicht verdrängt zu sein, sondern sie können ganz auf der Oberfläche liegen und die Komplexmerkmale verursachen, zweitens trägt jeder Mensch, auch wenn er nicht hysterisch ist, eine Anzahl von Komplexen mit sich herum, über die man nicht gerne spricht, und die daher bis zu einem gewissen Grade verdrängt sind; speziell sind das solche Dinge, die die Sexualität berühren[1]); daß diese Komplexe nun auch krankmachend gewirkt haben, ist durch das Assoziationsexperiment gar nicht zu erweisen. Endlich können die Komplexmerkmale auch dadurch erzeugt werden, daß die Aufmerksamkeit der Geprüften auf einen gewissen Tatsachenkreis gelenkt ist, ohne daß er selbst bezügliche Tatsachen mit Affekt überhaupt erlebt hat. Wie Rittershaus beweist, daß schon das bloße Wissen eines Unschuldigen, ev. unschuldig Verdächtigten in der kriminellen Tatbestandsdiagnostik die Komplexmerkmale erzeugen kann, so hat das Assoziationsexperiment an sich selbst, was das bloße Vorhandensein von Komplexen anlangt, nur in den Fällen überhaupt eine Beweiskraft, in denen dem Patienten von den gesuchten Komplexen, insbesondere den sexuellen, noch nicht gesprochen ist — es sei denn, daß durch weitere Analyse im Anschluß an das Experiment die Komplexe glaubwürdig aufgedeckt werden.

Ein Mittel zur weiteren Aufdeckung und Analyse der verdrängten Komplexe ist nun für Freud die Traumdeutung geworden. Es ist zunächst zur Symptomatologie der Hysterie zu bemerken, daß die Mehrzahl der Hysterischen lebhaft träumt, oft ängstlich träumt, daß die Träume von Hysterischen öfter einen gewissen Zusammenhang ohne weiteres erkennen lassen, den die Träume Gesunder meist nicht besitzen, und daß Hysterische häufig denselben Traum wiederholt träumen. Solche typischen Träume haben ja auch viele Normale; zu ihnen gehört der Prüfungstraum, in dem man das Abiturientenexamen noch einmal machen muß. Bei einigen solchen Träumen, wie gerade beim Prüfungstraum, ist es klar, daß der Inhalt darum haften geblieben ist, weil er einmal für das Individuum sehr wichtig, mit großem Affekt verbunden war. Wodurch dieser Inhalt alle paar Jahre einmal im Traum wieder ausgelöst wird, ist nicht ohne weiteres klar. Ent-

---

[1]) Weil die „Moral des Mannes unter dem Nabel aufhört" (Max Havelaar).

sprechend den anerkanntermaßen gehäuften und lebhaften Affekten in der Vorgeschichte vieler Neurotiker werden von ihnen solche Träume, die ohne weiteres einen Zusammenhang mit bestimmten früheren Situationen erkennen lassen, besonders häufig geträumt. Dazu kommt als Erklärung für die Lebhaftigkeit der Träume die besonders leichte Dissoziierbarkeit der hysterischen Psyche.

Freuds Traumdeutung beschränkt sich nun folgerichtig nicht auf die Neurotikerträume, sondern erstreckt sich auch auf die der Normalen. Freud behauptet, daß jeder Traum einen ganz bestimmten Sinn (oder auch mehrere) hat. Freud erreicht die Ergründung dieses Sinnes mit einer Art kathartischer Methode, indem er sich zu dem Inhalt bzw. zu den Teilinhalten des Traumes[1]) die Einfälle des Träumers erzählen läßt und diese Einfälle nun deutet, gruppiert, verwirft usw. Durch die Deutungsarbeit werden die Traumgedanken „mühsam aufgefunden" (Hitschmann, l. c. S. 65). Die Summe der zu einem Traum — im Wachen natürlich — geförderten Einfälle bezeichnet Freud als latenten Trauminhalt, indem er sie also ohne weiteres als, wenn auch latenten, Bestandteil dem unmittelbar erlebten Inhalt des Traumes, als dem manifesten Trauminhalt, hinzufügt. Die Traumarbeit führt die Entstellung des Sinnes herbei. Die Entstellung des Sinnes wird besorgt 1. durch die Zensur. Damit wird bezeichnet die Tendenz, die das „Ich" in den Traum mit hinübernimmt, peinliche (etwa sakrilegische) Traumhandlungen abzumildern. Die durch die Wachanalyse gefundenen Traumgedanken, die den erinnerten Trauminhalt weit übertreffen, beweisen dann weiter, daß 2. noch eine „Verdichtung" der Traumgedanken stattgefunden hat. Ferner ist auch 3. eine Verschiebung der seelischen Wertigkeit im manifesten Trauminhalt festzustellen, die insbesondere das Wichtige als Nebensächliches erscheinen läßt, speziell auch die Affektbetonung falsch darstellt. Endlich ist im Traum auch noch 4. eine Rücksicht auf Darstellbarkeit wirksam, z. B. wenn ein „Hochstehender" als ein Mann auf dem Turm geträumt wird. Schließlich kommt noch 5. die sekundäre Bearbeitung hinzu. Sie will bedeuten, daß eine psychische Funktion, die vom wachen Denken nicht zu unterscheiden ist, Beiträge zur Traumdeutung liefert (Freud, Traumdeutung, 2. Aufl., S. 302). Gerade die am meisten logisch erscheinenden Träume sind durch diese sekundäre Bearbeitung am meisten gefälscht. Gerade deren Sinn ist von der wirklichen Bedeutung am meisten entfernt. Auf diese Weise also kommt Frend zu dem Resultat, daß nicht nur jeder Traum einen Sinn hat, sondern auch daß dieser Sinn eine Wunscherfüllung ist. Somatische Empfindungen und äußere Reize, deren Rolle zur Entstehung der Träume ja allbekannt ist, dürfen als Traumerzeuger nicht überschätzt werden, sie können den Traum zwar auslösen, werden aber stets nur verwendet zur Verkleidung unbewußter Wünsche, wie alles Rezente (Hitschmann, l. c. S. 63). Die Traumdeutung zeigt ferner, daß bei Erwachsenen diese Wunscherfüllung eine erotische Wunscherfüllung ist, die freilich nur symbolisch dargestellt wird, eine Deutung, zu der in der Traumdeutung die Rücksicht auf Darstellbarkeit in weitestem Maße Verwendung findet. Diese sexuelle Symbolik gehört nicht dem Traum als solchem an, sondern ist im Folklore, im Mythus, in der Spruchweisheit vollständig aufzufinden[2]).

Um zunächst von der angeblich sexuellen Art des Trauminhalts abzusehen, so erscheint uns die ganze Grundlage der Traumdeutung nicht erwiesen. Weder sind wir überzeugt, daß jeder Traum sinnvoll, noch daß jeder Traum als eine Wunscherfüllung zu deuten ist. Schließlich kann man ja auch behaupten, das ganze Leben sei eine Wunscherfüllung, und dann — aber auch nur dann — ist nichts dagegen einzuwenden, daß auch jeder Traum eine ist. Daß Wunscherfüllungen im Traum vorkommen, hat man immer gewußt. Zweitens mag es ein Verdienst Freuds sein, nach einigen Richtungen tiefer in den Mechanismus der Träume eingedrungen zu sein, als das bisher geschehen war. So ist der Mechanismus der Zensur wohl

---

[1]) Mittenzwey macht dazu die treffende Bemerkung: „Freud behandelt also den Traum von vornherein als ein Konglomerat; um so überraschender muß es uns dann eigentlich sein, daß er zu jedem Traum eine verhältnismäßig einheitliche Deutung gewinnt" (Zeitschr. f. Psychopathologie 1, 641, 1911).

[2]) Aus dieser Literatur ergibt sich aber, daß es nichts in der Welt gibt, was nicht einmal schon sexuell aufgefaßt worden wäre.

anzuerkennen. Aber es erscheint uns die Behauptung als eine maßlose Übertreibung, daß jeder Traum eine ganz bestimmte Bedeutung habe. Denn darin liegt zugleich die Behauptung, daß es im Unterbewußtsein ebenso logisch — ja eigentlich noch logischer — zugehe wie im Wachbewußtsein, daß die Inhalte des Unterbewußtseins ebenso scharf sind, ebenso miteinander reagieren wie die des Wachbewußtseins. Bei aller Anerkennung des Unterbewußtseins wird man das nicht zugeben. Nach Freud existiert jedesmal, wenn ein psychisches Element mit einem anderen durch eine anstößige und oberflächliche Assoziation verbunden ist, auch eine korrekte und tiefergehende Verknüpfung zwischen den beiden (Hitschmann, l. c. S. 71). Das ist also viel mehr wie im Wachzustand. Darüber, daß auch im Traum eine Gesetzlichkeit besteht, darüber brauchen uns die Freudianer wirklich nicht zu belehren. Das setzen wir voraus. Aber wir finden im Traum eine viel größere Verschwommenheit, eine diffuse Dissoziation und einen „Mangel der determinierenden Tendenzen", wie sich Hacker[1]) ausdrückt. Daraus das genaue Gegenteil zu machen, mag mit Hilfe der Freudschen Analyse gelingen. Das spricht dafür, daß die Analyse willkürlich ist. Es ist ja ersichtlich, daß man mit Hilfe aller der Hilfsannahmen, die zum wahren „Trauminhalt" führen, eben alles herausdeuten kann. Mag Freud überzeugt sein, daß er das Richtige deutet, aus der wissenschaftlichen Diskussion darf man von unserem Standpunkte aus die Freudsche Traumdeutung als Ganzes ausschalten[2]).

Wir haben die Traumdeutung vorangesetzt, obwohl sie nur ein Teil der Analyse ist, weil sie doch fast alle Prinzipien der Gesamt-Psychoanalyse Freuds enthält. Der Unterschied dieser Methode gegenüber der kathartischen wird von Hitschmann dahin bestimmt, daß bei der letzteren die Arbeit von den Symptomen ausging, sich deren Auflösung der Reihe nach zum Ziel setzte, während jetzt die jeweils im Vordergrunde stehenden Komplexe (die mannigfache Beziehungen zu mehreren Symptomen haben können) aufgedeckt werden. Diese Aufdeckung geschieht durch die Einfälle des Patienten (analog also den Traumeinfällen), der weiter keine Aufgabe hat, als in völliger psychischer Ruhe alles zu sagen, was ihm durch den Kopf geht, und insbesondere keinen Einfall und keinen Gedanken abzulehnen, weil er etwa glaubt, daß er unwichtig, oder weil ihm die Mitteilung beschämend oder peinlich sei.

Es ergeben sich trotzdem dabei mehr weniger dauernde Amnesien für Teile der Krankengeschichte, die erst im Verlaufe der Analyse ausgefüllt werden können, indem dem Kranken immer mehr einfällt. „Drängt man den Erzählenden, diese Lücken seines Gedankenkreises durch angestrengte Arbeit der Aufmerksamkeit auszufüllen, so merkt man, daß die hierzu sich einstellenden Einfälle von ihm mit allen Mitteln der Kritik zurückgedrängt werden, bis er endlich das direkte Unbehagen verspürt, wenn sich die Erinnerung wirklich eingestellt hat" (Hitschmann, l. c. S. 121). Die Amnesie ist also wieder ein Teil des „Widerstandes", der die Krankheit erzeugte. Die Aufdeckung des latenten Inhaltes der Neurose geschieht nun mit Hilfe einer „Deutungs- und Übersetzungstechnik" (Hitschmann), die zusammen-

---

[1]) Hacker, Systematische Traumbeobachtungen. Arch. f. d. ges. Psychol. 21, 1, 1911.

[2]) Vgl. über die logischen Sprünge und die Willkürlichkeit der Analyse die Ausführungen Mittenzweys. Zeitschr. f. Psychopathologie. 1. 690, 1912.

fassend von Freud noch nicht· dargestellt ist, aber von ihm und seinen Schülern an einer Anzahl von Beispielen dargestellt worden ist.

Von den Ergebnissen dieses psychoanalytischen Verfahrens kann man wohl sagen, daß sie nicht beweisbar sind. Der Fernstehende glaubt auch aus den Analysen Freuds und seiner Schüler überall zu ersehen, wie der Beweis durch willkürliche Annahmen ersetzt wird. Es ist deswegen auch für den der „psychoanalytischen Bewegung" Fernstehenden nicht möglich, die Freudsche Psychoanalyse nachzuprüfen. Er kann sie beginnen und kann dabei mannigfaches Material erhalten; wenn er aber nicht von vornherein der Überzeugung ist, die Freud nun einmal erlangt hat, so kann er auch der Freudschen Deutungskunst nicht folgen, weil er fürchten muß, damit das Erinnerungsmaterial des Kranken zu fälschen und ihm die von Freud gewünschte spezielle Ätiologie zu suggerieren. Wenn es sich dabei um rein diagnostische, unbedenkliche Maßnahmen handelt, so könnte man auch das tun. Da es sich aber zugleich um therapeutische Maßnahmen handelt, so fürchtet man eben, dem Kranken zu schaden — ganz abgesehen von der spezifischen Assoziationsgewandtheit, die seitens des Untersuchers dazu gehört, die Analyse durchzuführen und die eben die meisten aufzubringen außerstande sein werden, und der Zeit, die zu einer Psychoanalyse nötig ist ($^1/_2$ bis 3 Jahre nach Freud).

Trotz alledem halten wir den Freudschen Begriff der Verdrängung in der Psychopathologie der Hysterie für einen Fortschritt. Er würde eine Antwort darauf geben, warum in den hypnoiden Zuständen Breuers oder auch ohne diese Komplexe eine fortdauernde krankhafte Wirkung erreichen über die Wirkung des einfachen Affektes hinaus. Die Verdrängung hebt ein aktives Moment bei diesem Vorgang heraus. Es handelt sich um einen Konflikt zweier Inhalte, der nicht wie normal gelöst wird, sondern der mißlingt, weil der zu verdrängende Inhalt zu mächtig ist. Daß bei vielen Hysterischen solche Konflikte bestehen, läßt sich leicht nachweisen, wobei es — wie schon bemerkt — nicht nötig ist, daß sie immer unbewußt sind. Mindestens zum Teil liegen sie oft dicht an der Schwelle des Bewußtseins oder sogar darüber. Übrigens erhält man bei den Kranken, bei denen sie nicht so tief unter der Schwelle des Bewußtseins liegen, am ehesten den Eindruck des Widerstandes. Es macht auch keine Schwierigkeit, zuzugeben, daß sie mehr oder weniger oft ganz unbewußt und vergessen sind; bedenklich erscheint es aber, aus der Tatsache des Vergessens in jedem Falle auf die Verdrängung und auf die krankmachende Wirkung zu schließen. Denn solche Komplexe finden sich bei vielen, die nicht hysterisch und nicht neurotisch sind. Demnach muß also schließlich auch nach Freud immer eine Disposition als vorhanden vorausgesetzt werden, auf Grund deren erst der Konflikt und diejenige Art der Verdrängung entstehen kann, die die Hysterie erzeugt. Ein indirekter Beweis (aber auch nur für die Wirksamkeit der Komplexe auf Grund einer Disposition) könnte durch die therapeutische Wirkung ihrer Auflösung, also durch den Erfolg der Psychoanalyse erbracht werden, und ich glaube, daß auch derjenige, der nicht genau nach den Freudschen Mechanismen analysiert und die Psychoanalyse nur in einer Form anwendet, die die Freudianer gar nicht Psychoanalyse nennen würden, einen solchen Erfolg und dementsprechend auch eine vorausgehende Wirkung der Komplexe nicht verkennen kann. Ich bin in der Beziehung, wie ich sehe, beinahe optimistischer als Stekel, bisher einer der enragiertesten Freudianer, der jüngst erklärte: „Die Auflösung hilft nur, wenn der Kranke so gnädig ist, die

Auflösung als Grund seines Nachgebens anzunehmen" [1]). Wenn das richtig wäre, so wäre damit die von Breuer für die therapeutische Wirkung des Abreagierens von vornherein als möglich bezeichnete Täuschung durch Suggestion für die Psychoanalyse beinahe wahrscheinlich gemacht.

Von der Symbolik ist hier zu erwähnen, daß die hysterischen Symptome selbst Symbole sein sollen und zwar von Gegenständen, die mit dem Sexualleben in Zusammenhang stehen. Das hysterische Symptom kann zwar nach Freud die Vertretung verschiedener unbewußter, nicht sexueller Regungen übernehmen, einer sexuellen Bedeutung aber nicht entbehren. So ist der hysterische Krampfanfall immer ein Symbol, ein Äquivalent des Coitus (Hitschmann, l. c. S. 90), entstellt durch die Zensur Der arc de cercle ist möglicherweise nichts anderes als eine energische Verleugnung einer für den sexuellen Verkehr geeigneten Körperstellung durch antagonistische Innervation (Hitschmann, l. c. S. 89). „Der Bewußtseinsverlust, die Absence des hysterischen Anfalles geht aus jenem flüchtigen, aber unverkennbaren Bewußtseinsentgange hervor, der auf der Höhe jeder intensiven Sexualbefriedigung zu verspüren ist" (Hitschmann, l. c. S. 89). Eine hysterische Contractur des Armes kann das Symbol eines erigierten Penis sein usw. Wir vermögen Dinge nicht zu diskutieren, die wir für absurd halten.

Die Verdrängungs- oder Abwehrhypothese kommt aber von vornherein nicht für alle Fälle zur Geltung. Sie kann demjenigen garnicht genügen, der z. B. eine Nachahmungshysterie anerkennt. Überhaupt ist es sehr schwierig oder unmöglich, alle diejenigen Fälle, für die wir ein unmittelbar krankmachendes Ereignis zu kennen glauben, insbesondere die Fälle von traumatischer Hysterie unter den Begriff der Abwehr zu bringen.

Auch Freud bekommt das nur fertig, weil er rezente Veranlassungen der Hysterie überhaupt nicht anerkennt, sondern die Hysterie ausnahmslos auf das Kindesalter zurückführt, und weil er zweitens als Affekt, der abgewehrt werden soll, nicht jeden beliebigen Affekt, sondern ausschließlich den Sexualaffekt anerkennt. „Die rezenten Erlebnisse erweisen sich bei genauer Nachforschung regelmäßig als Konflikte der Erotik (eine Liebesenttäuschung, ein erzwungenes oder gelöstes Verlöbnis, ein sexuelles Attentat, eine plötzliche sexuelle Aufklärung); und wenn es auch bei oberflächlicher Betrachtung andere Motive zu sein scheinen (Krankenpflege, Tod eines Angehörigen usw.), so läßt sich bei eingehender Nachforschung regelmäßig eine unbewußte Verknüpfung dieser banalen Erlebnisse mit sexuellen und infantilen Eindrücken nachweisen. Die hysterischen Kranken leiden an Reminiszenzen" (Hitschmann, l. c. S. 80). Die Anschauung, daß die Hysterie immer auf sexuelle Traumata der Kindheit allein zurückzuführen sei, hat Freud aufgegeben, nachdem er sah, daß solche Traumata auch bei normal Bleibenden zu häufig vorgekommen sind. Vielmehr ist der eigentliche Grund der Hysterie jetzt das kindliche Sexualleben.

Zwischen die infantilen Vorgänge und die Symptome, bzw. den rezenten Anlaß schieben sich dann „Phantasien" der Pubertät ein, die als unbewußte Tagträume zu denken sind (Hitschmann, l. c. S. 84).

Für die allgemeine Psychopathologie der Hysterie hat die Lehre von der Bedeutung der Sexualität, speziell der des Kindesalters ja keine erhebliche Bedeutung mehr. Ob gerade der Sexualaffekt die hysterische Störung macht oder ein anderer, ist ja für die Wirkung des Affektes als solchen gleichgültig. Auch daß der entscheidende Konflikt in das Kindesalter verlegt wurde, hätte soviel Aufsehen und Widerspruch nicht erregen können. Nahmen doch eine große Anzahl von Autoren, insbesondere Charcot u. a. eine Angeborenheit der Hysterie, also einen noch früheren Zeitpunkt der Entstehung an.

---

[1]) Zentralbl. f. Psychoanalyse u. Psychotherapie. 3. 296. 1913.

Sexualaffekt. Interesse und Widerspruch knüpfen sich vielmehr nur an die spezielle Formulierung von der ausschließlichen Bedeutung des kindlichen Sexualaffektes als Grundlage der Hysterie.

Um objektiv zu berichten, so statuiert Freud zunächst eine Säuglingssexualität. Das Kind genießt schon bei der Nahrungsaufnahme sexuelle Lust mit, die es sich dann durch das „Lutschen“, „Ludeln“ oder Wonnesaugen immer wieder zu verschaffen sucht. Zum Ludeln dient eine beliebige Hautstelle. Das Ludeln endet mit Einschlafen oder Orgasmus. (Das Einschlafen ist Folge der sexuellen Befriedigung.) Es ist das Ludeln also die erste Äußerung des autoerotischen (H. Ellis) Triebes. Eine weitere Äußerung ist dann die Masturbation des Säuglings, „der kaum ein Individuum entgeht“ (Hitschmann l. c. S. 34). Durch die Masturbation wird eine zweite „erogene Zone“ geschaffen; die Masturbation ist bestimmt, das „künftige Primat der Genitalzone für die spätere Geschlechtstätigkeit festzulegen“. Eine dritte erogene Zone ist die Afterzone. Die Defäkation, bzw. die Stuhlzurückhaltung ergibt einen Lustnebengewinn. Auch der Blasenhals kann als erogene Zone des Säuglings dienen. „Die kindliche Pollution erscheint mangels sexueller Sekrete als Harnausstoßung“[1]. Diese Keime entwickeln sich eine Zeitlang, unterliegen dann einer fortschreitenden Unterdrückung, „organische Verdrängung“[2]), und es werden dann unter Nachhilfe der Erziehung die seelischen Mächte aufgebaut, die später dem Sexualtrieb als Hemmnisse in den Weg treten: der Ekel, das Schamgefühl usw. Ein anderer Teil dieser (Säuglings-) sexuellen Energien wird in der Latenzzeit von der sexuellen Verwendung abgelenkt und kulturellen sowie sozialen Zielen zugeführt. Es ist das — damit beenden wir den objektiven Bericht — der Begriff der Sublimierung, der (wie der andere der Symbolbildung) überall einspringt, wo man mit allen anderen komplizierten Mechanismen noch immer nicht auskommt. Wenn mit dem Begriff der Sublimierung alle, auch die sog. edelsten Richtungen der menschlichen Psyche schließlich auf den Sexualtrieb zurückgeführt werden, so ist es natürlich kinderleicht, alles Gesunde und also auch alles Neurotische auf Sexualität zu beziehen. Diese Verdrehung des Begriffs der Sexualität ist für den praktischen Gebrauch des Wortes ihre Selbstvernichtung. Die reine Theorie, daß überall im Leben des Menschen die Sexualität anklingt, ist doch wohl eine Trivialität; daß sie dann bei der Geburt angelegt sein muß, ist auch eine Selbstverständlichkeit.

Will man jenes verschwommene Triebleben des Säuglings, in welchem deutlich nur der Nahrungstrieb ist, auch in sexueller Hinsicht gefärbt erklären, warum nicht. Daß das objektiv nachzuweisen ist, daß z. B. „kaum ein Individuum der Säuglingsmasturbation entgeht“, ist eine völlig unverständliche Behauptung.

Nachdem nun auch für Freud die Sexualität des Säuglings für einige Jahre „organisch verdrängt“ war, erscheint sie in den Kinderjahren wieder. Jetzt ist die Sexualität nicht mehr autoerotisch, sondern sie ist einer Objektwahl fähig, die sich natürlich auf Personen der allernächsten Umgebung, Eltern und Pflegepersonen, Geschwister, Spielkameraden richtet. Wenn man durchaus will, kann man in dem Alter, wo Zärtlichkeit und das Bedürfnis nach Zärtlichkeit beim Kinde beginnen, die Sexualität anfangen lassen. Die Zärtlichkeit ist ja doch ein sinnlicher Trieb, aus dem zum Teil sich später die erotischen Triebe entwickeln, also werden sie wohl schon in der Anlage in irgendeiner Form mit der Zärtlichkeit verbunden gewesen sein. Aber kann es — außer für die Freudsche Lehre — irgendeinen Zweck haben, in jener Liebe zum Vater, zur Mutter, zu Spielgenossen das erotische Moment hervorzuheben, die Liebe des Sohnes zur Mutter als Oedipuskomplex zu bezeichnen usw.?

In der Hervorhebung der pathologischen Sexualität der Kinderperiode mag ein Verdienst Freuds liegen. Es ist kein Zweifel, daß in vielen Fällen gerade in dieser Periode absichtlich und unabsichtlich das Kind sexuellen Traumen und Schädigungen ausgesetzt wird, die man bis zu Freud nicht gekannt hat, nicht hat kennen wollen. Die Zahl der sexuellen Traumen, denen Kinder ausgesetzt werden, kann nicht leicht überschätzt werden. Vielleicht die Mehrzahl der aus sog. höheren Ständen Stammenden wissen von mehr oder weniger sexuell geleiteten Manipulationen des Dienstpersonals, dem sie anvertraut werden, zu berichten. In sog. niederen

---

[1]) Und dürfte vielen Fällen von Enuresis zugrunde liegen.
[2]) **Warum** „organisch“?

Schichten spielt die Verführung durch ältere Kinder, die bekanntlich auch in den Pensionaten, Alumnaten u. dgl. nicht wegfällt, eine sehr große Rolle. Die stupide Zärtlichkeit der Eltern, die ihre Kinder bei jeder Gelegenheit abküssen, kann, worin Freud sehr zuzustimmen ist, den Wert eines sexuellen Traumas haben. Freud macht auch auf die häufigen Fälle aufmerksam, in denen sich die Phantasie des Kindes mit dem erlauschten Coitus der Eltern beschäftigt. Endlich wäre auch noch auf diejenigen gar nicht seltenen Fälle zu verweisen, wo nicht sexuell gemeinte Behandlung von Kindern, insbesondere Züchtigungen, deutliche sexuelle und als solche im Bewußtsein gebliebene Sensationen auslösen.

Seitdem aber das infantile Sexualtrauma eben wegen seiner Häufigkeit auch für Freud seine Wichtigkeit verloren hat, hat die Abnormität des kindlichen Sexualtriebes ihre Stelle übernommen. Die Neurotiker sind sämtlich Personen mit stark ausgebildeten, aber im Laufe der Entwicklung verdrängten und unbewußt gewordenen perversen Regungen. a) Bei allen Neurotikern ohne Ausnahme finden sich im unbewußten Seelenleben Regungen von Inversion (Homosexualität), Fixierung von Libido auf Personen des gleichen Geschlechts, eine Erkenntnis, die besonders zur Aufklärung der männlichen Hysterie von Wichtigkeit ist. b) Es sind bei den Psychoneurotikern alle Neigungen zu den anatomischen Überschreitungen (der normalen erogenen Zone) im Unbewußten als Symptombildner nachweisbar, unter ihnen mit besonderer Häufigkeit und Intensität diejenigen, die für Mund und Afterschleimhaut die Rolle von Genitalien in Anspruch nehmen. c) Eine ganz besondere Rolle unter den Symptombildnern spielen die zumeist in Gegensatzpaaren auftretenden Partialtriebe (als Bringer neuer Sexualtriebe), der Trieb der Schaulust und der Exhibition, und der aktiv und passiv ausgebildete Trieb zur Grausamkeit (vgl. fast wörtlich Hitschmann, l. c. S. 46/47). Die sadistische Anlage erzeugt dann durch Verdrängung masochistische Antriebe usw. Die Verdrängung also der Perversion stellt sich überall als Ursache zugleich und Symptombildner ein.

Die Neurose ist also nach Freud sozusagen das Negativ der Perversion. Bei einer solchen Auffassung fällt natürlich auch der Widerspruch weg, daß es Personen gibt, die sich sexuell ausleben und dennoch an einer Neurose erkranken; „man darf aber nicht vergessen, daß es immer eine Anzahl perverser Regungen geben kann, deren mangelnde Befriedigung zum Ausdruck in die Neurose drängt" (Hitschmann, S. 47). Man sieht, daß auch die kleinste Hintertür, durch die etwa ein Neurotiker dem Schicksale der Deutung seiner Symptome durch sexuelle Perversionen entgehen könnte, von vornherein sorgfältig verschlossen wird, während die gelegentlich eingefügte Bemerkung, daß die Hysterie wohl auch einmal durch einen anderen als durch den Sexualaffekt ausgelöst werden könne, nur einen rein platonischen Wert hat. Kein Freudianer hat anscheinend eine solche andere Wurzel der Hysterie jemals beobachtet.

Das sind also die Voraussetzungen der Entstehung der Hysterie nach dem jetzigen Stande der Freudschen Lehre; diese Dinge werden als empirisch „bewiesen" hingestellt. Ein jeder, der die Freudschen Arbeiten liest, muß aber zur Einsicht kommen, daß man mit seiner Deutekunst eben alles beweisen kann, und ferner sehen, wie Freud seinen Kranken alles suggeriert, was er zu hören wünscht, und alles vernachlässigt, was er nicht zu hören wünscht.

Als ein typisches Beispiel für dieses Verfahren, das von Freud selbst publiziert und als besonders beweiskräftig für seine Anschauungen angesprochen wird, weil es die Neurose bei einem Kinde, also in statu nascendi, analysiert, habe ich schon an anderer Stelle zitiert[1]). Es handelt sich um die Phobie (Angst vor Pferden) eines 5jährigen Jungen. Der Vater — wohl ein Arzt — schreibt sofort an Freud: „Sexuelle Übererregung durch Zärtlichkeit der Mutter hat wohl den Grund gelegt, aber den Erreger der Störung weiß ich nicht anzugeben. Die Furcht, daß ihn auf der Straße ein Pferd beißen würde, scheint irgendwie damit zusammenzuhängen, daß er durch einen großen Penis geschreckt ist — den großen Penis des Pferdes hat er schon zeitig bemerkt, und er hat daraus den Schluß gezogen, daß die Mama, weil sie so groß ist, einen Penis haben müsse, wie ein Pferd". Nun wird später festgestellt, daß die Angst von dem Augenblick datiert, als der Junge einmal ein Pferd hat umfallen sehen. Aber ehe man diesen einfachen Vorgang entdeckt, hat man bereits 3 Monate analysiert und das ist eben das Beispiel für die Objektivität dieser Analyse. Es ist doch ein reiner Zufall, daß dieser Vorfall der Analyse überhaupt bekannt geworden ist; aber weiter: den analysierenden Vater (mit dem Freud offenbar ganz übereinstimmt) rührt die Aufdeckung des Erschreckens vor·dem fallenden Pferde garnicht. Wie konnte ein so alltäglicher, in seinem Mechanismus so durchsichtiger und allen anderen Menschen genügenden Zufall denn die Ursache sein! Die muß ja sexuell sein; also fragt er einen 5jährigen Jungen — 3 Monate nach dem Vorfall —: „Hast du, wie das Pferd gefallen ist, an den Vati gedacht?", weil er nämlich der festen Überzeugung ist, der Junge habe den Wunsch gehabt, den Vater, auf den der Junge der Mutter wegen (Ödipuskomplex) sexuell eifersüchtig sein soll, tot umfallen zu sehen. Der Junge antwortet: „Vielleicht. Ja. Es ist möglich." Das ist also nach der Meinung Freuds keine Suggestion, sondern „empirische Tatsache."

Die Beziehungen der Hysterie zur Hypnose werden in der Freudschen Theorie dadurch hergestellt, daß Freud die Realisierung der Suggestion durch eine libidinöse Fixierung des Hypnotisierten an die Person des Hypnotiseurs vermutet.

So sehen wir überall Übertreibungen bis zur Absurdität. Dabei glauben wir, daß solche sexuellen Regungen, die Freud als Quelle der Hysterie ansieht, in der Kindheit und Jugend ganz außerordentlich häufig sind. Freud möge doch einmal Normale nach „Incestphantasien" fragen, wenn man gelegentliche zufällige oder gar traumhafte associative Verknüpfungen so nennen will. Er würde sich dann überzeugen, daß sie genau so häufig sind, wie die sexuellen Traumata, und daß aus ihnen ebensowenig Hysterie zu folgen braucht, wie aus diesen.

Trotz alledem dürfen wir anerkennen, daß es Freuds Verdienst ist, die Bedeutung des Sexualaffekts bei der Hysterie hervorgehoben zu haben. Es ist nicht zu leugnen, daß die Neurologen alle wohl erst seit den Freudschen Forschungen mit der ihnen individuell möglichen Energie nach dem Sexualaffekt und überhaupt dem Sexualleben bei jeder Neurose, speziell der Hysterie forschen. Es gibt auch Fälle, wo wir den Freudschen Mechanismen, speziell also der Verdrängung abnorm (oder aber auch normal) gerichteten Sexualaffekts seit der Kindheit an, eine große, vielleicht entscheidende Bedeutung für die Entwicklung einer Hysterie zuerkennen müssen. Wenn aber — um ein praktisches Beispiel zu nennen — ein Mann, der bis zum Alter von dreißig Jahren vollkommen gesund ist, bis dahin und selbst darüber hinaus ein anscheinend völlig normales Geschlechtsleben führt,

---

[1]) Praktische Neurologie für Ärzte. Berlin 1912. S. 276. Aber auf solch einen sachlichen Einwurf geht natürlich kein Freudianer ein. Freud schreibt ausgesprochenermaßen nur noch für seine Anhänger, so daß es vielleicht für seine Gegner das richtigste wäre, den größten Teil seiner Lehre ihrerseits zu ignorieren. Entsprechend der aktuellen Bedeutung, die die Freudsche Lehre hat, und da die Desorientierung darüber mancherorts sehr weitgeht, haben wir uns entschlossen, sie im Handbuch d. Neurol. ausführlich zu besprechen.

seit dem Tage ausgesprochen hysterisch ist, wo ihm sein Kind plötzlich starb, und er in den unbegründeten Verdacht kam, das Kind umgebracht zu haben, so genügen uns diese nicht sexuellen Affekte als Ursache der Hysterie. Wir würden glauben, uns lächerlich zu machen, wenn wir diesem Manne Jahre lang erzählen wollten, daß und wie seine Krankheit auf Verdrängung perverser sexueller Triebe der Kindheit zurückzuführen ist.

Die sogenannte Angstneurose. Wenn wir also die Verdrängung der infantilen Sexualität als alleinige Quelle der Hysterie ablehnen, so haben wir nun weiter Stellung zu nehmen zu der Verdrängung des aktuellen Sexualtriebes als Ursache der Hysterie. Nach Freuds Lehre zwar gehören die durch diese Verdrängung geschaffenen Krankheitsbilder gar nicht zur Hysterie, sondern bilden als Neurasthenie und Angstneurose die Gruppe der „Aktualneurosen" gegenüber den Psychoneurosen, d. h. der Hysterie und den Zwangsvorstellungen. Wir werden aber symptomatologisch die **Angstneurose** ruhig zur Hysterie rechnen dürfen, da sie sich mannigfach mit hysterischen Symptomen verknüpft, eigentlich nur aus hysterischen Symptomen besteht, wenn sie auch andererseits zu den Zwangsvorstellungen Beziehungen hat, die wir noch besprechen werden. Eine prinzipielle Abtrennung wäre nur dann gerechtfertigt, wenn eine so scharfe ätiologische Distanz, wie sie Freud behauptet, zwischen der Hysterie und der Angstneurose bestände. Das können wir nicht zugeben.

Nach Freud (Hitschmann, l. c. S. 19) umfaßt die Angstneurose folgende klinische Symptomatologie: 1. Die allgemeine Reizbarkeit, besonders eine Gehörshyperästhesie (letztere oft Ursache von Schlaflosigkeit). 2. Die ängstliche Erwartung, das „Kernsymptom der Neurose". „Eine Frau z. B., die an ängstlicher Erwartung leidet, denkt bei jedem Hustenstoß ihres katarrhalisch affizierten Mannes an Influenzapneumonie und sieht im Geiste seinen Leichenzug vorüberziehen." (Man denke sich das noch ein wenig ins Halluzinatorische verschoben, und man hat die typische Hysterie. Ref.) „Wenn sie auf dem Wege nach Hause zwei Personen vor ihrem Hause stehen sieht, kann sie sich des Gedankens nicht erwehren, daß eines ihrer Kinder aus dem Fenster gestürzt sei", ohne daß doch in allen solchen Fällen ein besonderer Anlaß zur Verstärkung einer bloßen Möglichkeit vorliegt. Hierher rechnet Freud auch die Hypochondrie. Schon daraus und daß er die Gewissensangst und die Zweifelssucht an dieser Stelle erwähnt, geht die Beziehung zu den Zwangsvorgängen hervor. Ungefähr die gleiche Symptomatologie hat Kraepelin als Erwartungsneurose bezeichnet.

Zur Symptomatologie der Angstneurose gehört nach Freud dann noch insbesondere der Angstanfall, der ohne vom bewußten Vorstellungsablauf geweckt zu werden, plötzlich in das Bewußtsein hineinbricht. Ein solcher Angstanfall besteht entweder einzig aus dem Angstgefühl ohne jede assoziierte Vorstellung, oder mit der naheliegenden Deutung der Lebensvernichtung, des „Schlagtreffens", des drohenden Wahnsinns, oder aber dem Angstgefühl ist irgendwelche Parästhesie beigemengt (ähnlich der sog. hysterischen Aura), oder endlich mit der Angstempfindung ist eine Störung irgendeiner oder mehrerer Körperfunktionen, der Atmung, Herztätigkeit, der vasomotorischen Innervation, der Drüsentätigkeit verbunden. Als solche Äquivalente des Angstanfalls hat Freud folgende bezeichnet: a) Störungen der Herztätigkeit. Herzklopfen mit kurzer Arhythmie, mit länger anhaltender Tachykardie bis zu schweren Schwächezuständen des Herzens, Pseudoangina pectoris. Die „Phrenocardie" von Herz ist nach Hitschmann nur ein überflüssiger neuer Name eines Symptoms der Angstneurose, b) Störung der Atmung: nervöse Dyspnoe (wozu nach Hitschmann auch Herz' „Seufzerkrampf" gehört), asthmaartige Anfälle, c) Anfälle von (oft nächtlichen) Schweißausbrüchen, d) Anfälle von Zittern und Schütteln, die nur zu leicht (!) mit hysterischen verwechselt werden, e) Anfälle von Heißhunger, oft mit Schwindel, f) anfallsweise auftretende Diarrhöen, g) Anfälle von lokomotorischem Schwindel, h) Anfälle von sogenannten Kongestionen, so ziemlich alles, was man vasomotorische Neurasthenie genannt hat. Hervorgehoben seien die vasomotorischen Ödeme, das plötzliche Absterben eines Fingers, der ganzen Hand, eines Armes oder Fußes (Angina pectoris vasomotoria), i) Anfälle von Parästhesien; weiter noch Harndrang, Ohnmachten usw.

Wir glauben, daß Freud in gewissen Dingen recht hat, darin nämlich, daß die von ihm genannten Symptome als „Angstäquivalente" auftreten können — worin er freilich nicht originell ist —, und wahrscheinlich auch darin, daß die Angst besonders häufig durch die Verdrängung sexueller Affekte ausgelöst wird; damit hängt es zusammen, daß Krankheitsbilder der von Freud abgegrenzten Art wohl als eine besondere Untergruppe der Hysterie bestimmt werden dürfen, aber nur als eine Untergruppe, nicht als eine Gruppe neben der Hysterie. Die Symptome sind genau die der Hysterie, und ätiologisch haben diese Fälle keine einheitliche Ätiologie. Das dürfte schon daraus hervorgehen, daß Freud selbst mindestens einen großen Teil der Hypochondrie hier hinein rechnet, und welcher Unbefangene möchte glauben, daß auch diese eine sexuelle Wurzel hat. Wenn z. B. ein Arzt sich mit Lyssa infiziert zu haben glaubt und — trotz Pasteurscher Impfung — drei Monate in dem Zustand einer schweren Angstneurose verblieb, wo ist da der sexuelle Ursprung? Oder wenn eine Dame von 65 Jahren, die sieben erwachsene Kinder hat, jedesmal Diarrhöe bekommt, wenn ihr zugemutet wird, sich weiter als gewöhnlich von ihrem Hause zu entfernen? oder wenn ein Assistent, der plötzlich seinen Chef in der Vorlesung vertreten soll, nachts einen schweren Angstanfall bekommt? Und das sind keine Ausnahmen, sondern sehr häufige Fälle.

Wenn man aber von der sexuellen Wurzel absieht, so gehört die Angstneurose nicht Freud, sondern E. Hecker, der sie in allen Einzelheiten als eine Form der Neurasthenie (1893) beschrieben hat, der auch die Erwartung als kennzeichnenden Bestandteil der Angst heraushob, insbesondere die körperlichen Symptome, wie Heißhunger, Zirkulationsstörungen, auch wenn sie ohne Angst einhergehen, als „larvierte Angstanfälle" aufzufassen lehrte. Nur sprach er nicht von freiflottierendem Affekt und ähnlichem, sondern er ging von der Langeschen Theorie der Affekte aus, betrachtete die Symptome als Teile des Affekts, die nun für den ganzen Affekt eintreten. Er sprach weiter — ein Punkt, auf den die Literatur wohl überhaupt nicht wieder zurückgekommen ist — von Fällen, in denen der Angstaffekt selbst psychisch maskiert ist, und erzählt einen Fall, in welchem sich die Angstneurose in unwiderstehlichen Sehnsuchtsanfällen äußerte. Man möchte glauben, daß viele Fälle von Heimweh verkappte Angstneurosen darstellen. Daß diese in Großstädten so häufig zu beobachtenden Fälle nichts mit dem Sexualaffekt zu tun haben, sondern daß die Sehnsucht nach der Heimat ihr Ursprung ist, unterliegt keinem Zweifel.

Also, um noch einmal zusammenzufassen, es ist wohl richtig, daß bis zu

Freud der Sexualaffekt als Ursache der Neurose unterschätzt wurde; aber ihn sei es als infantilen, sei es als solchen der Pubertät und des erwachsenen Alters zur alleinigen Quelle zu machen, und nur allenfalls ganz wenige Ausnahmen zuzulassen, geht nicht wohl an. Es können alle Affekte zur Hysterie führen, wenn sie nur stark genug wirken (und die Vorbedingungen zu der hysterischen Störung gegeben sind). So sind z. B., um noch ein Beispiel zu nennen, postoperative hysterische Zustände recht häufig. Selbst freudige Affekte können gelegentlich zu hysterischen Störungen führen. Von Hecker ist der Schreck als ein die Hysterie spezifisch verursachender Affekt bezeichnet werden. Demgegenüber wollen neuere wieder die „Schreckneurose" aus der Hysterie herausnehmen, wir halten das letztere nicht für richtig; **wir können auf keinen Affekt als mögliche Ursache der Hysterie verzichten.**

Kommen wir nach dieser notwendigen Abschweifung auf die Art der Affekte auf den allgemeinen Mechanismns der Affektwirkung als solchen wieder zurück, so dürfte auch dieser kein einheitlicher sein. Nur ein Teil der Affekte insbesondere wirkt darum, weil er ins Unbewußte versenkt ist und nicht erinnert werden kann. Daß wir die „Verdrängung" als eine immerhin brauchbare Hypothese ansehen, hatten wir schon bemerkt, da sie eine Reaktion der Persönlichkeit zum Ausdruck bringt, die in vielen Fällen vorhanden zu sein scheint[1]).

Ein anderer Teil der Affekte aber scheint nun gerade dadurch zu wirken, weil er nicht vergessen werden kann. So sehen wir es oft bei der durch Schreck erzeugten Hysterie, daß der Kranke das schreckerzeugende Ereignis nicht vergessen kann, sondern daß ihm das eben gerade vor Augen steht. So sah ein Kranker immer wieder die Szene vor sich, wie ihm sechs Banditen die Revolver vor die Brust hielten; ein anderer (mit Astasie Abasie) konnte den Affekt des Augenblicks nicht loswerden, als er, in seine Wohnung zurückkehrend, den Brief seiner Frau vorfand, in dem sie ihm ihre Flucht mitteilte, noch ein anderer konnte die Anzeige wegen eines Preßvergehens nicht vergessen, wegen dessen nicht einmal Anklage erhoben war usw. Hier möchten die Kranken ja den Affekt gern verdrängen und vergessen; aber sie sind unfähig dazu. Ich kenne mehrere Personen, die ein Eisenbahnunglück mitgemacht haben, und die nun jede Eisenbahnfahrt mit einem schweren unüberwindbaren Angstzustand eröffnen, wobei sie sich an das längst vergangene Eisenbahnunglück erinnern. Wie Stierlin berichtet, ist Analoges bei Leuten häufig, die schwere Erdbebenkatastrophen mitgemacht haben.

Beiden Fällen gemeinsam ist, daß der Affekt, soweit es sich um exogen ausgelöste Affekte handelt, nicht, wie normal, nach einiger Zeit seiner Wirkung verschwindet, nicht verarbeitet wird. Seine Wirkung bleibt mehr oder weniger dauernd erhalten und muß somit das psychische

---

[1]) Für die weitere Definition der Verdrängung im Sinne pseudophysikalischer Vorstellungen durch Freud gilt dieses Urteil nicht. Sie sei aber hier wiedergegeben. „Es ist dies die Vorstellung, daß an den psychischen Funktionen etwas zu unterscheiden ist (Affektbetrag, Erregungssumme), das alle Eigenschaften einer Quantität hat — wenngleich wir kein Mittel benutzen, dasselbe zu messen — etwas, das der Vergrößerung, Verminderung, der Verschiebung und der Abfuhr fähig ist, und sich über die Gedächtnisspuren der Vorstellungen verbreitet, etwa, wie eine elektrische Ladung über die Oberfläche der Körper." Aus solchen Annahmen ist auch die Annahme einer „Conversion" ins Körperliche entstanden, die uns auch keinerlei inhaltlichen Wert zu haben scheint.

Leben der Persönlichkeit zu einem pathologischen machen. Das gleiche muß der Fall sein, wenn gewisse Triebe — endogene Affekte — eine so große Stärke haben, daß sie mit der Einheitlichkeit der Persönlichkeit nicht vereinbar sind. Spezielle Versuche, die Wirkung der Affekte zu erklären, können bis auf weiteres nur einen heuristischen Wert beanspruchen. In diesem Sinne darf man sagen, daß die speziell hysterische Wirkung der Affekte eine pathologische Ausprägung und Dauerhaftigkeit der Spaltung der Persönlichkeit ist, die als solche schon bei jeder normalen Affektwirkung angedeutet ist. Zur Erledigung eines Affekts ist eine Reaktion der Persönlichkeit erforderlich — eben schon ein Ausdruck der Spaltung und zugleich der Tendenz zu ihrer Beseitigung — die bei der Hysterie nicht genügend ausgebildet ist. Für einen Teil der Fälle hat die Auffassung Wert, daß der Affekt im Unbewußten unverarbeitet erhalten bleibt, und daß die Hysterie dann der Ausdruck ist eines Gegensatzes zwischen dem oberbewußten und einem Teil des unterbewußten psychischen Inhalts. Neben dieser — wie auch immer zu deutenden — dissoziierenden Wirkung des Affekts ist aber auch die Beachtung seiner assoziierenden Kraft notwendig. Darunter ist zu verstehen die Fixierung irgendwelcher psychischen Inhalte durch den Affekt, die diesem mehr oder weniger inhaltlich, manchmal auch nur ganz zufällig, z. B. durch Gleichzeitigkeit[1]), verbunden sein können. Man kann in der Tat alle Assoziationsschemata auf die assoziative Wirkung der Affekte anwenden[2]). Dazu kommt dann noch eins: die Spaltbarkeit der Affekte selbst, wie sie zuerst von Hecker in der oben (S. 113) geschilderten Weise behauptet worden ist, so daß also ein körperliches Symptom des Affekts den ganzen Affekt vertreten kann.

---

[1]) Also z. B. die Assoziation eines Gemäldes, das an der Wand eines Zimmers hängt, in dem sich eine affektvolle Szene abgespielt hat, mit diesem Affekt.

[2]) Es ist hier nicht der Ort, uns auf allgemeine psychologische Erörterungen einzulassen. Insoweit aber überhaupt eine Assoziation anerkannt wird, kann man auch die Affekte assoziieren lassen. Daß die neuere Assoziationspsychologie immer nur die Vorstellungen assoziieren läßt und die Affekte als etwas gänzlich Fremdes die Vorstellung „betonen" läßt, ist mir unverständlich. Andererseits würde auch Freud viel klarer sein, wenn er nicht in dunklen Ausdrücken von Konversion, von freiflottierendem Affekt, der Vorstellungen besetzt, usw. spräche, sondern sich ruhig der Sprache der Assoziationspsychologie bediente, um etwa zu sagen: Der Affekt hat sich mit einem anderen psychischen — sei es körperlich, sei es rein psychisch zum Ausdruck kommenden — Inhalt assoziiert. In der Tat gelten alle Gesetze der sog. Assoziationspsychologie auch für die Affekte, sowohl in ihrem Verhältnis zu den sog. Vorstellungen, wie auch in ihrem Verhältnis untereinander. Wie z. B. eine Vorstellung an Stelle einer anderen auftauchen kann, weil sie mit dieser assoziiert ist, so dürfte auch ein Affekt an Stelle eines anderen auftauchen können (z. B. Angst für Sexualaffekt), weil er mit diesem assoziiert ist. Daß dabei die Auffassung der „Assoziation" uns immer nur eine Auskunft über ein Resultat gibt, nicht über einen Vorgang, ist uns dabei völlig gegenwärtig. Solange wir aber das Resultat und nicht den Vorgang meinen, können wir uns ruhig auf die Sprache der Assoziationspsychologie auch für die Affekte einlassen. In der Sache hat das sogar den Vorteil, daß damit zum Ausdruck gebracht wird, daß Affekte und Vorstellungen nicht etwas völlig Wesensverschiedenes sind; wie könnten sie das, wenn durch ihre Verschmelzung einheitliche Inhalte zustande kommen können? Wie die Verschmelzung von Vorstellung und Affekt als Vorgang zu fassen ist, ist ein Problem, an dem die Psychologie seit langem arbeitet. Die Definition des Willensvorganges, der Apperzeption usw. hängt aufs engste mit diesem Problem zusammen. Wenn man aber überhaupt den Ausdruck der Assoziation für den Kreis der Vorstellungen gelten läßt — und das tut wohl jeder Psychologe —, so muß man die Assoziation in demselben Sinne — u. E. also nur in dem Sinne eines Resultats psychischer Vorgänge — auch für die Affekte gelten lassen.

Neuerdings hat man die Wirkung der Suggestion und speziell auch die der Affekte unter dem Gesichtspunkt der Pawlowschen Bedingungsreflexe ansehen wollen (A. Czerny, Ibrahim). Ibrahim sagt: „Wenn z. B. nach einer Conjunctivitis bei einem Kinde, das in neuropathischem Milieu aufwächst, ein Blepharospasmus zurückbleibt, der nach unseren heutigen Anschauungen als monosymptomatische Kinderhysterie aufgefaßt wird, so liegt es wohl näher, anzunehmen, daß sich auch hier ein pathologischer Bedingungsreflex etabliert hat; ähnlich lassen sich Fälle von Nießkrämpfen, Singultus u. a. deuten." Czerny rechnet auch das Schulerbrechen in diese Kategorie. Ibrahim führt diesen Gedanken auch durch für die von ihm so genannten respiratorischen Affektkrämpfe des Kindesalters, das bekannte „Wegbleiben". Der Bedingungsreiz dafür wäre der Schreiakt im Affekt. Mir will es zweifelhaft erscheinen, ob wir mit dieser anscheinend sehr modernen Betrachtungsweise, die sich an die berühmten Pawlowschen Experimente zur Tierpsychologie anschließt, im Grunde weiterkommen. Ich halte selbst den Ausdruck Bedingungsreflex für die Pawlowschen Versuche nicht für sehr glücklich, weil er etwas in der Sprache der Physiologie ausdrückt, was besser rein psychologisch zu fassen wäre. Führt man erst einmal diese Ausdrucksweise ein, so kann man schließlich jede Assoziation, jede Gewöhnung, jede Suggestion als Bedingungsreflex bezeichnen, und die pathologischen Bedingungsreflexe sind in der Tat gar nichts anderes, als die pathologischen Gewohnheiten des Nervensystems von Forel. Es erscheint mir daher auch recht zweifelhaft, ob die Versuche Bechterews, auf diesen Bedingungsreflexen ein System der objektiven Psychologie aufzubauen, uns wesentlich weiter führen werden; die Hysterielehre hat bisher noch nichts dabei profitiert.

Nun aber muß endlich betont werden, daß der Affekt zur Entstehung der Hysterie in einer Anzahl von Fällen überhaupt nicht notwendig ist; das klassische Beispiel dieser Fälle ist die Nachahmungshysterie. Wenn also eine ganze Schulklasse einen hysterischen Veitstanz bekommt, so ist es doch unmöglich — ohne eine völlige Verwässerung des Affektbegriffes —, hier eine Affektwirkung als wesentlich wirksam anzunehmen[1]). Hier ist es wesentlich die Vorstellung, die auf dem Wege der Suggestion wirkt. Für die Ätiologie der Hysterie bedeutet das, daß auch die Vorstellung allein eine pathologische Spaltung des Bewußtseins hervorbringen kann.

Wenn man unter Suggestion die Übertragung einer Vorstellung oder eines Affektes von einer Person auf die andere versteht, so hat man als Autosuggestion die „Realisierung" von selbstgebildeten Affekten oder Vorstellungen bezeichnet. Es ist das bei der Ausdehnung, die wir dem Begriff der Suggestion und entsprechend der Autosuggestion geben mußten (S. 80f.), ein nicht mehr recht verständliches Wort. Denn in unserem Sinne hat jeder Affekt, sei er endogen oder exogen entstanden, suggestive Kraft, die sich darin zeigt, daß der Affekt bestrebt ist, sich zu realisieren, den Vorstellungsinhalt zu beherrschen. Vielleicht könnte man diese Wirkung, die besonders den Affekten (in geringerem Maße aber auch den Vorstellungen) zukommt, schlechthin als die „Erfüllungstendenz" eines jeden psychischen Einzelinhalts[2]) definieren; dann bliebe das Wort Suggestion frei für den Akt der Übertragung eines Vorstellungsinhalts von einem Individuum auf ein anderes, während die Weiterwirkung und ebenso die selbständige Entwicklung endogener Inhalte, die „autosuggerierten" eingeschlossen, dem Sprachbereich der Suggestion entzogen würden.

Sowohl Suggestion (vgl. S. 81) wie Erfüllungstendenz sind dann an und für sich normale Vorgänge; hysterisch wird nur ihre pathologische Wirkung. Diese pathologische Wirkung liegt zum größten Teil in der Richtung einer

---

[1]) Ebenso in der experimentellen Realisierung der posthypnotischen Suggestion.
[2]) Im Unterschied zu dem jedenfalls anders zu definierenden „Willen". Letzterer wäre eine Resultante aller Erfüllungstendenzen.

abnorm starken Spaltung des Bewußtseins. In der Grundauffassung der Spaltung der Persönlichkeit als wesentlichen Kennzeichens der Hysterie kommen wir über Janet nun einmal nicht hinaus.

Gewissermaßen zwischen der Affekt- und der Suggestionstheorie steht die **Wunschtheorie** der Hysterie, weil im Wunsch m. E. sowohl das Moment des Affektes wie der Suggestion enthalten ist. Nach der einen Richtung hat die Wunschtheorie insbesondere zur Verdrängungstheorie der Affekte ersichtlich engste Beziehungen. Es ist zunächst eine Einschränkung, wenn wir die Wirkung des Affektes nur im Sinne der Erfüllung eines Wunsches als der Hysterie zugehörig gelten lassen wollen. Nach der anderen Seite ist es eher eine Erweiterung, des Suggestions- — speziell Autosuggestions- — Begriffes, wenn man ihn als Wunsch tätig werden läßt. Das Wort Wunsch deutet aber nach dem Sprachsinn auch schon die Spaltung der Persönlichkeit an. Es gibt „Erfüllungstendenz" eines psychischen Einzelinhalts wieder. Etwas Halbes, Unentschlossenes, geradezu etwas Unterbewußtes ist dem „Wunsch" angeboren. Sehr häufig geht der Wunsch gegen den Willen, schon damit die Tendenz zu einer Spaltung der einheitlichen Persönlichkeit auch im Bereiche des normalen psychischen Geschehens andeutend. Darin liegt dann ersichtlich auch das unterbewußte Moment des Wunsches, denn der Wille ist höchste Zusammenfassung und Vereinheitlichung der bewußten Persönlichkeit. Wenn man von einer Wunschtheorie der Hysterie spricht, so wird dann auch wohl allgemein damit gemeint, daß aus dem Unterbewußten heraus der Wunsch sich Geltung verschafft gegen das wache von dem bewußten Willen geleitete Bewußtsein, seinerseits dieses nun entweder verdrängend oder neben ihm erkennbar (als Symptom) zum Ausdruck kommend, also spaltend. Nicht anders kann ja der berühmte Ausdruck der „Flucht in die Krankheit" (Freud) verstanden werden.

Es ist ganz zweifellos, daß der Wunsch so eine sehr wichtige Quelle der hysterischen Erkrankung ist. Nur in selteneren Fällen dürfte sich aber der Einfluß des Wunsches in einem bestimmten Symptom unmittelbar ausprägen. Solches ist z. B. anzunehmen, wenn ein Schüler, der wegen schlechter Schrift getadelt und gestraft wird, einen hysterischen Schreibkrampf bekommt. Der Wunsch, nicht mehr schreiben zu müssen, dürfte hier mit Recht als der Vater des Symptoms angesprochen werden dürfen. Etwas komplizierter, aber noch immer sehr durchsichtig war der Wunsch in einem Falle, in dem eine Angehörige der Heilsarmee eine hysterische Armneuralgie bekam, die den Gebrauch des Armes aufhob. Sie war zwar eine anscheinend begeisterte Anhängerin der Heilsarmee, und doch war der Wunsch, aus ihr heraus und auf ihren heimatlichen Bauernhof zu kommen, die deutliche Veranlassung der Neuralgie. Vom Freudschen Standpunkt zwar wäre jedes hysterische Symptom Symbol eines verdrängten Wunsches, und zwar eines sexuellen Wunsches. Die der Beweiskraft entbehrende Deutungskunst dieses Autors und seiner Schule haben wir schon zu kennzeichnen versucht und lehnen auch hier ihre Verfolgung ab.

Gar nicht selten finden wir den Wunsch als Erzeuger nur psychisch zu fassender Einzelsymptome, wie z. B. der Halluzinationen, wenn z. B. die Stimme der Geliebten halluzinatorisch vernommen oder eine ganze Liebesscene halluzinatorisch erlebt wird. Sehr bemerkenswert sind auch die Wunschamnesien, die sich im Mechanismus ersichtlich mit der Freudschen Verdrängung decken, nur daß diese Verdrängung hier nicht (nach Freuds

Auffassung) Ursache der Hysterie, sondern Symptom der Hysterie selbst ist. Um eine solche Wunschamnesie handelt es sich z. B. in einem von Rüdin beschriebenen Falle eines zu lebenslänglichem Zuchthaus Verurteilten, der — nach Ablauf eines langen Stuporzustandes — völlige Amnesie für die Straftat zeigte und für alles ihn Belastende, bei guter Erinnerung für alles ihn Entlastende und bei noch guten Gedächtnisleistungen. Um eine solche Wunschamnesie dürfte es sich auch in dem S. 97 erwähnten exzessiven Falle Matthies gehandelt haben.

Angedeutet sehen wir ja eine solche Wunschamnesie ganz außerordentlich häufig. Besteht doch eine vielfach hervorgehobene Analogie zum normalen Seelenleben, in dem gleichfalls eine gewisse Tendenz besteht, unangenehme Erinnerung möglichst tief zu „versenken". Im Verlauf dieses Gedankenganges stoßen wir dann auch auf die Frage, ob die Freudschen Verdrängungen, die dieser als Ursache der Hysterie betrachtet, nicht immer schon Symptome der Hysterie sind, ob nicht die besondere Eignung zur Realisierung von Wunschamnesien den Hysterischen von Jugend auf auszeichnet. Damit wäre eine weiterwirkende symptombildende Kraft solcher Wunschamnesien noch nicht ausgeschlossen.

Viel häufiger als im Einzelsymptom kann man den Wunsch als allgemeinen Gestalter gewisser Symptomkomplexe und endlich des Krankseins überhaupt feststellen oder vermuten. Der beste Beweis für die Rolle des Wunsches in diesem Sinn bildet bekanntlich die traumatische Hysterie, bzw. die traumatische Neurose. Daß der Rentenkampf, d. h. der Wunsch, eine Rente zu bekommen, bei der traumatischen Hysterie gradezu die Hauptrolle spielt, beweist am besten die vergleichende Statistik der Länder, die bei Unfällen eine dauernde Rente gewähren, einerseits und der Länder, die nur eine einmalige Kapitalsabfindung kennen (Dänemark, Schweiz) andererseits. In den letzteren kommen, wie z. B. Naegeli berichtet, eben dauernde Erwerbsschädigungen durch Neurosen infolge von Unfällen fast garnicht vor. Auch im einzelnen Falle können wir diesen Einfluß des Wunsches recht häufig verfolgen. So sehen wir nach Eisenbahnunfällen schwere hysterische Erscheinungen verschwinden, wenn der Betroffene seine Abfindungssumme bekommen hat; wir sehen sie seltener auch dann verschwinden, wenn er definitiv abgewiesen ist. Ebenso sehen wir die Hysterie als Ausdruck des Wunsches, in den Genuß der Invaliditätsrente, oder ins Armen- bzw. Siechenhaus zu kommen. Für dem Kampf ums Dasein nicht recht gewachsene Leute gewiß ein natürlicher Wunsch, der durch die Krankheit erfüllt wird; das spezielle Symptom ist dann aber meist ein zufälliges, durch eine gelegentliche Wahrnehmung (z. B. die eines epileptischen Krampfanfalles, eines Tremors) oder durch ärztliche Untersuchung suggeriertes.

Eine erhebliche Rolle spielt auch der Wunsch, geisteskrank zu sein oder zu scheinen, insbesondere bei den in der Untersuchungs- und Strafhaft auftretenden hysterischen psychotischen Zuständen. Eine besonders deutliche Ausprägung erhält dieser Wunsch dann wohl in dem Moeli-Ganserschen Symptom der anscheinend gesucht sinnlosen Antworten. Der Kranke stellt die Geisteskrankheit eben so dar, wie er sie sich vorstellt, wobei ihm dann suggestiv wirkende Fragen des Arztes zur Hilfe kommen (Henneberg). Die Wunschrichtung ist ja allerdings selten klar, sie „scheint nur durch" (Bonhoeffer).

Dieses Durchscheinen ist dann am deutlichsten, wenn zugleich mit dem Wunsch ein praktischer Zweck Erfüllung findet. Wunsch und Zweck sind nicht ganz gleich zu setzen; so z. B. wird man nicht von einem Zweck sprechen dürfen, wenn eine Hysterische ihren Geliebten halluziniert. Ganz deutlich aber ist der Zweck als Seite des Wunsches bei den traumatischen Neurosen — natürlich, soweit sie überhaupt Wunschhysterien sind, bez. spezielle Begehrungsvorstellungen (Strümpell) an ihnen beteiligt sind —, in den Fällen, wo das Irrenhaus als eine Zuflucht aus dem Gefängnis oder aus der Freiheit gesucht wird usw. Daß auch sonst hysterische Manifestationen zweckvoll angewandt werden, ist so allgemein bekannt, daß es sogar ein in Witzblättern beliebtes Motiv ist. Die hysterische Frau entwaffnet den Mann durch einen hysterischen Weinanfall oder eine hysterische Ohnmacht; sie erzwingt Badereisen und Sanatoriumsaufenthalte durch hysterische Angst- und Krampfzustände. Auch das ist ein Zweck, wenn der Hysterische sich durch seine krankhaften Zustände zum Mittelpunkt der Familie macht, auf den alles Rücksicht nimmt, und der durch seine Krankheit die ganze Umgebung beherrscht. Oft ist der Zweck nicht ganz leicht zu durchschauen. Ich wurde jüngst zu einem hysterischen Dämmerzustand gerufen, der bei einem jungen Mädchen sich im Anschluß an eine ganz harmlose Äußerung ihres Verehres über mögliche andere Beziehungen entwickelt hatte. Die im Dämmerzustande geäußerten Reden richteten sich reaktiv immer gegen diese Beschuldigung. Weniger aus dem Dämmerzustand selbst, als aus der Gesamtsituation, in der ich die Beteiligten und die Familie fand, war es mir sogleich klar, daß dieser Dämmerzustand nur ein Pressionsmittel für den bisher noch zurückhaltenden Verehrer war, seine Verlobung zu erklären. Gedankengang: „Du hast mich krank gemacht; jetzt hast du die Verpflichtung mich zu heiraten“. Und die Verlobung geschah noch in der Anstalt, wohin ich die Kranke hatte schaffen lassen, und wo fast sofort der Dämmerzustand aufgehört hatte. Eine ganze Reihe von Fällen sind einem jeden bekannt, wo die Lösung von „Verhältnissen“ jahrelang durch immer wiederholte hysterische Zufälle bis zu recht ernsthaften Suicidversuchen — bei denen die Kranken durchaus ihr Leben riskierten — hinausgezogen wurde. Auch hier ist der Zweck, das Gewissen des Mannes recht rege zu machen, durch die Krankheit oft besser zu erreichen, als durch alle bewußt zweckvollen Handlungen und Überredungsversuche.

Wie auch „körperliche“ hysterische Zustände in den Dienst eines Zweckes gestellt werden, dafür sind die oben schon erwähnten, Eintreten eines hysterischen Schreibkrampfes nach einer Schulstrafe und die Neuralgie als Mittel der Invalidisierung für die Heilsarmee, Beispiele. Manchmal kommen hier gradezu geniale Einfälle zur Ausführung.

In einer Strafanstalt wurde eine Massenerkrankung an einem Darmkatarrh, wohl sicher infolge nicht einwandsfreier Anstaltsnahrung, beobachtet. Alle Fälle verliefen völlig harmlos mit Ausnahme eines, der erblindete. Es war kurze Zeit nach den Methylalkoholvergiftungen, und zum Teil in Befürchtung eines solchen, jedenfalls in der Annahme einer ernsten Vergiftung schickte man den Kranken in ein Krankenhaus. Hier sah ich konsultativ den anscheinend blinden Kranken, fand erhaltene Pupillarreaktion und eine linksseitige Heminanästhesie, diagnostizierte Hysterie oder Simulation und machte darauf aufmerksam, daß ich auch im Falle der Hysterie die Sache für einen Trick des Kranken hielt, um möglichst aus der Haft oder aus dem Krankenhaus zu entwischen. Man glaubte mir nicht recht. 3 Tage später war der Kranke entflohen. Wie geschickt, gerade die Blindheit, die die Flucht auszuschließen schien, zur Flucht zu benutzen, und dabei noch die gerade herrschende Furcht vor Methylalkoholvergiftungen auszunutzen, im Moment, wo wirklich eine Massenvergiftung statthatte!

In solchen Fällen meldet sich natürlich die Frage, ob denn überhaupt noch Hysterie oder einfach Simulation vorliege, eine Frage, die ja überhaupt mit dem Augenblicke auftritt, wo man von einem Wunsch- oder Zweckcharakter der Hysterie spricht. Eine längere Erörterung dieser Frage — auf die wir schon einmal eingegangen sind — dürfte fruchtlos sein. Es ist zuzugeben, daß Übergänge häufig sind und hervortreten in dem Maße, als der Zweck und seine Mittel in das wache Bewußtsein treten, es ist sogar zuzugeben, daß wir uns hin und wieder täuschen lassen, Simulation für Hysterie nehmen. Daß insbesondere ungefähr die Hälfte der Rentenhysteriker bewußt übertreiben, ist von Schultze und Stursberg sehr wahrscheinlich gemacht worden. Es braucht ja auch nur an die vielfach berichteten Fälle von Täuschung mittels Selbstverletzung usw. erinnert werden. Und trotzdem ist im Prinzip und für die große Mehrzahl der Gesamtheit der Fälle die Simulation durchaus abzulehnen. Vielmehr sind wohl alle Sachverständige der Meinung, daß im allgemeinen noch immer viel häufiger Simulation angenommen wird, da wo Hysterie vorliegt[1], als das Umgekehrte der Fall ist. Speziell sind die Psychiater, die die Haftpsychosen[2] hysterischer Art, also fast ausnahmslos Wunschhysterien, häufig zu beobachten Gelegenheit haben, wohl alle der Meinung, daß eigentliche Simulation hier zu den größten Seltenheiten gehört. Das stimmt mit dem früher von uns versuchten Beweise überein, daß die meisten klassischen Symptome der Hysterie überhaupt nicht simuliert werden können.

Die Wunschtheorie der Hysterie verfolgend, ist Bonhoeffer so weit gegangen, den Willen zum Kriterium der Hysterie überhaupt zu machen. „Was dem hysterischen Typus seine charakteristische Farbe verleiht, ist, daß die Abspaltung der psychischen Komplexe unter dem Einfluß einer inhaltlich bestimmt gearteten Willensrichtung geschieht. Das Durchscheinen dieser Willensrichtung in der Krankheitsdarstellung ist das, was uns speziell als hysterisch imponiert." Die häufigste Form der hysterischen Willensrichtung wäre der Wille zur Krankheit. Maier hat für die Wirkungen der Wunschrichtung das Wort katathym gebildet.

Eine solche Willensrichtung drückt auch Kohnstamm in dem m. E. freilich recht unklaren und unfruchtbaren Terminus des Gesundheitsgewissens aus, dessen Defekt die Grundlage der Hysterie sei. „Das Gesundheitsgewissen sorgt dafür, daß das harmonische Zusammenwirken der nervösen Systeme nicht z. B. im Affektsturm gestört wird." Wo beim Gesunden nur ein leichtes Stirnrunzeln sichtbar wurde, kommt es beim Versagen des Gesundheitsgewissens zum hysterischen Schreikrampf und dgl. mehr [3].

So wesentlich nun der Wunschfaktor in der Entstehung der Hysterie auch sein mag, können wir aus seiner Beteiligung doch kein Kriterium der Hysterie machen. Bonhoeffer stützt sich bei dieser Aufstellung wesentlich mit auf die Untersuchungen Stierlins über die Folgen der Katastrophen von Messina und Valparaiso, bei denen man wohl annehmen kann, daß die groben Wunschfaktoren, die bei der traumatischen Neurose mitspielen und die auch bei den gleichzeitig von Stierlin mitgeteilten Folgen der Bergwerkskatastrophe von Courrières hervortreten, nicht vorhanden sind, sondern daß sie der Ausdruck einer reinen Schreckemotion sind. Der Schreck soll also nach Bonhoeffer keine Hysterie erzeugen,

---

[1]) Um ein einzelnes schlagendes Beispiel dafür anzuführen, erwähne ich das Verhalten der Kompagnieärzte gegenüber den bei der Bergwerkskatastrophe bei Courrières Verunglückten. (Stierlin, Über die medizinischen Folgezustände der Katastrophe von Courrières. Berlin 1909, S. 12.)

[2]) Vgl. P. Nitsche und Karl Wilmanns, Die Geschichte der Haftpsychosen. Zeitschr. f. d. ges. Neurol. u. Psych. Ref. u. Ergeb. 3, 353, 1911.

[3]) Zeitschr. f. d. ges. Neurol. u. Psych. Ref. 3, 593, 1911.

er ruft nach Bonhoeffer einen vasomotorischen neurotischen Komplex hervor und nicht den hysterischen. Die Frage, ob der Schreck den hysterischen Symptomenkomplex nicht erzeugen könne, ist um so wichtiger, als E. Hecker früher einmal die Schreckwirkung als Prototyp der Hysterie bezeichnet hat. Was zunächst die Beobachtungen Stierlins betrifft, so können wir aus ihnen den von Bonhoeffer gezogenen Schluß nicht entnehmen. Stierlin berichtet, daß nach der Mitteilung von Dr. Hegnauer-Valparaiso die verschiedenartigsten akuten nervösen Zustände in direktem Anschluß an das Erdbeben vorgekommen sind: an Wahnsinn grenzende Verzweiflungsausbrüche, Weinkrämpfe, eigentliche hysterische Anfälle bei Personen von anerkannter psychischer Widerstandsfähigkeit, und auch längere Zeit nach dem Erdbeben wurden solche Zustände noch häufig beobachtet (l. c. S. 75). Stierlin berichtet ferner von Stunden bis Tage dauernden Zuständen von Verwirrtheit, Desorientiertheit bis zu deliranten Zuständen (S. 82)[1]), die wir doch wohl als hysterische Dämmerzustände ansprechen dürfen, ebenso wie es wahrscheinlich ist, daß der Zustand einer Frau, die dreimal 24 Stunden stumm und unbeweglich in ihrem Bett im dritten Stockwerk verharrte, obwohl sie sich leicht hätte retten können (S. 83), ein hysterischer Stuporzustand gewesen ist[2]). Auch die klassischen Symptome der traumatischen Neurose: Schwindel, besonders beim Bücken, Gesichtsfeldeinschränkung, Sensibilitätsstörungen, Pulsbeschleunigung sind nach den Berichten der Valparaiser Ärzte nach dem Erdbeben häufig zur Beobachtung gekommen (Stierlin, S. 89), auch bei Kindern und noch lange nachher bei Frauen, auch solchen mit früher vollkommen gesundem Nervensystem und psychisch anerkannter Widerstandskraft machten sich noch lange hysterische Symptome geltend (Stierlin, S. 90), und Stierlin kommt geradezu zu dem Resultat, „daß bei einer gebildeten, erwerbstätigen, intelligenten und durch keine Begehrungsvorstellungen beeinflußten Bevölkerung dieselben Neurosen mit derselben Hartnäckigkeit auftreten können als Folge einer großen Katastrophe, wie bei einer ungebildeten, unfallversicherten Bevölkerung“ (S. 91). Auch bei den dem Erdbeben von Messina Entkommenen sah Stierlin „eine Reihe von Fällen (besonders jüngeren Frauen) die seit dem Erdbeben an häufigen hysterischen Anfällen leiden, erfuhr aber fast regelmäßig, daß schon früher solche Anfälle vorgekommen seien, nur nicht so häufig“. Wenn Stierlin aus den Berichten, die er in Messina bebekommen hat, nun schließt, daß das Erdbeben vielfach eine latente Hysterie zu einer manifesten mache, im allgemeinen aber die Richtigkeit des Ausspruches Babinskis bestätige: „L'émotion, même la plus vive, ne crée pas l'hystérie“, so scheint er sich gar nicht bewußt zu sein, daß er sich laut der oben zitierten Stellen selbst widerspricht. Wenn man von den Katastrophen absieht, so sind ja heutzutage, wo einerseits beinahe alles versichert, andererseits alles haftpflichtig ist, Fälle selten, wo man eine Wunschrichtung und speziell Begehrungsvorstellungen ausschließen kann; aber speziell bei Kindern habe ich doch mehrere Fälle gesehen, wo ich

---

[1]) Auch S. 146 ist ein solcher Zustand, der sich 3 Tage nach der Katastrophe einstellte, mitgeteilt, und der in der traumhaft halluzinatorischen Wiedererweckung der Schrecken bestand, übrigens keine Amnesie hinterließ.

[2]) In Aalesund (Norwegen) wurde mir von einer Frau erzählt, die bei dem Brande dieser Stadt dreimal aus ihrem brennenden Hause hervorgeholt wurde, und sich dreimal wieder hineinstürzte, um dann darin umzukommen. Genaueres über den Geisteszustand der Frau konnte ich nicht erfahren.

als Ursache einer hysterischen Erscheinung nichts anderes als den Schreck
nachweisen konnte — z. B. in einem Fall durch einen unvermutet erhaltenen
elektrischen Schlag unmittelbare Entstehung eines Pseudotetanus hystericus.
Die Frage, ob neben der Hysterie noch eine besondere Schreckneurose anzunehmen ist, werden wir später — übrigens wesentlich in verneinendem
Sinne — beantworten. Auch daß der Affekt der Angst Hysterie erzeugen
kann, halten wir für sicher; wir glauben nicht, daß sich alle Angstwirkungen
als Wunschwirkungen umdeuten lassen, wis das Freud bei seinen Traum-
deutungen versucht. Aber jedenfalls kommen wir zu dem Schluß, daß eine
bestimmte Willensrichtung kein Kriterium der Hysterie abgeben kann, wenn
wir nicht etwa schon jede „affektbetonte Vorstellung" als eine Willensrichtung
qualifizieren wollen. Dadurch würde aber doch dem Willen und der ihn be-
tonenden Theorie jede spezifische Bedeutung genommen. Vielmehr kann
der Affekt allein, und speziell der des Schrecks, hysterische Reaktionen erzeugen, so daß wir also mit dem Mittel des Willens die Theorie
der hysterischen Reaktion für eine große Anzahl von Fällen zwar ausbauen.
aber in der entscheidenden Richtung nicht weiterführen können, als das bereits früher geschehen war.

II. Die hysterische Konstitution
und die anderen Bedingungen der hysterischen Reaktion.

Wir würden nun, nachdem wir die hysterische Reaktion zur Darstellung
zu bringen versucht haben, zur Schilderung jener Krankheit gelangen, die
man als „Hysterie" bezeichnet hat.

Die Entscheidung, ob es eine solche Krankheit gibt, hängt zunächst
davon ab, wie man den Begriff der Krankheitseinheit fassen will.
Die Begründung einer Krankheitseinheit auf die pathologische Histologie,
wie sie bei der progressiven Paralyse oder bei der multiplen Sklerose möglich ist, fällt bei der Hysterie fort. Die Hysterie hat keine pathologische
Histologie. Ebensowenig wie eine pathologische Anatomie hat die Hysterie
eine einheitliche Verlaufsform oder auch nur eine Verlaufstendenz, wie sie
etwa dem manisch-depressiven Irresein oder der Dementia praecox inne-
wohnt. Den Fällen, die in der Kindheit eine kurze hysterische Periode
durchmachen, stehen solche gegenüber, die ihr ganzes Leben „hysterisch"
bleiben. Man kann innerhalb der Hysterie wohl Verlaufsformen abgrenzen,
aber eine Krankheitseinheit der Hysterie stellen alle diese Verlaufsformen
nicht her, da sie außer der hysterischen Reaktion zu wenig gemeinsame Merkmale haben. Es scheint uns, daß überhaupt nur ein gemein-
sames Merkmal existiert — wenn man die Hysterie als einheitliche Verlaufsform prüfen will —, daß sie nämlich als solche niemals zur Verblödung
führt, und das würde natürlich in keiner Weise zur Abgrenzung anderen
Erkrankungen gegenüber, wie z. B. dem manisch-depressiven Irresein, genügen.

Wenn demnach die Krankheitseinheit der Hysterie schlechterdings
wesentlich eine **Einheit der Reaktionsweise** bleiben muß, so bleibt nur
noch die eine Frage, ob für die hysterische Reaktionsweise eine Disposition nachzuweisen ist, oder ob wir auch eine solche vermissen. Daß die
Annahme einer Disposition von vornherein durchaus nicht notwendig
ist, lehrt uns eine Analogie mit körperlichen Erkrankungen. Ein jeder

Mensch, der mit Tetanusgift infiziert wird, bekommt seinen Tetanus. Andererseits braucht man nur auf Krankheiten wie das Heufieber zu verweisen, um ein Beispiel dafür zu haben, daß ein ätiologisch wirksames Agens nur auf dem Grunde einer besonderen Disposition wirkt, das so entstehende Krankheitsbild dann aber allgemein als eine Krankheitseinheit anerkannt wird. Die Anerkennung einer Krankheitseinheit in dem Falle einer Erkrankung durch ein spezifisches Agens auf Grund einer Disposition ist aber in hohem Maße von der Spezifizität dieser Disposition abhängig. Eine kleine Anzahl von Menschen sind ja auch gegen Masern immun, aber es sind so wenig, daß man bei der Definition der Krankheitseinheit der Masern von ihnen absehen kann, und diese allein auf die Ätiologie begründet. Daß die gleiche Ätiologie die allerverschiedensten Symptome und Symptomenkomplexe erzeugt und trotzdem eine in gewissem Sinne notwendige Krankheitseinheit konstituieren kann, beweist wohl am besten die Syphilis.

Es ist im übrigen hier nicht der Ort, auf den Begriff der Krankheitseinheit einzugehen. Jedenfalls ist er aber in weitem Umfange konventionell, er ändert sich dauernd, und zwar mit Rücksicht auf die praktischen Konsequenzen. In vielen Fällen ist er nur ein Lückenbüßer oder eine heuristische Hypothese, um anders nicht faßbare Zusammenhänge so lange festzuhalten, bis etwa ihre ätiologische oder histologische Einheitlichkeit nachgewiesen oder auch widerlegt ist. Man braucht nur die Frage aufzuwerfen, ob und inwiefern man die Pneumonie als eine Krankheitseinheit heute noch auffassen will, um einleuchtend zu machen, daß die sogenannte Krankheitseinheit in vielen Fällen ein für die praktische Krankenbeobachtung unentbehrliche Symptomenzusammenfassung, aber gerade für die wissenschaftliche Krankheitslehre von keinem Standpunkt mehr eine Einheit ist.

Gerade aus der Lehre von den körperlichen Erkrankungen sehen wir, daß wir die Hysterie selbst dann eine Krankheit nennen dürften, wenn es nur eine hysterische Reaktion gäbe. Was ist denn schließlich die Pneumonie anderes als eine Reaktion, und wir nennen sie doch eine Krankheit. Unter dem Einflusse Kraepelins macht die Psychiatrie etwas gar zu große Ansprüche an den Krankheitsbegriff, wenn sie immer bestimmte Verlaufsformen zu fordern geneigt ist. Wie viele typische Verlaufsformen gibt es denn unter den körperlichen Erkrankungen? Ein und dieselbe Nephritis führt bei dem einen Kranken innerhalb zweier Jahre zur Urämie, bleibt bei dem zweiten 20 Jahre lang fast unverändert, und kann bei einem dritten womöglich ausheilen.

Sieht man von allen überspannten Anforderungen an die Konstruktion einer sog. Krankheitseinheit ab, so bleibt für die Hysterie neben der Kennzeichnung einzelner klinischer Verlaufsformen nur die Aufgabe der Feststellung der Bedingungen ihrer Entstehung und Entwicklung.

Wir begegnen da zunächst häufig der Forderung der Bestimmung des endogenen und des exogenen Faktors. Daß diese beiden Faktoren bei der Erzeugung der hysterischen Symptome wirksam sind, dafür braucht ein Beweis ja wohl nicht erst angetreten zu werden. Wie weit man auch die Bedeutung des exogenen Faktors, dessen Rolle ja in dem ersten Teil dieses Aufsatzes schon vielfach besprochen wurde, ausdehnen möge: nicht jeder Mensch wird selbst bei Einwirkung der stärksten hysterogenen Schädlichkeiten hysterisch oder zeigt überhaupt danach nur ein hysterisches Symptom. Also muß eine **hysterische Disposition** als zugrundeliegend angenommen werden.

Mindestens in der großen Mehrzahl der Fälle ist die Disposition zu hysterischen Reaktionen eine **angeborene.** In dem Satze: „Man wird hysterisch geboren, man wird es nicht" hat dieser Tatbestand seinen schärfsten und wohl überscharfen Ausdruck gefunden. Die genaue Prüfung der Erblichkeit und der Vererbung der hysterischen Disposition wird dadurch noch unmöglich gemacht, daß der Begriff der Hysterie kein feststehender ist, und daß die leichten Fälle meist nicht in die Behandlung der Kliniken kommen, die solche Statistiken anzustellen pflegen, sondern zum großen Teil ohne ärztliche Behandlung und Feststellung bleiben. Auf Grund der allgemeinen Erfahrung herrscht aber die Überzeugung, daß die Hysterie meist als Folge einer nervösen Belastung, und häufig als gleichartige Vererbung auftritt. Wir sehen in der Tat Kinder von hysterischen Müttern häufig wieder hysterisch werden, eine Tatsache, die allerdings fast immer auch die Erklärung zuläßt, daß der wesentliche Einfluß bei der Hysterisierung der Kinder der suggestive Einfluß der Mutter gewesen sei.

Daß die Rasse oder die Volkszugehörigkeit eine Disposition zur Hysterie setze, wird vielfach behauptet; insbesondere wird den Franzosen, den Polen und den Juden größere Empfänglichkeit für die Hysterie zugeschrieben. Ob das zu erweisen ist, ist mir zweifelhaft. Eindrücke, die sich noch dazu auf ungleichartige Volksschichten beziehen, können über die ererbte Disposition wahrscheinlich sehr irreführen. Ich selbst habe ein halbes Jahr hindurch Pariser Krankenhäuser besucht und kann nur sagen, daß mir ein Unterschied gegenüber dem Berliner Material nicht in die Augen gefallen ist.

Daß diese Disposition sich allgemeiner Anschauung nach vorzugsweise beim weiblichen Geschlecht zeigt, hat, wie wir schon sahen, der Lehre von der Hysterie von vornherein eine verhängnisvolle Richtung gegeben. Auf die Statistik ist auch hier nur ein sehr geringer Wert zu legen, weil die Diagnose von den einzelnen Autoren nach ganz verschiedenen Kriterien gestellt wird, auch die Verteilung der in die Krankenhäuser aufgenommenen Kranken auf die beiden Geschlechter eine andere ist wie die der außerhalb der Krankenhäuser lebenden. Letzteres ergibt sich schon aus früheren Statistiken von P. Marie, Souques und Chauffard, die bei Binswanger zitiert sind[1]), und tritt in neuester Zeit durch das Überwuchern der meist das männliche Geschlecht betreffenden traumatischen bzw. der Unfallshysterie noch stärker hervor. Abgesehen von den soeben genannten Statistiken, die sicherlich auf der Mitwirkung ganz besonderer Verhältnisse (vgl. auch unten) beruhen, sind alle Autoren der Meinung, daß das weibliche Geschlecht, wie man ja immer angenommen hat, viel stärker bei der Hysterie beteiligt ist, als das männliche. Briquet gibt ein Verhältnis von 1:20, Jolly 1:5, Gilles de la Tourette 1:2—3, und dazwischen bewegen sich die übrigen Angaben. Nach P. Marie fänden sich die schwereren Hysterieformen im Verhältnis und sogar absolut häufiger bei Männern als bei Weibern (allerdings nur gewisser unterer Volksschichten). Sehr bekannt ist die Bedeutung der Menstruation als einer Steigerung der Disposition zu einzelnen hysterischen Manifestationen. Eine stärkere Disposition des weiblichen Geschlechts werden wir also nicht leugnen, aber auf die Zahlen gar keinen Wert legen; denn diese bringen nicht nur die angeborene Disposition, sondern auch die Wirkung der Besonderheit der sozialen Stellung

---

[1]) S. 85/86.

der Frau zum Ausdruck. Ob mit dem Fortschritt der Frauenemanzipation die Hysterie bei der Frau zu- ober abnehmen würde, ist eine noch offene Frage; wahrscheinlich ist, daß sie abnehmen wird.

Eine besondere Disposition wird dann durch das Lebensalter dargestellt. Kraepelin[1]), um die neueste von den älteren (Briquet, Landouzy) übrigens nicht sehr differierende Statistik anzuführen, gibt hier für 430 Fälle folgende Altersgliederung für den Beginn der Erkrankung:

— 5 J.	— 10 J.	— 15 J.	— 20 J.	— 25 J.	— 30 J.	— 35 J.	— 40 J.	— 45 J.
$3\,^0/_0$	$7,2\,^0/_0$	$24,4\,^0/_0$	$38\,^0/_0$	$14,9\,^0/_0$	$7,4\,^0/_0$	$2,8\,^0/_0$	$1,6\,^0/_0$	$0,7\,^0/_0$

Wir sehen aus dieser Statistik, daß rund $^3/_4$ aller Fälle von Hysterie die ersten Symptome zwischen dem 10. und dem 25. Lebensjahre zeigen, wie das der allgemeinen Erfahrung seit jeher entspricht. So bezeichnen auch Jolly und Binswanger die Pubertät als das Alter, in welchem die Hysterie vorzugsweise auftrete.

Die Hysterie des Kindesalters ist erst von Briquet entdeckt worden, der $20\,^0/_0$ der Hysterie vor dem 12. Lebensjahr beginnen sah. Jolly und Bruns stimmen ihm darin bei. Wenn andere Autoren die Briquetsche Zahl für zu groß halten, so braucht man sie ja nicht für eine absolute anzusehen, da Verschiedenheiten des Materials und der Auffassung hier eine große Rolle spielen. Das früheste der Hysterie zugängliche Lebensalter wird nach den neueren Forschungen der Pädiater immer weiter rückwärts gerückt. So nehmen moderne Kinderärzte an, daß einzelne Säuglinge eine ganz besonders gute und individuelle psychische Pflege zum Gedeihen brauchen, daß sie in objektiv guter, aber subjektiv nicht genügend individualisierender Hospitalspflege nicht gedeihen (Hospitalismus). Solche „neuropathischen" Säuglinge dürften in der Tat den hysterischen sehr ähnliche Mechanismen zeigen. Es war ja auch bereits erwähnt, daß für im frühen Kindesalter zur Entstehung gelangende Störungen, wie das sog. Wegbleiben der Kinder einzelne Pädiater, wie Czerny und Ibrahim, den Mechanismus des Pawlowschen Bedingungsreflexes annehmen, dieser Mechanismus aber eben der der Hysterie ist.[2]) Daß nach Ablauf des Säuglingsalters in den ersten Lebensjahren die Hysterie gar nicht so selten ist, ist sicher. Wenn wir schon für die Hysterie der Erwachsenen einen fließenden Übergang zu den Phänomenen des normalen Seelenlebens festgestellt hatten, so ist zu betonen, daß nicht nur die Psychologie des normalen Kindes Übergänge zu der des hysterischen Kindes zeigt, sondern daß im normalen Kindesleben Vorgänge sehr häufig sind, die wir beim Erwachsenen als Hysterie bezeichnen würden. So wird man halluzinatorisch ängstliche Zustände, die Kinder so häufig nach dem Erzählen entsprechender Geschichten (Wolf und Großmutter im Rotkäppchen usw.) durchmachen, doch nicht gleich für hysterisch erklären, beim Erwachsenen wären sie es, usw. Ich habe aber ebenso wie Bruns, Oppenheim u. a. eine ganze Anzahl von Fällen, die man schlechterdings gar nicht anders als hysterisch bezeichnen konnte, vom zweiten Lebensjahre ab gesehen; wenn Eulenburg seinen jüngsten Fall aus dem neunten Lebensjahre datiert, so gibt auch er doch die Möglichkeit einer früheren Entstehung der Hysterie durchaus zu.

---

[1]) Zeitschr. f. d. ges. Neurol. u. Psych. **18**, 1913.
[2]) Vgl. auch den S. 54 von uns erzählten Fall der Nahrungsverweigerung durch einen Säugling.

Cramers jüngster Fall stand im vierten Lebensjahre. Willkürlich ist die Annahme Thiemichs[1]), daß alle Erkrankungen vor Beginn des dritten Lebensjahres nicht zur Hysterie, sondern zur Neurasthenie gehören. Im Gegensatz zu diesen letzteren Angaben sei noch einmal an die Auffassung Freuds erinnert, der die Grundlage der Hysterie ganz allgemein in dem Sexualleben der früheren Kindheit sucht, ohne sie allerdings hier schon manifest werden zu lassen.

Was die Verteilung der Hysterie im Kindesalter auf die beiden Geschlechter angeht, so gibt Bruns[2]) an, daß sie bei den Mädchen etwa eben so häufig ist, wie bei den Knaben. Es scheint Bruns, daß je näher die Pubertätszeit rückt, um so größer das Übergewicht des weiblichen Geschlechts wird, ein Eindruck, dem man sich wohl allgemein anschließen wird. Nach Sheffield ist bei Kindern nach acht Jahren das Verhältnis Mädchen zu Knaben schon wie 2 : 1. Für das spätere Lebensalter soll nach Pitres die Hysterie beim Weibe durchschnittlich früher auftreten, als beim Mann; beim Weibe am häufigsten zwischen dem 11. und 25., beim Mann zwischen dem 26. und 40. Lebensjahr. Batault[3]) konnte diese Differenz nicht feststellen. Ich glaube, daß insbesondere dann, wenn man die Fälle von Unfallhysterie berücksichtigt, eine entschiedene, aber auch wenn man das nicht tut, eine leichte Verschiebung des Anfangsalters der Hysterie beim Manne festzustellen sein wird. Mit dieser Verschiebung des Geschlechtsverhältnisses im Kindesalter und vielleicht auch im späteren Alter ersieht man übrigens, wie außerordentlich schwer es ist, aus der Statistik sich ein Bild von der Rolle der angeborenen Disposition, mit der wir uns eigentlich hier beschäftigen wollten, zu machen. Kommt das Überwiegen des weiblichen Geschlechts nach der Kindheit wirklich auf Rechnung einer Manifestation vererbter Anlagen? oder ist es eine Wirkung des Milieus der anderen sozialen Verhältnisse und der anderen psychischen Traumata? und wie verteilen sich diese beiden Möglichkeiten statistisch?

Ein anderer Einwand ließe sich gegen die dispositionelle Bedeutung der Statistik für die Hysterie im Greisenalter machen, die allerdings viel seltener ist wie die des Kindesalters, daß sie nämlich bereits auf einer erworbenen d. h. auf einer senilen Veränderung des Gehirns beruhe. Ich glaube, daß das fast allgemein zutrifft, wie wir denn sehr häufig organische Störungen des Greisenalters mit funktionell hysterischen kombiniert finden, z. B. bei der Astasie-Abasie (vgl. Handb. d. Neur. Bd. I, S. 857). Das Höchstalter, in dem reine Fälle von Hysterie noch beginnen, ist schwer zu bestimmen. Kraepelin sah anscheinend keinen Fall mehr nach dem Alter von 45 Jahren, auch in der Tabelle von Pitres findet sich nur ein Mann noch zwischen 45 und 50 Jahren.

Die Summe der endogenen Faktoren, d. h. der Vererbung einer hysterischen Konstitution für die Entstehung der Hysterie abzuschätzen, ist fast unmöglich. Am weitesten in der Bewertung ist ja bekanntlich Charcot und seine Schule gegangen. Bruns hat aber wohl recht, wenn er sagt, daß, wenn man außer der Belastung mit organischen und funk-

---

[1]) Die Krankheiten des Nervensystems im Kindesalter. Leipzig 1910. S. 231.

[2]) Cramer (im Handbuch der Nervenkrankheiten des Kindesalters, Berlin 1912, herausgegeben von Bruns, Cramer, Ziehen) zitiert Bruns (Die Hysterie im Kindesalter, Halle 1897) ganz falsch.

[3]) Zit. nach Binswanger. S. 89.

tionellen Nerven- und Geisteskrankheiten auch noch den „Arthritismus" im französischen Sinne, und vielleicht sogar noch die Tuberkulose (Ziehen) heranzieht und bis auf die Großeltern und die Geschwister der Eltern und deren Kinder zurückgeht, man kaum einen Menschen finden wird, den man nicht als erblich nervös belastet bezeichnen könnte. „Dann brauchte man sich aber mit der Anamnese nicht so viele Mühe zu geben, sondern könnte diese Belastung a priori annehmen". Sicherlich aber gibt es Fälle genug, vielleicht ist es die Mehrzahl, wo der endogene Faktor im Sinne einer gehäuften Belastung eine wesentliche Bedingung der Hysterie bildet.

Exakte Untersuchungen nach den neueren Methoden der Erblichkeitsforschung sind gerade für die Hysterie natürlich außerordentlich schwierig anzustellen. Lundborg[1]) fand in seiner Durchforschung der 6 Generationen eines schwedischen Bauerngeschlechts, von im ganzen 2232 Personen, 213 Personen d. h. 9,54 % „psychisch minderwertig", 51 Personen geisteskrank (2,28 %) und 45 psychopathisch (2,02 %), 71 (3,18 %) dabei 39 (1,75 %) imbecille und 7 (0,31 %) idiotisch, ferner 6 mal Epilepsie, 14 mal Myoclonusepilepsie, 7 mal Paralysis agitans, 3 mal schwere Hysterie. Aber diese kleine Anzahl bezieht sich eben nur auf die schwereren Formen. Göring[2]) gibt den Stammbaum eines hysterischen Schwindlers, der schon in der zweitnächsten Generation eine enorme Belastung durch Hysterie, Psychopathie und Trinksucht zeigt.

In der Mitte zwischen dieser angeborenen Disposition und den auslösenden Ursachen der Hysterie, von letzteren auch theoretisch nicht scharf abtrennbar, steht die sog. **erworbene Disposition.** Es kann kaum bezweifelt werden, daß eine große Reihe von mehr oder weniger dauernd das Nervensystem schädigenden Momenten damit zugleich auch eine Disposition zu hysterischen Reaktionen setzen. Die senilen Veränderungen als Ursache der Greisenhysterie waren bereits genannt, und die gleiche Rolle, wie diese kann jede organische Nervenkrankheit spielen. Am häufigsten ist das bei der multiplen Sklerose der Fall, aber auch bei Tabes, Syringomyelie, Hirntumor, Hirnlues, Paralysis agitans sind Überlagerungen durch hysterische Symptome garnicht selten. Bei der Syringomyelie und bei der Tabes sehen wir häufig hysterische Sensibilitätsstörungen neben den organischen (vgl. z. B. Handb. d. Neur. Bd. I, S. 799, Abb. 182), die erste Beschreibung eines Hemispasmus glosso labialis betraf einen Tabiker, usw.

Auch den organischen traumatischen Schädigungen des Nervensystems von der Kindheit an aufwärts dürfte bei aller Skepsis doch eine disponierende Wirkung für die Hysterie zugeschrieben werden müssen. Zu den organischen Erkrankungen des Nervensystems, die es hysterogenen Einflüssen zugänglich machen, gehören auch die chronischen Vergiftungen. Charcot, der wie eben ausgeführt, als die einzige Grundursache der Hysterie die Vererbung ansah, nennt als „toxische Gelegenheitsursachen" Blei, Alkohol, Quecksilber, Schwefelkohlenstoff (P. Marie), Nikotin; jede andere Vergiftung, wie um noch eine der wichtigen zu nennen, die CO-Vergiftung, kann jedoch die gleiche Bedeutung haben. Debove und Achard sprechen direkt von einer toxischen Hysterie, weil die Hysterie Symptom der Intoxikation sei. Ganz neuerdings wieder spricht Kraepelin von einer Alkoholhysterie. Der chronische Alkoholismus begünstige die Entstehung hysterischer Störungen, „wenn man nicht vorzieht, sie als eine einfache Begleiterscheinung der Alkoholwirkung zu betrachten". Die zweite Möglichkeit entspräche ziemlich genau der Ansicht von Debove und Achard, und man erkennt, daß Kraepelin auf die Unterscheidung der beiden in Betracht kommenden

---

[1]) Jena. G. Fischer. 1913.
[2]) Ztschr. f. d. ges. Neurol. u. Psych. **1**, 251, 1910.

Definitionen des Zusammenhanges keinen prinzipiellen Wert legt. Es genügt hier, festzustellen, daß die toxischen Schädigungen des Nervensystems eine zur Entstehung der Hysterie mitwirkende Ursache sein können. Übrigens sei an dieser Stelle noch nebenbei auf die Häufigkeit einzelner Alkoholexzesse als auslösende und unterstützende Ursache einzelner hysterischer Manifestationen, insbesondere hysterischer Dämmerzustände, hingewiesen. An die eigentlichen Intoxikationen würden sich die chronischen Infektionskrankheiten anschließen; eine statistisch einigermaßen ins Gewicht fallende Bedeutung dürfte hier allein der Tuberkulose zukommen. So erwähnt z. B. Weygandt[1]) bei der Schilderung des Seelenzustandes der Tuberkulösen deren erhöhte Reizbarkeit und Reaktion gegen die Eindrücke von der Umgebung und dem Organismus her, die Alteration im Bereiche der affektiven Sphäre, die große Reagibilität und erhöhte Labilität der Stimmung, die erhöhte Suggestibilität, alles Dinge, die der hysterischen Reaktion eine gute Grundlage bieten müssen. Sie sind wohl durch die häufigeren, sich auch in Fieberanfällen äußernden Intoxikationen bedingt. Jedenfalls sehen wir bei Tuberkulösen verhältnismäßig häufig die Erscheinungen der Tuberkulose mit hysterischen innig verschmolzen.

Es dürfte im übrigen keine chronische Allgemeinerkrankung geben, die nicht einmal mit hysterischen Symptomen verbunden sein könnte. Man könnte sogar für alle zugeben, daß sie eine gewisse „Disposition" für die Hysterie setzen. Im allgemeinen aber wird man diese Disposition nicht sehr hoch einschätzen. Denn wir sind wohl alle immer wieder überrascht, wenn wir sehen, mit welchen Krankheiten im allgemeinen noch schwere Arbeit geleistet wird, und schwere Arbeit leistet der Hysterische nicht.

Soll man nun alle diejenigen hysterischen Reaktionen, die auf dem Boden organischer Erkrankungen des Nervensystems oder auch des übrigen Körpers zur Entstehung kommen, überhaupt als Hysterie bezeichnen? Die praktische Übung des Einzelnen ist hier sehr verschieden. Liegt ein schweres organisches Leiden vor, neben dem die hysterische Komponente verschwindet, so werden sich die meisten scheuen, noch nebenbei von Hysterie zu reden. Das geschieht aber sicherlich wesentlich deshalb, weil die Diagnose Hysterie etwas Kränkendes, geradezu etwas Diffamierendes hat, und weil man also einem schwer Kranken diese Kränkung nicht antun will, die darin liegt, ihm einen „Defekt des Gesundheitsgewissens" oder eine Willensrichtung zur Krankheit zuzuschreiben. Tatsächlich aber bleiben alle die Reaktionen auf Grund organischer Erkrankungen eine Hysterie. Es scheint mir nur zwei ·Möglichkeiten zu geben, die vielleicht am besten durch den Vergleich mit organischen Erkrankungen verdeutlicht werden können. Entweder: die Hysterie steht zu dem Grundleiden etwa im Verhältnis, wie etwa die Anämie zum Carcinom, dann müßte man von sekundärer oder symptomatischer Hysterie sprechen. Oder: die Hysterie erwächst auf dem Boden eines Grundleidens leichter, weil die Disposition zu ihr gesteigert wird, wie etwa die Disposition zur Tuberkulose durch einen Diabetes. Trifft letztere Analogie zu, kommen wir ganz gewiß um die Diagnose Hysterie nicht herum, ebensowenig wie um die Diagnose Tuberkulose beim Diabetes, auch wenn die Tuberkulose noch so leicht wäre.

Schwieriger liegt das Verhältnis zwischen der Hysterie und den eigentlichen **Geisteskrankheiten**, und es dürften die Verhältnisse der einzelnen

---

[1]) Medizinische Klinik 8, S. 91, 1912.

Krankheiten nicht einheitlich zu beurteilen sein. Daß bei der Dementia praecox zunächst nicht sehr selten hysterische Symptome vorkommen, ist von Nissl behauptet worden. Auch sind einzelne Symptome der Hysterie von denen der Dementia praecox kaum oder garnicht zu unterscheiden, wie der Stupor und ausgebreitete Sensibilitätsstörungen. Das ist aber in diesem Falle ein Ausdruck dafür, daß der pathologische Prozeß bei der Dementia praecox und bei der Hysterie in einer gewissen Richtung und bis zu einem gewissen Punkte ein ähnlicher ist. Bezeichnet doch der Bleulersche Name der Schizophrenie die Spaltung des Bewußtseins, die wir auch bei der Hysterie als den wirksamen pathologischen Mechanismus erkannt haben, und gehen doch Bleuler, Jung u. a. soweit, die Dementia praecox aus ganz den gleichen Mechanismen zu erklären, wie Freud sie für die Hysterie annimmt. Ob nun diese letztere Auffassung berechtigt ist oder nicht, so hat es doch ebensowenig Sinn, neben einer Dementia praecox eine Hysterie anzunehmen, als etwa neben einer Nephritis eine orthostatische Albuminurie. Derselbe Gesichtspunkt würde für die Mehrzahl der übrigens seltenen hysterischen Störungen bei der progressiven Paralyse Gültigkeit haben, und man könnte ihn auch auf andere organische Gehirnkrankheiten anwenden, die wir als „disponierend" zur Hysterie genannt haben, wie die multiple Sklerose, die Hirnlues. Von diesem Gesichtspunkt aus wäre dann die Hysterie bei der multiplen Sklerose nicht eine Folge der durch letztere gesetzten Disposition, sondern eines ihrer Symptome.

Wir finden ja ähnliche Schwierigkeiten auch auf anderen Gebieten. Ich erinnere an die Diskussion darüber, ob der Alkoholismus nicht ein Ausfluß der Psychopathie sei. Alle diese Schwierigkeiten sind im allgemeinen Sinne unlösbar, weil sie auf einer falschen Fragestellung beruhen. Sie lösen sich aber praktisch, wenn man die einzelnen Faktoren als Bedingungen der Erkrankung betrachtet. In einzelnen Fällen werden wir dann entscheiden können, ob etwa ein Hirntumor die wesentliche Bedingung eines hysterischen Symptoms ist, oder ob er eine hysterische Disposition nur geweckt bzw. verstärkt hat, in anderen Fällen aber werden wir dazu nicht imstande sein. Ein theoretisches Postulat aus der einen oder anderen Möglichkeit zu machen, dürfte nicht notwendig sein.

Auch bei der Definition der Beziehungen der Hysterie zum manisch-depressiven Irresein würden wir mit der Durchführung theoretischer Postulate nicht weit kommen. Früher unterschied man bekanntlich vielfach eine Hysteromelancholie und eine Hysteromanie, während die meisten der neueren, insbesondere Kraepelin, diese Namen perhorreszieren. Nun hat es ja in der Tat wohl keinen Sinn, schwere Formen der Manie und Melancholie als Hysteromanie und Hysteromelancholie zu bezeichnen, weil die betreffenden Kranken einige der Hysterie zugehörige oder ähnliche Züge aufweisen. Auch hat die Hysterie, wie mit der Dementia praecox die Bewußtseinsspaltung, mit dem manisch-depressiven Irresein die Wirkung der Affekte auf körperliche und psychische Funktionen gemein, so daß es sich auch hier zum Teil um wesensgleiche Vorgänge handelt. Aber bei den leichten Formen des manisch-depressiven Irreseins, insbesondere der Cyclothymie tritt, wie auch Wilmanns bemerkt, manchmal das hysterische Element so stark hervor, daß man es praktisch unterscheiden und hervorheben muß. Theoretisch konnte man hier etwa folgende Möglichkeiten aufstellen: 1. Kombination hysterischer Erkrankung mit Cyclothymie, 2. Disposition zur Hysterie durch die Cyclothymie, 3. hysterische Symptome als Ausdruck

(Symptom) der cyclothymen Affektschwankung. Nur 2 und 3 gehörten zu
dem hier behandelten engeren Thema, auf 1 kommen wir noch zurück,
zwischen 2 und 3 aber wird eine Unterscheidung kaum möglich sein.

Auch die **Epilepsie** kann eine Bedingung der Hysterie sein. Wir haben
durchaus den Eindruck, daß unter dem Einfluß der Epilepsie in einer nicht
kleinen Anzahl von Fällen das Gehirn hysterisierenden Einflüssen leichter
zugänglich wird. Das drückt auch Sommer aus, wenn er von den Kombinationen der Hysterie mit der Epilepsie diejenige der „Epilepsie, zu der
Hysterie hinzutritt, als „erklärliche Komplikation“, der „Hysterie, zu der
Epilepsie hinzutritt“ als „zufälliger Coinzidenz“ gegenüberstellt[1]). Die Bezeichnung Hysteroepilepsie wird kaum mehr gebraucht, weil sie zu viel-
deutig ist.

Indem wir nun zur Bestimmung des Verhältnisses zwischen psychopathischer Konstitution und Hysterie übergehen, kehren wir zu dem bereits
behandelten endogenen Faktor, der nervösen Belastung bei der Hysterie
zurück, nur daß wir ihn nicht in seiner quantitativen Bedeutung, sondern
in seiner **qualitativen** Eigenart prüfen müssen. Wie ist diejenige psychopathische Konstitution zu definieren, auf Grund deren die
hysterischen Symptome entstehen? Natürlich ist damit nicht gemeint,
daß wir diese Konstitution einfach als diejenige erklären, auf Grund deren
die eigentümliche Spaltung des Bewußtseins, oder wie wir sonst die Eigenart
der hysterischen Störung definieren wollen, möglich ist. Sondern die Ansicht ist, daß auch außerhalb der hysterischen Reaktionen eine
konstante Veränderung der Persönlichkeit, d. h. der psychischen
Konstitution, nachweisbar wäre.

Diese Ansicht ist schon vor langer Zeit von Morel, Tardieu, Huchard
u. a. aufgestellt worden. Nach ihnen ist der Charakter der Hysterischen
von eigenartiger Wandelbarkeit, Doppelzüngigkeit, Lüge- und Verstellungs-
sucht. Von Huchard stammt die Betonung des Egoismus: immer ist es
die eigene Persönlichkeit, die bei ihnen vorherrscht usw. Die Unstetheit
des hysterischen Charakters ist schon von Sydenham, dann von Huchard
u. a. besonders betont. Oppenheim legt wie auch Janet besonderen Wert
auf die große Reizbarkeit der Hysterischen. Beide Autoren betonen aber,
daß einer krankhaft gesteigerten Empfindlichkeit gegen bestimmte Reize
eine Stumpfheit gegen andere gegenüberstehen könne. Oppenheim bringt
auch den Geiz in Beziehung zur hysterischen Anlage. Auch Kraepelin
beurteilt den hysterischen Charakter recht unliebenswürdig, und Wilmanns
gibt folgende Schilderung der hysterischen angeborenen krankhaften Veranlagung von charakteristischem Gepräge: „Eine meist vorzügliche Auffassung,
ein umfassendes Gedächtnis, das aber nur für das eigene Ich nicht inniger
berührende Tatsachen eine gewisse Zuverlässigkeit zu zeigen pflegte, Be-
herrschung der äußeren Formen und gewandte Dialektik, Beweglichkeit der
Einbildungskraft bei gleichzeitigen Mängeln auf dem Gebiete des logischen
Denkens, starke Selbstüberschätzung und Selbstsucht, Hang zum Prahlen,
Schwindeln und Verleumden, Labilität der Stimmungslage, Maßlosigkeit und
Oberflächlichkeit der Gemütsregungen, Fahrigkeit und Sprunghaftigkeit in
Denken und Handeln, krankhafte Abhängigkeit des Urteils von äußeren
Einflüssen, Stimmungen und Wünschen, Autosuggestibilität, Haltlosigkeit

---

[1]) Bei letzterer Bezeichnung berücksichtigt er noch nicht die „affektepileptischen“
Anfälle, die wir unserer hysterophilen Gruppe eingegliedert haben (S. 713).

und Willensschwäche vereinigen sich miteinander zu dem bekannten Charakterbilde.“

Den Autoren, die so ein ganz bestimmtes Charakterbild der Hysterischen entwerfen, stehen andere gegenüber, die ein solches, insbesondere die den Hysterischen zugeschriebenen schlechten moralischen Eigenschaften nicht anerkennen wollen, unter ihnen finden wir Brodie, Briquet, unter den neueren finden wir entsprechende Bemerkungen bei Janet, O. Vogt, Gaupp u. a. Janet sagt: „Die Hysterie kann Sittliche und Lasterhafte befallen. Man darf nicht auf Rechnung der Krankheit Charakterzüge setzen, die sich ohne sie gerade so verhalten hätten.“

Auch wir sind der Meinung, daß jede Charakterisierung des hysterischen Charakters in moralischer Richtung falsch ist. Gewiß sind eine Anzahl von Hysterischen lügenhaft und suchen Unheil zu stiften. Auf gemeinsame Quellen der Hysterie und der Lügenhaftigkeit werden wir noch zurückkommen. Aber das sind keineswegs auch nur die Mehrzahl, sondern nur ein kleiner Teil. Die Psychiater haben hier offenbar infolge der Einseitigkeit ihres Materials auch ein einseitiges Urteil. Selbst der Neurologe, der die Hysterischen nur in der Sprechstunde oder im Sanatorium sieht, hat hier oft noch einen zu ungünstigen Eindruck. Man muß die Hysterischen in ihrer Häuslichkeit, in ihrem ganzen Milieu beobachten und verfolgen. Die im Folgenden dargelegte Anschauung stützt sich zum Teil auf solche Fälle, die ich in meiner früheren allgemeinen Praxis angefangen habe zu beobachten, und die niemals den Weg zum Neurologen gegangen wären.

Mir scheint vor allem, was man von der dauernden psychischen Eigenart der Hysterischen behauptet hat, zunächst eines so häufig vorhanden zu sein, daß man es als eine sehr wesentliche Bedingung der Hysterie bezeichnen muß, das ist die schon von Janet hervorgehobene Schwäche der Tatkraft. Janet faßt diese Seite des hysterischen Wesens etwas eng, und auch zu scharf, wenn er sagt: „Der Willensmangel[1]) verleiht den Hysterischen ein ganz bestimmtes Wesen. Sie werden gegen alles gleichgültig und lassen sich den Kindern gleich lenken. Ein Gatte bemerkte, daß seine Frau allzu lenksam wurde und das schien ihm nicht normal zu sein. . . . . . Dieser Gehorsam der Hysterischen hat aber keinen besonderen Wert; denn sie sind zu ernster Arbeit nicht fähig, besitzen keine Ausdauer und lassen ein Unternehmen bei der kleinsten Schwierigkeit im Stich.“

Mit der Schwäche der Persönlichkeit, der Tatkraft und des Willens hängt ersichtlich die allgemeine Suggestibilität der Hysteriker zusammen, Suggestibilität hier nicht als Ursache der hysterischen Reaktion, sondern auch außerhalb der hysterischen Reaktionen als Persönlichkeitsmerkmal genommen. Diese Eigenschaft des Hysterischen ist von Charcot besonders betont worden, von Sommer wird die „Beeinflußbarkeit“ als das wesentliche Kennzeichen des Psychogenen angegeben, und Hellpach macht die „Lenksamkeit“[2]) zum Mittelpunkt seiner Psychopathologie der Hysterie.

---

[1]) Janet hat in seinem Buch auch ein besonderes Kapitel über die Abulie der Hysterischen. Er betrachtet darin die hysterische Reaktion vom Standpunkt der Willens'ehre. Wir sind dem nicht gefolgt, weil man nicht von mehreren psychologischen Standpunkten aus die gleichen Tatsachen schildern kann, ohne unklar zu werden. Auf die Bedeutung der Suggestion und der Affekte für den Willen haben wir hingewiesen.

[2]) Das Wort lenksam als allgemeine Eigenschaft der Hysterischen finde ich übrigens zuerst in der deutschen Übersetzung des Janetschen Hysteriebuches von Kahane als Übertragung von docile angewandt (Leipzig-Wien 1894, S. 179).

Daran, daß die Suggestibilität, Beeinflußbarkeit, Lenksamkeit einen sehr wesentlichen, vielleicht den wesentlichsten Charakterzug der Hysterischen ausmache, dürfte in der Tat kaum ein Zweifel sein. Es ist das nicht nur praktische Beobachtung, sondern es ist auch theoretisch sehr einleuchtend, die Suggestibilität, die wir als Element hysterischer Reaktion brauchen, auch als Element der ganzen Persönlichkeit aufzunehmen.

Eine Verstärkung und Verallgemeinerung der Lenksamkeit führt zur Haltlosigkeit, wie sie von den französischen Psychiatern und Kraepelin als ein Typus der psychopathischen Konstitution geschildert worden ist, dessen nahe Beziehung zum sogenannten hysterischen Charakter übrigens auch von psychiatrischer Seite nicht verkannt, in diesem Handbuch von Wilmanns hervorgehoben wurde.

Ganz allgemein kann man sagen, daß die Hysterischen meist schwache Persönlichkeiten sind. Für die Charakterisierung des psychischen Dauerzustandes wäre damit diejenige Eigenschaft hervorgehoben, die sich in der hysterischen Reaktion zur Spaltung der Persönlichkeit vertieft. Häufig haben die Hysterischen zwar gewisse Ziele, aber diese Ziele sind über ihre Kraft, ihre Persönlichkeit ist im Verhältnis zu den im übrigen meist verschwommenen Zielen zu schwach. Das eigene Gefühl der Minderwertigkeit und das über sich Hinauswollen scheint A. Adler neuerdings zum Mittelpunkt einer Theorie des nervösen Charakters zu machen. Man braucht aber wirklich nicht darum von der Freudschen Lehre aus- und abzugehen, um diese Seite vieler hysterischen Charaktere zu erkennen, die wir auch schon bei Janet u. a. gewürdigt finden.

Man würde sich aber sehr täuschen, wenn man die Schwäche der Persönlichkeit und ihre Lenksamkeit bzw. Haltlosigkeit nun allgemein als ganz diffuse, d. h. sich auf alle Bewußtseins- und Lebensinhalte der Persönlichkeit erstreckende Eigenschaft auffassen wollte. Das sind sie nur in einer Anzahl von Fällen. Ich kenne höhere Beamte mit selbständigem, auf das gewissenhafteste verwaltetem Dezernat, die ab und zu, speziell nach starken Erregungen Zustände bekommen, die man gar nicht anders denn als hysterisch bezeichnen kann. Es gibt auch Frauen mit keineswegs ganz leichter Hysterie, die doch die Tatkraft aufbringen, um ihren Haushalt und ihre Kinder in musterhafter Ordnung zu halten, dabei ihre hysterischen Symptome und Reaktionen sorgfältig verbergend. Dem einen Hysterischen wird man wegen seiner Lenksamkeit sehr leicht sein Vermögen abschwindeln, aber man wird ihn nicht zu der leisesten unredlichen Handlung verleiten können, während bei einem anderen sich die Lenksamkeit vielleicht gerade in der Richtung zeigt, daß er leicht zur Teilnahme an verbrecherischen Handlungen zu verleiten ist, aber auch nicht einen Pfennig seines Geldes hergibt usw. Auch zeigt sich diese Lenksamkeit durchaus nicht immer unterschiedslos allen anderen Personen gegenüber, sondern nur ganz bestimmten, oft nur einer einzigen gegenüber. Es tritt das insbesondere in den erotischen Beziehungen der Hysterischen zutage, die sich manchmal zu einer strengen „Liebeshörigkeit" gestalten. Die Fälle, wo etwa hysterische Prostituierte ohne äußeren Zwang, nur aus Liebe für ihren Geliebten zu jedem Verbrechen bereit sind, dürften nicht so selten sein und nicht nur in Romanen vorkommen, ebensowenig wie die umgekehrten, wo der Mann der hörige Teil ist. An mich wandte sich einmal eine besonders intelligente und tatkräftige Dame mit der Frage, ob diese Hörigkeit nicht durch Hypnose zu beseitigen wäre. Sie war vollkommen unter der Herrschaft ihres Liebhabers, dessen Willen sie in allem erfüllen mußte. So mußte sie sich perverse sexuelle Handlungen gefallen lassen, obwohl sie ihr Ekel verursachten. Dabei wurde von seiten des Mannes nicht der geringste Zwang ausgeübt. Die Patientin war nur psychisch diesem einen Mann völlig unterworfen, sie wagte diesem einen gegenüber auch nicht den geringsten Widerspruch; anderen Männern gegenüber spielte sie eher die umgekehrte Rolle. Daß zu jedem Liebesverhältnis ein Stück Hörigkeit nicht zu entbehren ist, zeigt übrigens, daß auch auf diesem Gebiete keine scharfen Grenzen gegenüber der Norm bestehen.

So sicher im allgemeinen die Persönlichkeitsschwäche, die Suggestibilität oder Lenksamkeit ein wesentlicher Zug der Hysterischen ist, so muß doch noch ausdrücklich betont werden, daß selbst hohe Grade dieser Eigenschaften durchaus noch nicht zur hysterischen Reaktion führen müssen, selbst dann nicht, wenn noch andere schwere Faktoren der Hysterie, wie vor allem schwere Schicksalsschläge, hinzukommen. So bleiben denn selbst diese allgemeinsten Züge der hysterischen Persönlichkeit nur dispositive „Bedingung" zur Hysterie, sie sind noch nicht die Hysterie selbst. Was die Hypnotisierbarkeit der Hysterischen anlangt, so sind sehr viele Hysterische sehr leicht und tief hypnotisierbar; es entspricht das der hohen allgemeinen Suggestibilität vieler Hysterischer. Es bildet die leichte Hypnotisierbarkeit sogar ein gewisses Merkmal gegen andere Formen der Psychopathie, speziell die Zwangszustände, deren hohe Renitenz gegen die Hypnose Janet hervorhebt. Aber es gibt auch viele Hysterische, die nur sehr schwer und oberflächlich zu hypnotisieren sind, und andererseits, wie besonders Bernheim hervorhebt, viele Nichthysterische, die außerordentlich leicht hypnotisierbar sind. O. Vogt hebt die „Starrheit" der Hypnose bei vielen Hysterischen hervor.

Es ist sehr begreiflich, daß die einzelnen Forscher dem hysterischen Charakter diejenigen Züge zugrunde gelegt haben, die ihrer Meinung nach auch bei der Auslösung der hysterischen Reaktion wirksam sind. So ist es Briquet, der die Affektivität der Hysterischen in den Vordergrund stellt: „Der Charakter der Hysterischen zeigt übereinstimmend einen Zug: Sechs Siebentel der von mir beobachteten Hysterischen hatten ein lebhaftes Temperament . . . Man kann drei Klassen von Hysterischen unterscheiden. Die Mehrzahl ist im höheren Grade empfindlich, sie nimmt an allem Anstoß, ärgert sich über ein Nichts, sie ist argwöhnisch; die übrigen zerfallen fast zu gleichen Teilen in aufbrausende, heftige und schwer zu behandelnde Charaktere und in zarte empfindsame wahre Dulderinnen. Das sind die Hauptzüge . . . sie sind nicht zahlreich, aber konstant; sie haben mit dem Intellekt nichts zu tun, sondern nur mit den Affekten." Im Unterschied von Briquet will Janet die Affektivität der Hysterischen nicht anerkennen, entsprechend seiner Theorie der hysterischen Reaktion, die den Affekten keine besondere Bedeutung beilegt. Die Kranken wären im großen und ganzen sehr gleichgültig, wenigstens gegen alles, was nicht mit ihrer Krankheit zusammenhängt. Janet spricht sogar von einer „Psychapathie". Es scheint aber, daß er hier wesentlich die Affektlage während längerer wenn auch leichterer hysterischer Zustände im Auge hat, während es uns darauf ankommt, die Persönlichkeit der Hysterischen außerhalb der eigentlichen hysterischen Reaktionen zu erkennen. Dagegen spricht sich Oppenheim im Sinne Briquets dahin aus, daß die Grundlage der Hysterie ein abnormer Seelenzustand sei, der in erster Linie die affektive Sphäre beteiligt.

Auch wir möchten glauben, daß die Mehrzahl der Hysteriker Affektmenschen sind, Menschen mit lebhafter, insbesondere leicht auslösbaren und auch meist unbeständigen Affekten. Der Ausdruck der Unbeständigkeit leichterer Affekte ist ja die vielbesprochene und nicht zu leugnende Launenhaftigkeit vieler Hysterischen. Noch mehr aber als bei der Lenksamkeit müssen wir uns hüten, in der Affekterregbarkeit eine einheitliche Bedingung der Hysterie zu sehen. Sind doch starke Affekte und starke Affekterregbarkeit oft auch Ausdruck und Zeichen starker Persönlichkeit, die der Hysterie gar keinen Spielraum läßt. Außerdem sind bei keinem Menschen die Affekte genau so verteilt, wie bei einem anderen. Der eine verbindet den größten Affekt mit Geld, der zweite mit der Ehre, der dritte mit Sexualtätigkeit, der vierte mit Gesundheit usw. Demgemäß sind die einzelnen sehr verschieden empfindlich, und zwar nach Maßgabe des bei ihnen vorwaltenden Affektinhaltes. Auch unter den Menschen mit — d. h. im Verhältnis zu denen der „Normalmenschen" — überwertigen Affekten kann insbesondere die Anrührung dieser überwertigen Affekte zu hysterischen Reaktionen führen, braucht es doch aber nicht zu tun. Die eine antwortete auf ein sexuelles Attentat mit einer Ohrfeige, die andere mit einem hysterischen Krampfanfall. Nicht jeder Schriftsteller reagiert auf die Ablehnung eines Stückes mit einem hysterischen Dämmerzustand, wie ich es einmal beobachtet habe, und doch ist gewiß mit der Beurteilung seiner Leistung durch das Publikum für fast jeden Schriftsteller ein mächtiger Affekt verbunden. Gerade die Überwertigkeit einzelner Affekte insbesondere solcher höherer Ordnung bietet sogar oft eine Art Schutz gegen hysterische Reaktionen, weil der Betreffende seine ganze Tatkraft daransetzt, den Inhalt der Affektes zu erfüllen. Am ehesten dürften wir noch die Leute mit labilen, im Wesen nicht sehr starken, aber äußerlich sehr lebhaften — man könnte sagen, leicht lenkbaren — Affektäußerungen als disponiert zur Hysterie bezeichnen. Ähnliches sagt Dubois[1]), mit der „Fähigkeit, den aus den Affekten entspringenden Empfindungen den Stempel der Realität aufzudrücken", was er unter der Bezeichnung „Sinnlichkeit oder sinnliche Impressionabilität" zusammenfaßt. In jedem Falle aber bleiben auch die Affekte nur eine Disposition.

Was die Intelligenz der Hysterischen betrifft, so hat man darauf im allgemeinen keinen großen Wert gelegt. Briquet sagt, daß sich unter den Hysterischen Kluge und Dumme befinden. Daß sich selbst schwere Formen der Imbezillität mit Hysterie verbinden können, ist bekannt. Diese Mischformen sind als Zustandsbilder der Hebephrenie manchmal zum Verwechseln ähnlich. Ziehen spricht davon, daß leichte Formen der Debilität bei Hysterie verhältnismäßig häufig seien, und ich möchte das unterstreichen. Es handelt sich sehr häufig um eine Schwäche der formalen Intelligenz, dann um eine bei manchmal besonders guter formaler Intelligenz auffallende Kritik- und Urteilslosigkeit. Die letztere Störung konnte man natürlich von einem anderen Standpunkt auch unter die Suggestibilität, bzw. Beeinflußbarkeit rubrizieren.

Zu diesen Bedingungen, die in der Konstitution der psychischen Persönlichkeit selbst liegen, kommen nun die **von außen** kommenden Einwirkungen auf die Psyche. Eine **akute** Form derselben bezeichnen wir als **psychische Traumen**, und es war von ihnen in den ersten Abschnitten die Rede. Wir wiederholen hier nur ganz allgemein, daß es sich dabei

---

[1]) Über die Definition der Hysterie. Corr. Blatt für Schweizer Ärzte. 1911. Nr. 19.

wesentlich um die suggestive und bewußtseinsspaltende Wirkung des Affekts und der Vorstellungen handelt. Dabei mag es dahingestellt bleiben, ob die rein **suggestive** Entstehung der Nachahmungshysterie als psychisches Trauma gedeutet oder besonders unterschieden werden soll.

Hier wollen wir nur noch auf die mehr **chronisch** wirkenden äußeren Einflüsse aufmerksam machen, insbesondere die des Milieus und der sozialen Lage. Es ist richtig, daß, wie Briquet sagt, die Hysterie Reiche und Arme befällt. Sicherlich aber wird die Hysterie durch die Abhängigkeit befördert, in die sich der Arme öfter begeben muß als der Reiche. Es ist bemerkenswert, daß nach Gaupps Statistik $45,1\,^0/_0$ der Hysterischen der Kraepelinschen Klinik Dienstmädchen und Köchinnen waren, wogegen die Verkäuferinnen nur einen sehr geringen Prozentsatz ausmachen. Die Verkäuferin ist eben ein freierer Beruf als der des Dienstmädchens. Unter demselben Gesichtspunkt ist wohl auch die Hysterie im Soldatenstand zu verstehen. Nach Voß[1]) beobachtet man hier eine dauernde Zunahme der Hysterie, und zwar betrug die Zahl der Zugänge an Hysterie 1898/99 136, 1905/6 359. Es kommt aber sicherlich nur ein kleinerer Teil der Hysterischen ins Lazarett. Einem höheren Militärarzt verdanke ich die Mitteilung, daß auch unter den Offizieren psychogene und hysterische Zustände durchaus nicht zu den Seltenheiten gehören. Sie sind ja auch kaum weniger abhängig als der gemeine Soldat; wenn die Abhängigkeit auch weniger in Erscheinung tritt, so bedeutet sie doch für ihr Lebensschicksal wieder viel mehr, als für den Soldaten, der nach wenigen Jahren wieder entlassen wird.

Andererseits ist nicht zu leugnen, daß Leute, die sich ihren Neigungen ganz überlassen können, die nicht arbeiten, weil sie es nicht nötig haben, vielleicht gerade durch diese Unabhängkeit zu neuropathischen und auch zu hysterischen Störungen kommen. „Wenn der arbeiten müßte, wäre er vernünftig", so oder so ähnlich hören wir sehr häufig von Laien über Hysterische reden, und darin liegt sicherlich etwas Richtiges. Die „Erziehung durch das Leben" wirkt insbesondere in leichteren Fällen der Hysterie entgegen.

Es kann wohl als sicher betrachtet werden, daß eine ungeeignete Erziehung in der Kindheit zur Entstehung der Hysterie disponieren kann. Was eine geeignete Erziehung ist, das kann unmöglich hier auseinandergesetzt werden, um so weniger als bei der Erziehung sowohl gesunder als auch nervöser Kinder im höchsten Maße individuelle Gesichtspunkte maßgebend sein müssen. Eine Vernachlässigung der körperlichen Erziehung zugunsten der geistigen, geistige Überanstrengung mit der Erweckung unnützen Ehrgeizes, andererseits ein verzieherisches Nachgeben gegenüber jeder Laune des Kindes, zu starke Anregung der Phantasie (durch gruselige Geschichten oder durch ungeeignete Lektüre), ebenso auch die Unterdrückung individueller Anlagen und das Hineindrängen in für die Individualität ungeeignete Berufe oder gar der Zwang zu einer nicht gewünschten Heirat: das sind alles Dinge, die sich früher oder später in einer Erweckung hysterischer Reaktionen äußern können.

Auf allen diesen Bedingungen baut sich das Krankheitsbild der Hysterie und die Folge hysterischer Reaktionen auf. Man kann nun noch die Frage nach der Wertigkeit der einzelnen Bedingungen aufwerfen, insbesondere die: gibt es unter all den genannten Bedingungen eine, die für die Entwicke-

---

[1]) Krankheit und soziale Lage. Herausgeg. v. Mosse u. Tugendreich. München 1913. S. 408.

lung der Hysterie unentbehrlich ist, wie etwa der Tuberkelbacillus für die Tuberkulose? Auch für die Tuberkulose gibt es ja eine große Anzahl von Bedingungen, aber sie können alle vorhanden sein: fehlt der Tuberkelbacillus, so entsteht die Tuberkulose nicht (wenn auch andererseits der Tuberkelbacillus allein nicht immer genügt). Können wir vielleicht das psychische Trauma bei der Hysterie mit dem Tuberkelbacillus bei der Tuberkulose in eine Linie stellen? Die Frage erschiene doch wohl unhaltbar. Denn die psychischen Traumata im weitesten Sinne sind nun einmal in diesem Leben bis zum Anbruch des goldenen Zeitalters immerwährend gegeben, der Kampf ums Dasein, um Freiheit, um die Betätigung der Persönlichkeit, ums Geld, um die Befriedigung der Sexualität und anderer Affekte bleibt niemandem erspart. Schwache Persönlichkeiten erliegen schon den normalen oder sogar subnormalen Schwierigkeiten, bzw. Traumen, die stärksten Persönlichkeiten sind auch gegen die stärksten Schwierigkeiten gefeit. Dazwischen aber liegt die große Anzahl derer, die großen oder übergroßen Anstürmen keine genügende Festigkeit der Persönlichkeit entgegenzusetzen haben, diesen gegenüber vielmehr im Sinne der Hysterie reagieren. Es kann also nur auf das Verhältnis der äußeren Reize zu der endogenen hysterischen Anlage ankommen, und ebenso unberechtigt wie die Überschätzung der äußeren Einflüsse erscheint mir die Folgerung, daß selbst bei den stärksten Anlässen nur der hysterisch würde, der eine ausgesprochene Anlage zur Hysterie in sich trage, d. h. also, daß die hysterische Anlage allein die wesentliche Bedingung der Hysterie sei. Gewiß wird nicht jede Frau, die bei einem Erdbeben Mann und Kind, Hab und Gut verloren hat, hysterisch. Derjenigen Gruppe von Menschen, die unter allen Umständen, unter den heftigsten Schicksalsschlägen, in dauernder Bedrängnis, und bei den innerlichsten Konflikten, die Ruhe, Freiheit und Einheitlichkeit der Persönlichkeit zu bewahren wissen würden, den Begriff der normalen psychischen Reaktivität vorzubehalten, ist vom praktischen Standpunkt aus ganz gewiß unmöglich, und auch vom theoretischen Standpunkt aus wohl ohne jeden Vorteil. Wir nehmen doch auch bei anderen Organen nicht die allerhöchste Leistungsfähigkeit als Maß einer normalen mittleren Konstitution, wir messen die normale Konstitution eines Herzens nicht nach seinem Verhalten in einem schweren sportlichen Wettkampf.

Vergegenwärtigen wir uns alle die genannten Bedingungen der hysterischen Erkrankung, so ist es klar, was die Erfahrung immer wieder bestätigt: Die Hysterie kann keinen einheitlichen typischen Verlauf haben. Wohl aber kann man innerhalb der Hysterie mehrere Verlaufsformen, die freilich ineinander übergehen, unterscheiden. Wir haben da zuerst die schwersten Fälle, deren ganzes Leben von der Kindheit, oder wenigstens meist von der Jugend auf, eine fast ununterbrochene Kette hysterischer Zufälle und Zustände ist. Es ist immer erkannt worden, daß die wesentliche Bedingung dieser Fälle die degenerative Anlage ist. Befinden sich diese Kranken nicht in günstigen pekuniären Verhältnissen, so fallen sie der Armenpflege anheim, weil sie zu geregelter Arbeit unfähig sind. Unter günstigeren Verhältnissen bilden sie ein Kreuz für die Familie. Diese schweren Fälle sind es dann, auf die sich die lebhaften Schilderungen der Autoren von dem Egoismus der Hysterischen beziehen, und die sich dann auch häufig mit den mannigfachsten psychopathischen Zügen verquicken. Unter diesen schweren Fällen sind eine kleine Zahl zu erwähnen, in denen sich einzelne „körperliche" Symptome jahre- und jahrzehntelang fast unverändert halten, z. B. Paraplegien, Contracturen, Anästhesien. In der Mehrzahl dieser Fälle sind die einzelnen Symptome und insbesondere die subjektiven Beschwerden der Kranken recht wechselnd.

Auch diese schwereren Fälle können übrigens noch in späterem Alter beginnen und sind dann meist durch ein grobes psychisches Trauma ausgelöst: Verlust des Vermögens, gesellschaftliche Deklassierung, Versetzung in Anklagezustand, Inhaftierung, Unfall. Was den Unfall betrifft, so ist es an dieser Stelle ohne Belang, daß ein sehr großer Teil der Unfallshysterien in dem Wunschfaktor der Rentenerlangung ihre Begründung finden, ein anderer Teil ohne Beziehung zu diesem Wunschfaktor sich entwickelt. Uns interessiert hier nur, daß gerade die letzteren Fälle die schwereren sind, weil sie — sofern bei ihnen eine Rentenabfindung überhaupt in Frage kommt — auch nach ausreichender einmaliger Kapitalsabfindung nicht zur Heilung kommen.

Diesen Dauerformen der Hysterie stehen diejenigen Formen gegenüber, die nur vorübergehend hysterische Symptome zeigen.[1]) Es ist bekannt, daß wir viel mehr jugendliche Hysterische finden, als alte. Kraepelin hat statistisch das Alter der Hysterischen bei Eintritt in die Behandlung festgestellt:

Altersstufe:

— 10 J. | — 15 J. | — 20 J. | — 25 J. | — 30 J. | — 35 J. | — 40 J. | — 45 J. | — 50 J.

Eintrittsalter:

0,9 % | 12,1 % | 36,3 % | 23,9 % | 12,1 % | 6,3 % | 4,4 % | 1,9 % | 2,1 %

Also 73,2 % der Kranken suchen vor dem 25. Jahre, 85,3 % vor dem 30. Jahre ärztliche Hilfe auf, dabei handelt es sich freilich um Anstaltsbehandlung, so daß die Kraepelinschen Zahlen doch wohl ein zu gutes Bild der Heilungsmöglichkeit der Hysterie geben. Auf Grund seiner Statistik zieht Kraepelin jetzt ausdrücklich die von ihm früher vertretene Ansicht: „daß die Hysterie eine Form der krankhaften Veranlagung darstelle, deren einzelne Erscheinungen zwar zurücktreten und wechseln können, die aber als solche einer Rückbildung nicht zugänglich sei," für die große Mehrzahl der Fälle zurück, und glaubt, daß man es in der großen Masse der „kleinen" oder „Alltagshysterie" mit Krankheitserscheinungen zu tun hat, die an ein bestimmtes, recht jugendliches Lebensalter gebunden sind und sich mit der Reifung der Persönlichkeit wieder verlieren. Diese Verlaufsform bezeichnet Kraepelin als „Entwicklungshysterie". So sehr man die Tatsache der Heilbarkeit der Hysterie betonen muß, so halten wir doch den von uns eingenommenen Standpunkt der Würdigung der mannigfachen Bedingungen der Hysterie gegenüber dem Kraepelinschen für den umfassenderen. Kraepelin faßt nämlich weiter die Entwicklungshysterie auf als eine „Entwicklungshemmung in dem Sinne, daß die Reifung der Persönlichkeit, insbesondere des zielbewußten Willens hinter den Anforderungen des Lebenskampfes zurückgeblieben ist." Immer tritt hier noch das Bestreben Kraepelins hervor, die psychischen Erkrankungen ganz wesentlich von endogenen Faktoren abhängig zu machen, also die Entwicklungshysterie von einer Entwicklungshemmung. Das Entwicklungsalter ist aber auch diejenige Lebensperiode,

---

[1]) Ein Teil dieser Fälle entspricht Charcots Hystériques d'occasion.

wo die Einflüsse der Außenwelt am mächtigsten wirksam sind; der entscheidende Kampf um das Lebensschicksal wird meist bis zum 30. Lebensjahre ausgefochten. Hier liegt die entscheidende Berufswahl, hier liegt auch die Entscheidung über das Sexualleben. Daß die Bedingungen der Befriedigung des Sexualtriebes gerade in diesem Alter einen gewaltigen Einfluß auf das Entstehen und Verschwinden der hysterischen Beschwerden haben, ist uns ganz sicher. Wir halten die Auffassung Kraepelins nicht für richtig, daß die große Mehrzahl der Hysterischen ein „unauffälliges und unbekümmertes" Geschlechtsleben führt. Daß die erzwungene und freiwillige Abstinenz ohne jede „Entwicklungshemmung", daß die mächtigen Affekte, die sich an jede Berührung der Sexualfunktion anschließen, daß die Verquickung der Sexualfunktion mit der sozialen Position und auch mit höheren Lebensinhalten mehr wie irgend ein anderer Faktor im Entwicklungsalter die Hysterie befördert, darf auch derjenige glauben, der die Freudsche Deutung nicht mitmacht. Die Beobachtung, daß junge Mädchen ihre Hysterie mit der Ehe und der Mutterschaft sehr oft verlieren, ist ja im höchsten Maße populär und kann gar nicht bestritten werden. Daß diese Beobachtung nicht noch allgemeiner ist, und daß häufig genug auch das Gegenteil vorkommt, liegt wesentlich daran, daß die Mehrzahl der Ehen bekanntlich nicht im Himmel geschlossen werden. Diese Ausführungen gehören hierher, weil sie zu dem Schlusse führen, daß auch die Hysterie des jugendlichen Alters keine präformierte Verlaufsform infolge mangelhafter Reifung der Persönlichkeit ist, sondern nur eine im jugendlichen Alter, speziell auch wegen seines von der Reifung der Persönlichkeit in hohem Maße unabhängigen, besonderen Affektlebens, besonders häufig in Erscheinung tretende Verlaufsform der Hysterie. Treten Bedingungen von ähnlicher Schwere in späterem Alter zusammen, so haben wir auch in späterem Alter die gleichen Hysterieformen meist mittlerer Schwere und mittlerer Dauer. Demgemäß haben wir häufig auch bei derselben Person mehrere hysterische, durch eine lange freie Zeit voneinander vollständig getrennte Hysterieperioden.

Von diesen Fällen mittlerer Schwere haben wir nun alle Übergänge zum „Normalen". Die Hysterie ist eine Krankheit, die ganz ohne scharfe Grenze in das Bereich der Gesunden übergeht. Zu diesem Schlusse führte uns ja bereits die Psychopathologie der hysterischen Einzelreaktion. Man unterscheidet hier auch unter den leichten Formen zweckmäßig Fälle, wo eigentlich das ganze Leben eine Kette leichtester hysterischer Zustände ist, Fälle, in denen z. B. Schlaflosigkeit, Kopfschmerzen, hysterische Dyspepsie und hysterische Amblyopie die wesentliche Rolle spielen, und solche, die aus mittlerer Gesundheit heraus kurzdauernde Symptome zeigen, z. B. mehrwöchige Neuralgien, mehrtägige Sinnesstörungen oder auch kurzdauernde Dämmerzustände. Die einzelnen hysterischen Zustände der letzten Gruppe sind fast immer durch besondere Gemütserregungen ausgelöst.

Die Kinderhysterie im Rahmen dieses Handbuchs besonders zu behandeln, liegt kein Grund vor. Was über die Disposition des Kindesalters zu sagen war, ist gesagt worden. Hinzugefügt sei, daß entsprechend der noch einfachen Konstitution der kindlichen Psyche die hysterischen Symptome hier meist besonders leicht in ihrem psychogenen Mechanismus zu durchschauen sind. Damit hängt es zusammen, daß die Kinderhysterie auch verhältnismäßig häufig „monosymptomatisch" ist. (Bruns u. a.) Besonders häufig scheinen gerade im Kindesalter noctambule Zustände ausgesprochen hysterischen Charakters, die gewöhnlich auf bestimmte traumatisch wirkende

Ereignisse zurückgehen, in drei von mir beobachteten Fällen auf solche grob
sexueller Natur. Aber auch schon die Schulangst kann solche Zustände hervorrufen. Der Pavor nocturnus ist eigentlich nur eine besondere Form dieser
noctambulen Zustände.

Als besondere Form hätten wir dann noch die Massenhysterien zu
nennen, bei denen die eine Bedingung der psychischen Ansteckung die aus-
schlaggebende für die Entstehung der Hysterie ist. Medizinisch tritt bei
diesen Massenhysterien insbesondere auch eine Bedingung der Hysterie
hervor, die wir noch nicht besonders bezeichnet haben, die individuelle
Aufklärung und Bildung, nicht zu verwechseln mit der Intelligenz. Wer
an den Teufel nicht glaubt, wird auch nicht von ihm stigmatisiert. In
Rußland soll heute noch eine dort „Klikuchis"[1]) genannte Krankheit
häufig sein, die sich an den Besuch bei einer Wahrsagerin anschließt, aus
dem Glauben an die Besessenheit aus einem Dämon hervorgeht, und in
hysterischen Anfällen, Globus, Meteorismus, erhöhter Suggestibilität besteht.

Die leichtesten Fälle der Hysterie führen allmählich zu den normalen
Reaktionen hinüber und es ist Sache der quantitativen Wertung, man
könnte auch sagen, des Geschmackes, ob wir manche Reaktionen als hysterisch oder als normal bezeichnen wollen. Wir werden nicht gleich jeden
Menschen, der nach einer schreckensvollen Nachricht Kopfschmerzen bekommt, oder nach einem schweren Schicksalsschlage einige Wochen lang
nicht schlafen kann, als hysterisch bezeichnen. Wir werden auch eine Frau,
die beim Tode ihrer Kinder von Wein- und Schreikrämpfen befallen wird,
nicht ohne weiteres als hysterisch bezeichnen, wohl aber diejenige, die die
gleichen Erscheinungen beim Tode ihres Hündchens darbietet usw.

Beziehungen der Hysterie zu anderen Psychopathien.

Aber nicht nur gegen die normale Seelenbeschaffenheit, sondern auch
gegen andere Formen der Psychopathie ist die Hysterie nicht scharf abgegrenzt, und wir müssen diese der Hysterie nahestehenden Krankheitsformen
hier in ihren Beziehungen zur Hysterie noch etwas genauer besprechen.

Vorerst haben wir noch einige Krankheitsformen zu nennen, die zwar
von anderen von der Hysterie abgetrennt worden sind, die wir aber noch
zur Hysterie rechnen. Da ist zunächst die **Schreckneurose**, die Stierlin
auf eine Alteration des „Vasomotoriums" bezieht. Daß auch nach Stierlins
eigenen Angaben auf dem Boden des durch Katastrophen ausgelösten
Schrecks hysterische Zustände entstehen können, haben wir bereits an anderer
Stelle gezeigt (S. 121). Die Frage kann demnach nur die sein, ob durch die
katastrophale Schreckwirkung noch andere als hysterische Krankheitsbilder
erzeugt werden können. Für diejenigen Fälle nun, die das Bild der vasomotorischen Schreckneurose Stierlins bieten, kann ich das nicht anerkennen.
Sie zeigen vasomotorische Störungen, Herzklopfen, Herzparoxysmen, Labilität
und Steigerung der Frequenz des Pulses, Erdbebenerwartungsangst, mono-
tone, ängstliche, der Erdbebensituation entnommene Träume, Schlaflosigkeit,
nächtliches Aufschrecken, Schweißausbrüche, „kurz das Bild einer Herzneurose
mit Andeutung von Phobien" (Bonhoeffer). Wenn man von der Andeutung von Phobien absieht, paßt das Ganze aber auch vollkommen in
das Bild der Hysterie, und wir beobachten genau dasselbe bei der „Wunsch-
hysterie" des Traumatikers, der gar keinen besonderen Schreck bekommen

---

[1]) Blagenoff, Myriatichénie et Klikouchisme, Arch. de Neur. **33**, 273, 1911.

hat. Die vasomotorischen Erscheinungen sind m. E. auch bei der Schreckneurose nicht als selbständige Erscheinungen, sondern in dem früher besprochenen Sinne als Teilerscheinungen psychischer Vorgänge, speziell nach-
dauernder Affekte aufzufassen. Ihre Selbständigkeit ist auch nicht einmal
wahrscheinlich gemacht.

Eine andere Frage ist die, ob wir auch die **schwersten** Fälle von bei
Erdbeben berichteten Schreckwirkungen nun zur Hysterie zählen wollen.
Bonhoeffer betont die von Stierlin berichteten Fälle, die in furibundem
Verlauf unter schweren Delirien zum Tode führten, und diejenigen, die ein
ausgesprochenes Korsakowsches Bild mit Delirien zeigt, wie wir es manchmal nach Hirnkontusionen sehen. Daß eine Alteration des Vasomotoriums
und nicht eine eigentlich nervöse Wirkung hier wirksam gewesen sei, halte
ich auch bei diesen Fällen für unwahrscheinlich, jedenfalls das erstere für
nicht erwiesen und nicht notwendig. Da wir über den Mechanismus nichts
wissen, die Tatsache dieser schweren, manchmal letalen Wirkungen aber
feststeht, so bleibt nur die Frage: Sollen wir die schwersten, durch psychische
Einflüsse zu erzielenden Veränderungen, selbst diejenigen, in deren Verfolg
der Tod eintreten kann, noch als hysterische bezeichnen? Das ist eine
Prinzipienfrage, die nach dem heutigen Stande der Wissenschaft auf Grund
objektiver symptomatologischer Merkmale nicht beantwortet werden kann.
Jedenfalls aber halten wir das nervöse Protoplasma für nicht weniger empfindlich, als das „Vasomotorium".

Zur Hysterie rechnen wir weiter die bereits früher erörterte Freudsche
Angstneurose, bzw. die schon vor Freud von E. Hecker beschriebene
Angstneurasthenie. Freud gründet die Unterscheidung von der Hysterie
hier nur auf die Ätiologie. Die Angstneurose habe im aktuellen Sexualleben
ihre Wurzel, sei eine „Aktualneurose", die Hysterie gehe auf das infantile
Sexualleben zurück. Das erschien uns nicht erwiesen (vgl. S. 114).

Zur Hysterie rechnen wir weiter einen großen Teil der **Affektschwankungen** Ziehens, die nach Ziehen eine „krankhaft verstärkte und
verlängerte Affektreaktion im Sinne der ätiologisch wirksamen Affekte" sind.[1])

Ebenso dürfte man auch die sogenannten **reaktiven Depressionen** entweder zur Hysterie rechnen oder mindestens ganz in die Nähe der Hysterie
stellen müssen. Wir kommen hier noch einmal zu der bereits einmal be-
rührten Frage der Beziehungen des manisch-depressiven Irreseins zur
Hysterie. Wenn wir auch zugeben, daß bei manchen Manisch-depressiven
hysterische Züge vorkommen, und andrerseits, daß auch die depressiven
Zustände der konstitutionell Deprimierten durch äußere Umstände ausgelöst
werden, so möchten wir doch bezweifeln, daß sich alle Fälle in eine so
ununterbrochene Reihe zwischen den endogenen Psychosen und den hysterischen Verstimmungen, wie sie Reiß[2]) zu konstruieren geneigt ist, einreihen
lassen. Wenigstens sind die Verstimmungen der konstitutionell Depressiven eine Gruppe für sich, die der Hysterie nicht sehr nahe steht. Ganz
in die Nähe der Hysterie aber rechnen wir diejenigen Depressionen, die, wie
die Ziehenschen Affektschwankungen unter dem Einfluß eines psychischen
Traumas auf anscheinend normalem, und jedenfalls nicht depressivem, und
auch nicht manisch-depressivem Boden entwickeln, aber länger (Monate)

---

[1]) Die „komplizierten Affektschwankungen", zu denen nicht nur Sinnestäuschungen,
sondern auch gehäufte Wahnvorstellungen hinzukommen, rechnen wir natürlich nicht
zur Hysterie. Sie dürften von den meisten zur Dementia praecox gerechnet werden.
[2]) Zeitschr. f. d. ges. Neurol. u. Psychol. 2, 504, 1910.

dauern, und dabei alle Erscheinungen der Depression aufweisen. Ich habe zwei Fälle derart gesehen, den einen bei einer Mutter nach dem Tode ihres Sohnes, den anderen bei einer Frau als die Reaktion auf die Konsumierung eines Ehebruchs. Diese Fälle waren symptomatologisch viel reiner depressiv als der Fall 45 von Reiß, der durch eine Schwangerschaft ausgelöst wurde, und der ganz ausgesprochene hysterische Symptome hatte, und trotzdem standen sie meinem Empfinden nach den konstitutionellen Depressionen ätiologisch recht fern. Wenigstens erhielten sie ein ganz besonderes Aussehen dadurch, daß das ganze Bewußtsein der Kranken dauernd von dem veranlassenden Vorfall beherrscht war. Ähnliche Fälle leichterer Art sieht man wohl häufiger aus Anlaß des Ausbleibens der Menses.

Was nun die der Hysterie benachbarten Psychopathien betrifft, so wäre ihr Verhältnis zur **Neurasthenie** verhältnismäßig einfach zu definieren, wenn wir die Neurasthenie im Sinne von Hoche ganz auf eine gemeinsame Ätiologie und Symptomatologie begründen wollten und sie als die Erschöpfungsneurose mit den Grundsymptomen der allgemeinen Ermüdbarkeit und Reizbarkeit definieren könnten. Dann könnten wir alles, was 1. nicht durch Erschöpfung bedingt und 2. über die genannten Grundsymptome wesentlich herausginge, aus der Neurasthenie hinausweisen und — soweit es hysterische Kennzeichen hat — der Hysterie zuweisen. Wie ist es nun aber mit den Fällen, die symptomatologisch ganz das Bild der Neurasthenie bieten, ätiologisch aber nicht durch Erschöpfung, sondern durch Kummer und Schicksalsschläge (vgl. Cramer, Handb. d. Neur. V, S. 602f.), sowie durch andere affektbetonte psychische Einflüsse, ausgelöst sind? Es sind das Fälle, die zur ausgesprochenen Hysterie allmählich hinüberleiten, Charcot sprach von einem neurasthenischen Vorstadium der Hysterie, und die Ermüdbarkeit und Reizbarkeit ist ja auch der Hysterie keineswegs fremd, wie andererseits auch die Erschöpfung selbst eine Disposition zur Hysterie schafft. Bezeichnen wir nur die wirklich durch Erschöpfung bedingten neurasthenischen Zustände als Neurasthenie, so schweben die emotionell verursachten neurasthenischen Zustände zwischen der Neurasthenie und der Hysterie in der Luft. Denn sie ganz der Hysterie zuzurechnen, hindert die doch wesentlich verschiedene, viel diffusere Symptomatologie, die ihre Ursache hat wesentlich in einer von der hysterischen verschiedenen Konstitution. Die neurasthenische Konstitution zeigt eben nicht die hysterische Neigung zu ausgesprochener Bewußtseinsspaltung, zur Suggestibilität im Sinne der Hysterie usw. Es bleibt daher zweckmäßig, diese Fälle neben der exogenen Neurasthenie als eine besondere Gruppe zu führen. Sie fallen unter Cramers endogene Nervosität, eine Bezeichnung, in der allerdings die psychogenen Bedingungen[1] dieser Gruppe nicht zum Ausdruck kommen. Diese, in vielen Fällen vorliegenden wesentlich psychogenen Bedingungen sind aber praktisch sehr wichtig, weil sie die Therapie im Sinne der Hysterietherapie orientieren, während die Therapie der wesentlich durch Erschöpfung bedingten Zustände eine andere ist.

Bei der großen Verwandtschaft der „endogenen" Nervosität und der Hysterie ist es nicht wunderbar, daß die mannigfachsten Übergänge vorkommen. Vielfach erscheint es als Willkür, ob wir einen gegebenen Fall mehr der Hysterie oder der „Nervosität" bzw. der Neurasthenie zurechnen wollen. Der früher viel gebrauchte Ausdruck Hystero-

---

[1] Die Bedingungen sind nicht weniger kompliziert als die der Hysterie.

neurasthenie erscheint jedoch wegen der erörterten mehrfachen Bedeutung der Neurastheniebegriffe wissenschaftlich nicht mehr zweckmäßig.

Ganz besonders schwer ist das Verhältnis der hysterischen Vorgänge zu den **Zwangsvorgängen** zu definieren. Nehmen wir freilich die ursprüngliche Westphalsche Definition der Zwangsvorstellungen[1]), so ist der Unterschied ganz deutlich: Westphal beschreibt den psychischen Zwang so, daß Vorstellungen „wider den Willen der Person in den Untergrund des Bewußtseins treten, sich nicht verscheuchen lassen und den normalen Ablauf der Vorstellungen hindern". Es ist schon von O. Berger gezeigt worden, daß solche Zwangsvorgänge als Reaktionen auf Gemütserregungen auftreten können, und man kann sich an einem Beispiel den fundamentalen Unterschied der hysterischen und der anankastischen — ein von Donath gebildetes, mit Unrecht bisher in der Literatur meist verschmähtes Wort — Reaktion klar machen. Eine Frau hat den Tod ihres Kindes zu beklagen. Anankastische Reaktionen verlaufen nun etwa so, daß diese Frau von dem Gedanken verfolgt wird, sie hätte den Tod dieses Kindes (durch unachtsame Pflege, durch ein Versehen bei der Medizindarreichung usw.) verschuldet. Sie weiß ganz gut, daß sie sich keinen Vorwurf zu machen hat. Aber der Gedanke verläßt sie nicht, sie muß grübeln, ob sie nicht doch ein Versehen gemacht habe; sie findet dann vielleicht auch eine meist nur in der Erinnerung gefälschte oder nur gemutmaßte Kleinigkeit — daß sie z. B. die Medizin zehn Minuten zu spät gegeben, daß das Bad $^1/_2$ Grad zu kalt gewesen sei — die ihr dazu dient, den ihr sich aufdrängenden Selbstvorwurf zu begründen. Hauptsache bleibt, daß der Vorwurf sich ihr ganz im Sinne der Westphalschen Definition aufdrängt. Eine andere Zwangskranke reagiert auf dasselbe affektbetonte Ereignis mit der Zwangsvorstellung, sie müßte ihr zweites Kind erstechen. Sie empfindet das als ganz unvernünftig, da das zweite Kind ihr nach dem Tode des ersten nur noch teurer ist. Sie kommt aber von dem Gedanken nicht los, sie geht täglich mehrere Male nach der Küche, berührt dort ein Messer, mit dem sie den Mord ausführen muß, sie führt ihn nicht aus, sie sucht Aufnahme in eine Anstalt, um sich und ihr Kind vor ihren Zwangsvorstellungen und Antrieben zu sichern. Wie anders reagiert eine Hysterische auf das gleiche Ereignis. Sie hat etwas ängstliche Visionen, in der ihr das tote Kind im Sarge oder von wilden Tieren zerfleischt erscheint, oder sie hat wochenlang Weinkrämpfe, oder sie erkrankt an einer hysterischen Paraplegie.

Zwangsvorstellungen, wie die genannten, haben zweierlei bestimmende Charaktere, erstens den formalen Zwang und zweitens die von dem Patienten erkannte Widersinnigkeit des Inhaltes oder Gegenstandes. Das zweite Merkmal ist aber, wie insbesondere M. Friedmann nachgewiesen hat, kein unumgängliches. Friedmann definiert vielmehr in Anklang an Séglas, Kéraval und Freud die Zwangsidee als „einen im wesentlichen isolierten geistigen Vorgang, sie tritt nicht ein in weitere assoziative Verknüpfungen,

---

[1]) Die Kenntnis dieser Zustände ist natürlich viel älter. J. C. Reil schreibt: „Es gibt Fälle fixierter Ideen ohne Wahnsinn .... Andere können die Idee nicht los werden, ein Kind zum Fenster hinauszuwerfen oder ein Messer zu ergreifen und sich und andere zu ermorden. Sie sehen es auch ein, daß ihre Idee ohne Vernunft sei .... doch fühlen sie einen blinden Drang, ihr gemäß zu handeln. Ebenso geht es dem Hypochondristen. Ihn quälen fixe Ideen in Bezug auf seinen körperlichen Zustand" usw. Nur ist Reil der Überzeugung, die auch in jüngster Zeit wieder Anhänger gefunden hat, daß es Übergänge der Zwangsvorstellung zur Wahnvorstellung gibt. Der Unterschied wird von ihm ganz korrekt charakterisiert (1803).

sie zieht keine weiteren Kreise im Gedanken- und Gefühlsleben"[1]). Es muß
sich da schon die Frage erheben, wie verhält sich dieser „isolierte" geistige
Vorgang zu der Spaltung des Bewußtseins bei der Hysterie? Zweifellos
wird man einen isolierten psychischen Inhalt auch als einen abgespal-
tenen bezeichnen hönnen und der Unterschied wäre dann nur der, daß
dieser abgespaltene Inhalt beim Zwangsvorgang in einen dauernden Kampf
mit dem „Hauptbewußtsein" tritt, wobei beide Teile bewußt bleiben. Bei
der Hysterie dagegen hat das eine Spaltprodukt immer die Tendenz, das
andere ins Unbewußte zu verdrängen. Der Hysterische zeigt durchaus
nicht das Interesse, sich von seiner krankhaften Störung zu befreien oder
„die unabgeschlossene Idee zum Abschluß zu hringen" (Friedmann), d. h.
die Einheit der Persönlichkeit wieder herzustellen.

Ein Stück der Hysterie näher kommen wir mit anderen Zwangsvorgängen, die Friedmann, der dabei den Begriff der Zwangsvorstellung
schon weiter faßt, als Westphal, Hoche, Bumke, E. Mendel u. a., aus
der Gruppe der echten Zwangsvorstellungen als unechte Zwangsvorstellungen
abscheiden will, die aber doch keineswegs allgemein zur Hysterie gerechnet
werden, und dazu auch nicht ohne Einschränkung gerechnet werden können.
Friedmann rechnet zu den „unechten" Zwangsvorstellungen einige Gruppen
der Zwangsimpulse samt den Phobien, z. B. die Errötungsfurcht und
die zwangsmäßige Hemmung des Urinierens in Gegenwart fremder Personen u. a. Auch wir haben diese Dinge zum Teil schon bei der Hysterie
besprochen, immerhin liegt in ihnen etwas der Hysterie Fremdes. Friedmann sagt, es läge einfach eine direkte suggestive Einwirkung vor, infolge
der Befangenheit oder der ängstlichen Vorstellung. Der Patient ärgert sich
doch aber über das Eintreten des Errötens, oder über das Nichtgelingen
des Urinierens und er versucht dagegen anzugehen. Es findet ein ganz bewußter Kampf statt, nur daß der Inhalt des bekämpften Inhalts kein
(anscheinend!) rein intellektueller ist (wie bei den von Friedmann sog.
„echten" Zwangsvorgängen), sondern ein Affekt mit seinen körperlichen
Ausdrucksbewegungen und Ausdruckshemmungen. Der Unterschied der
Erythrophobie und der „echten" Phobie, einer Agoraphobie oder Claustro-
phobie ist kein wesentlicher. In dem letzten Falle ist der Affekt nur mit
einem bestimmten intellektuellen Substrat, dem eines geschlossenen Raumes
oder eines freien Platzes verknüpft, in den anderen Fällen ist das nicht der
Fall oder weniger ersichtlich. So ist das Wesentliche bei der Erythrophobie
nicht nur die Furcht zu erröten, sondern ebensosehr die Furcht vor Gesellschaft. Aus dem Unbewußten steigt jeder Zwangsvorgang herauf; das
kann, wie wir entgegen Friedmann meinen, ein Unterscheidungsmerkmal
nicht sein. Und ebenso kann man bei jeder Phobie, auch der unechten,
einen „konkreten" Inhalt nachweisen.

Gerade bei den halluzinatorischen, bzw. halluzinationsähnlichen Erlebnissen ist die Grenze zwischen hysterischen und anankastischen Phänomenen
manchmal besonders unscharf, es können sich hysterische Phänomene dieser
Art geradezu in anankast·sche verwandeln und umgekehrt. So habe ich
einen Kranken, der hysterische Wachträume hatte, die ihm zuerst „Spaß
machten" wie er sagte. Jetzt hat er von ihm sehr unangenehm empfundene Zwangshalluzinationen.

---

[1]) Während sie eine außerordentliche von Janet mit großem Recht hervorgehobene
Neigung zu oberflächlichen äußerlichen Assoziationen bekundet.

Wir können auch ganz im Sinne von Janet und im Unterschied von Friedmann eine zu einer wirklichen Abgrenzung ausreichende Differenz der echten Zwangsvorgänge einerseits und der Zwangstics und diesen verwandten Erscheinungen andererseits, insbesondere der Zwangskopro- und -echolalie nicht finden. Der ganz wesentliche Unterschied von den hysterischen Erscheinungen ist der, daß der Antrieb zu der Ticbewegung oder zur Ausstoßung des unanständigen Worts im Bewußtsein als eine Nötigung empfunden wird, der der Kranke in wechselndem Maße Widerstand leisten kann. Davon ist bei der Hysterie gar keine Rede.

Wie bei den motorischen Äußerungen der Zwangskranken ist auch der Unterschied der sensiblen und sensorischen von den hysterischen der, daß ein bewußter Wettstreit vor sich geht. Einer meiner Kranken leidet dauernd unter dem Zwang, sich alle ansehnlichen Frauen, denen er begegnet, nackt optisch-sinnlich vorzustellen. Es wird ihm das manchmal gar nicht leicht, dann erfaßt ihn eine quälende Unruhe, die erst mit dem Gelingen gelöst wird — das übrigens seiner Meinung nach ohne jede sexuelle Beimischung ist. Wie anders verläuft ein hysterischer Wachtraum.

Es können hysterische und anankastische Vorgänge bei demselben Individuum vorkommen. Ich beobachtete einen Mann, der „Selbstgespräche" führte in der Weise, daß er sich besonders lebhaft von affektbetonten Erlebnissen mit den Stimmen derjenigen, die diese Affekte ausgelöst hatten, unterhielt; z. B. mit der Stimme seines Bruders, nachdem ihn dieser einmal verprügelt hatte. Die fremde Stimme war rein halluzinatorisch und hysterisch unbewußt, ganz unabhängig von seinen jeweiligen Gedanken; zu der Antwort fühlte es sich aber gezwungen, und der Zwang war manchmal so stark, daß er sogar laut antworten mußte, und darum seinen Arbeitsgefährten auffiel.

Sehr merkwürdig ist auch diejenige Kombination der Zwangsvorgänge mit Hysterischen, wo die bewußten Zwangsvorgänge durch unbewußte Gegensuggestion zum Stehen gebracht werden. Am bekanntesten sind hier die Hilfsmitttel, mit denen Tickranke häufig ihren Tic zum Stehen bringen, indem sie etwa auf diesen oder jenen Punkt des Kopfes drücken, diese oder jene Haltung einnehmen usw. Auch bei anderen Zwangsvorgängen kommt ähnliches vor. Einer meiner Kranken muß sich die Sätze eines Gesprächs, das er geführt hat, so lange wiederholen, bis er es aufgeschrieben hat. Mit diesem Augenblick ist er sie los.

Abgesehen aber von diesen Kombinationen gibt es Übergänge, und zwar kann man sagen, daß der Übergang von der Hysterie zum Zwangsvorgang schon mit dem Augenblicke einsetzt, wo der Hysterische an seinem Symptom Kritik zu üben anfängt. Ob er das tut, das kann geradezu von äußeren Umständen abhängen. Ein leidlich intelligenter Mensch muß daran Anstoß nehmen, wenn er jedesmal beim Betreten einer Kirche oder beim Einsteigen in die Eisenbahn einen Angstanfall bekommt, gleichgültig ob er den Vorfall, der zu der Situationsangst geführt hat, nun im Gedächtnis hat oder nicht. Dann erscheint dem Kranken die Angst als Phobie[1]). Derselbe Kranke aber nimmt gar keinen Anstoß daran, wenn er jede Nacht mit einem Angstanfall aufwacht. Das erscheint ihm vielmehr als Herzkrankheit, und wir bezeichnen den Anfall als hysterisch. Der psychologische Mechanismus kann in beiden Fällen ganz das

---

[1]) Die bekannteste dieser Phobien ist das Lampenfieber.

gleiche sein. Die Verwunderung und die Kritik im ersten Falle ist aber die erste Stufe der bewußten Abwehr, die das Kriterium des Zwangsvorganges gibt.

Es ist daher auch kein Zufall, daß sich die typischsten Zwangsvorgänge in den höchststehenden psychischen Gebieten am häufigsten und ausgesprochensten finden, nämlich als Zwang zu denken und zu handeln. Es sind das eben diejenigen Gebiete, die als bewußt erscheinen und vom Bewußtsein dauernd kontrolliert werden und kontrolliert werden müssen. Selbst die motorischen Äußerungen des Anankasmus, die Zwangstics entsprechen meist Handlungen; hysterische Handlungen sind sehr selten; wenn man von dem Dämmerzustande absieht, beschränken sie sich auf die hysterischen Automatismen, z. B. das automatische Schreiben. Für die hysterische Bewegung ist es sonst charakteristisch, daß sie auch, wenn sie in einer Überinnervation besteht, nicht zweckvoll gedacht wird; für die hysterischen Bewegungsausfälle ist das ja ohne weiteres klar. Der Zweck der Bewegungen Zwangskranker ist oft ein sehr versteckter und unsinniger, aber er besteht. Als ich eine Zwangskranke einmal nach gelegentlichen kleinen Fußbewegungen fragte, die ich bei ihr beobachtete, bekam ich heraus, daß diese Bewegungen ein System von Schutzmaßregeln für ihre Familie darstellten. Für jedes Familienmitglied hatte sie eine besondere Bewegung. Unterließ sie es, die Bewegung von Zeit zu Zeit zu machen, so glaubte sie — wenn sie auch die Unsinnigkeit der Vornahme erkannte — daß dem Betreffenden ein Unglück zustoßen würde.

Was das Zwangsdenken, die Grübelsucht oder die Folie de doute inhaltlich an Unsinnigkeiten leistet, ist hier nicht der Ort auszuführen; es ist in der Tat auch ein unerschöpfliches Gebiet. Ein großer Teil dieser Kranken leidet außer dem formalen Zwang, überhaupt zu denken, an dem Zwang unsinnige Bedeutsamkeiten anzunehmen (Arithmomanie usw.). Dadurch geben die Zwangsvorgänge ihre Beziehung zum Aberglauben (und zum Glauben) zu erkennen.

Die Rolle der Bedeutsamkeit und des Glaubens bzw. Aberglaubens bestätigt ohne weiteres die Ansicht Friedmanns, der die Zwangsvorgänge nicht allein formal im Sinne Westphals fassen will, sondern den inhaltlichen Zwang — den wir in der Tat fast bei keinem Zwangskranken vermissen — mit in den Zwangsvorgang einbezogen wissen will. Aber weiterhin führt diese inhaltliche Bedeutsamkeit uns wieder zurück zu den Zwangsaffekten, oder wenigstens zu affektbelasteten Vorstellungen bzw. Komplexen.

Daß auch anscheinend absurde Zwangsvorstellungen auf Affektstörungen, „Gemütserregungen", zurückgehen, ist eine so alltägliche Erfahrung, daß sie nach O. Berger vielfach bestätigt worden ist. Daß jeder Zwangsvorstellung eine Affektstörung zugrunde liegt, ist von Freud behauptet worden. Nach Hitschmann hat Freud die Zwangsvorstellungen im weiteren Sinne zusammenfassend dahin definiert, daß sie jedesmal verwandelte, aus der Verdrängung wiederkehrende Vorwürfe wären, die sich immer auf eine sexuelle, mit Lust ausgeführte Aktion der Kinderzeit beziehen. Die Kranken haben das Bestreben, den seines Affektindex bewußten Inhalt nur als einen Denkvorgang (als Zwangsvorstellung im engeren Sinne) zu führen. Die Differenzen von den hysterischen Symptomen erklären sich dadurch, daß bei den Zwangsvorgängen ein anderer Verdrängungsmechanismus zustande kommt. Die Affektbesetzung der peinlichen Vorstellung würde nicht, wie bei der Hysterie, ins Körperliche umgesetzt, sondern der Affekt hinge sich an andere nicht unverträgliche Vorstellungen, die durch diese falsche Verknüpfung (Substitution) zu Zwangsvorstellungen werden. Diese andere Form der Verdrängung wäre bedingt durch eine andere Art der infantilen sexuellen Betätigung, als bei der Hysterie. Es handle sich um mit Lust ausgeführte sexuelle Betätigungen, und die Zwangsvorstellungen wären verwandelte und vergessene Selbstvorwürfe.

Freud ist aber bei den Zwangsvorstellungen genau so einseitig wie bei der Hysterie. Alles führt er auf die infantile Sexualität zurück. Diskussionen mit den Freudianern über diesen Punkt sind natürlich nutzlos. Außer den Freudianern wird sich kaum jemand überzeugen und entschließen können, die Affekte des späteren Lebens, die uns so häufig als unmittelbare Ursache von Zwangsvorstellungen entgegentreten, zu vernachlässigen, um in der infantilen Sexualität herumzuwühlen. Wenn ein öffentlicher Redner z. B. fortwährend von der Zwangsvorstellung gequält wird, er rede Unsinn; wenn ein Barbier seinen Beruf aufgibt aus der Zwangsvorstellung, er müsse den Kunden den Hals abschneiden, was mag das wohl mit infantiler Sexualität zu tun haben? Daß in den schweren Fällen, die in ihren Zwangssymptomen bis in die Kindheit zurückreichen, auch die infantile Sexualität beteiligt sein kann, davon habe ich mich mehrfach überzeugt. Auch auf infantile Sexualvorwürfe — wenn man so sagen kann — bin ich gestoßen. Ich habe sie aber nur als Teilerscheinung des ganzen Bildes — zum Teil auch als Erinnerungsfälschungen — auffassen können. Es liegt eben in der Natur dieser Kranken, der „Scrupuleux", daß sie sich über alles Vorwürfe machen, am meisten natürlich über das, was dazu nach der allgemeinen Anschauung einen Anlaß bietet. Daran liegt es wohl auch, daß fast jeder dieser Kranken spontan die Frage an uns richtet, ob, und meist von vornherein davon überzeugt ist, daß die Onanie mit seinem Leiden etwas zu tun habe. Nur eine Spur von suggestiver Leitung der Vorstellungen! und man hat diese Kranken mit ihrem Erklärungszwang und ihrer Grübelsucht bald dahin, wohin man sie haben will.

Selbst die Frage, ob der Affekt überhaupt — der Sexualaffekt eingeschlossen — bei der Entstehung von Zwangsvorstellungen die gleiche Rolle spielt, wie bei den hysterischen, bedarf wohl noch der weiteren Prüfung. Man kann sich des Eindruckes nicht leicht erwehren, daß die angeborene Konstitution bei den Zwangsvorstellungen eine noch weit größere Rolle spielt, als bei der Hysterie. Es ist ja auch seit jeher allgemein bemerkt worden, daß ein Typus, der dem neurasthenischen nahe steht, besonders gern die Zwangsvorstellungen zeigt. So hat Cramer auch in diesem Handbuch die Zwangsvorstellungen unter seiner endogenen Nervosität behandelt, und Janet hat auch Zwangskranke zum Typus seiner Psychasthenie gemacht. Diese Psychasthenie ist eine sehr verwickelte Sache, aufgebaut auf einer Theorie der „psychologischen Hierarchie" und der „psychologischen Spannung", und es wäre zu wünschen, daß die Autoren, die seit Janet so viel von Psychasthenie sprechen, einmal die Janetschen Bücher [738 S.[1]) und 1030 S.[2]) Text] durcharbeiteten und dann erklärten, ob sie unter Psychasthenie die Janetsche Psychasthenie verstehen, oder ob sie darin nur einen neuen Ausdruck für Psychopathie oder Psychoneurosen erblicken. Die Janetsche Psychasthenie ist im wesentlichen nur die Darstellung der

---

[1]) Les obsessions et la psychasthénie. Paris 1903.
[2]) Névroses et idées fixes. 2 Bde. Paris 1904.

dauernden Geistesverfassung, des Charakters der Zwangskranken mit samt den „psychasthenischen Stigmata". Sie bestehen in dem Gefühl der Unvollkommenheit bei Handlungen, im Denken, in den Empfindungen, und im Persönlichkeitsbewußtsein (bis zur Depersonalisation, eingeschlossen gewisse Arten der doppelten Persönlichkeit). Sie bestehen weiter in der „psychologischen Unzulänglichkeit" (insuffisance). Hierbei betont Janet das Fehlen der „Einschränkung des Bewußtseinsfeldes", das bei Hysterischen eine so große Rolle spielt, die Unmöglichkeit der Hypnose, und betont demgegenüber die Störungen des Willens, die Indolenz, die Unfähigkeit zur Entschließung, die Langsamkeit und die Schwächlichkeit, und Unabgeschlossenheit, ja Unordnung der Handlungen, die Lenksamkeit wider Willen. Ferner erwähnt er die Störungen der Aufmerksamkeit (unter den Störungen der Intelligenz), die Indifferenz und manches andere. Als ein kapitales Merkmal bezeichnet er dann noch den Verlust der Realitätsfunktion oder das Gefühl der fehlenden Realität und fügt noch hinzu die psychologischen Symptome der nervösen Erschöpfung, d. h. der Neurasthenie.

Es ist hier kein Raum auf die Frage genauer einzugehen, ob die Janetsche Psychasthenie die unumgängliche Voraussetzung der Zwangsprozesse ist. Wir glauben es nicht, wir glauben, daß auch in der Psychasthenie ebenso viele Züge allgemeiner Psychopathie und auch der Hysterie sind, wie in dem von den Psychiatern sogenannten hysterischen Charakter; wir glauben ferner, daß Zwangsvorgänge auch ohne diesen psychasthenischen Charakter zur Ausbildung kommen können, wie hysterische Erscheinungen ohne den hysterischen Charakter. Wir würden meinen, daß die einzelnen Bedingungen so erörtert werden müßten, wie wir es bei der Hysterie getan haben, und glauben dann allerdings, daß sich eine noch größere Wichtigkeit der speziellen Veranlagung herausstellen würde als bei der reinen Hysterie.

Was nun das Verhältnis zur Hysterie betrifft, von dem wir ausgegangen waren, so ist zwar die äußere Erscheinung der Zwangsvorgänge eine ganz andere. Das äußerlich Wesentliche spielt sich hier im Bewußtsein, dort im Unbewußtsein ab. Trotzdem kann die gleiche auslösende Ursache, speziell der Affekt, Ursache beider Erscheinungen sein, und es gibt, wie erörtert, mannigfache Übergangsformen der beiden Reihen (die Phobien usw.). Die ausgesprochene hysterische Konstitution dürfte dabei der ausgesprochenen Zwangskonstitution in gewisser Richtung gerade entgegengesetzt sein.

Diejenigen Fälle, in denen Zwangsvorstellungen als Teilerscheinungen der depressiven Phase des manisch-depressiven Irreseins zur Entstehung kommen (Kraepelin, Friedmann, Bonhoeffer) sind natürlich von der obigen Betrachtung ausgeschlossen. Was die allgemeine psychologische Genese der Zwangsvorstellungen anlangt, so demonstrieren sie aber sehr hübsch die affektive Entstehung der anscheinend intellektuellen Phänomene.

Die **Hypochondrie**, die man früher als Hysterie des Mannes bezeichnet hat (Hufeland), löst sich nach Abzug der Fälle, die zur Melancholie bzw. zum manisch-depressiven Irresein gehören, ganz in die Hysterie und die Zwangsvorgänge auf auf dem Boden einer besonders psychopathischen Konstitution. Das eigentümliche Aussehen der Hypochondrier rührt nur daher, weil sowohl hysterische wie anankastische Vorgänge erwachsen auf dem Boden eines einzigen konstitutionell überwertigen Affekts, dem der Selbsterhaltung. Dieser Affekt schafft einerseits (autosuggestiv) entsprechende Beschwerden, insbesondere Schmerzen, und drängt sich andrerseits meist gegen die höhere Erkenntnis des Kranken diesem auf. Je nachdem mehr die eine oder andere Seite der Reaktion überwiegt, kann man die Hypochondrie mehr zu den hysterischen oder zu den Zwangszuständen rechnen.[1])

Kurz zu streifen wäre dann hier die Frage, inwieweit isolierte, dauernde Anomalien des Affekt-, insbesondere des Trieblebens durch vorübergehende Einflüsse affektiver Art erzeugt werden können. Praktisch kommen hier fast nur die **sexuellen Perversionen** in Betracht. Da diese an anderer Stelle ausführlicher behandelt werden, so genügt es anzuführen, daß Erlebnisse der Kindeszeit entsprechenden Charakters einen erheblichen Einfluß auf die Entstehung der Homosexualität, des Fetischismus, Sadismus, Masochismus, sowie spezieller Formen haben können. Den Standpunkt Fleischmanns[2]) u. A., daß die konträre Sexualempfindung keinem Individuum angeboren ist, können wir nicht teilen, und sind auch gerade durch seine Krankengeschichten nicht überzeugt. Es ist uns, wie auch den meisten derjenigen Forscher, die sich speziell mit der Sexualpathologie beschäftigen (Magnus-Hirschfeld u. A.), zweifellos, daß die endogene Komponente zur Erzeugung der Perversionen allein völlig genügen kann, daß aber in wechselndem Maße exogene Einflüsse auf ihre Entstehung Einfluß gewinnen, in manchen Fällen vielleicht auch allein genügen. Diese letzteren Fälle sind hier zu betonen, weil die Art ihrer Entstehung offensichtlich hysterischen Mechanismen nahe steht.

Sehr enge Beziehungen zur Hysterie haben die verschiedenen Formen der **phantastischen Reaktionen** und der **phantastischen Konstitution.** Es geht das ohne weiteres aus der Definition hervor, die Bonhoeffer von dem Mechanismus des „pathologischen Einfalls" gibt. Er definiert ihn dahin, daß den Phantasievorstellungen gegenüber diejenigen Vorstellungskomplexe „abnorm leicht unterbewußt werden", die „das Bewußtsein von der eigenen Person in seinen mannigfachen Beziehungen zu der Familie und zum sozialen Leben ausmachen, ebenso wie die Hauptdaten des Lebensganges und die wichtigsten Elemente der täglich sich wiederholenden Erfahrungen usw. . . . . ." Als ein Beispiel führt Bonhoeffer den Fall eines 20 jährigen Mädchens an, das früher den lebhaften Wunsch gehabt hatte, Diakonissin zu werden, und das auf der Heimreise plötzlich in einer fremden Stadt aussteigt, von Haus zu Haus geht und Geldbeiträge für einen Kirchenbau unter der Behauptung sammelt, sie sei Schwester eines Diakonissenhauses. Gegenüber einem typischen hysterischen Dämmerzustand fehlt hier eigentlich nur die Amnesie, da ja sogar der von manchen für die Hysterie hervorgehobene, wenn auch unseres Erachtens nicht obligatorische Wunschcharakter der hysterischen Reaktion hervortritt. Es wird auch aus dem Falle, wie auch der Bonhoefferschen Definition sofort deutlich, daß diese Gruppe von Fällen die engsten Beziehungen zu jenen Fällen von doppelter Persönlichkeit hat, die eigentlich der Typus oder wenigstens ein Spezialfall der hysterischen Bewußtseinsspaltung sind (vgl. S. 87). Fast immer finden wir bei diesen Fällen dann auch noch andere hysterische Reaktionen. Erklärt doch Ziehen die „Beeinflußbarkeit durch einzelne, einfallsweise auftauchende Vorstellungen" sogar als ein Hauptsymptom der Hysterie.

Wenn sich die Phantasterei nicht mehr auf einzelne Einfälle beschränkt und nicht wesentlich reaktiv auftritt, sondern ein wesentlicher Bestandteil

---

[1]) Natürlich immer nur, soweit sie nicht als Symptom von Psychosen auftritt.

[2]) Zeitschr. f. d. ges. Neurol. u. Psych. **7**, 262, 1911.

der Konstitution wird, so kommen wir zu den pathologischen Lügnern und Schwindlern. Delbrück hat nachgewiesen, daß man von einem Teil dieser Individuen von pathologischer Lüge insofern sprechen muß, als ihnen die subjektive Überzeugung von der Unwahrheit des Gesagten mitunter gänzlich fehlt. Insoweit dies der Fall ist, kann man in der Delbrückschen **Pseudologia phantastica** (Duprés Mythomanie) natürlich auch eine Spaltung der Persönlichkeit erkennen, und damit ist die Beziehung zur Hysterie gegeben. Wenn wir die pseudologistische Konstitution, die berühmte „Lügenhaftigkeit", doch nicht als Grundzug der Hysterie auffassen können, so ist der Grund dieser, daß sie ganz unabhängig von jeder Hysterie, von jeden anderen Äußerung der Hysterie vorkommen kann, und weil alle hysterischen Erscheinungen unabhängig von der Pseudologie vorkommen können.

Macht man allein die „psychogene" Wirkung einer Ursache zum Kennzeichen der Hysterie, ohne Rücksicht auf die Entstehung der Produkte, so muß man auch eine hysterische **Paranoia** anerkennen, wie es z. B. Ziehen tut. Wenn wir aber als Kennzeichen der Hysterie wesentlich die Spaltung der Persönlichkeit und dazu noch die Versenkung des einen Teils ins Unbewußte betrachten, so kann eine paranoische Veränderung nicht als hysterisch bezeichnet werden. Denn das Kennzeichen der Paranoia ist die Umbildung der ganzen Persönlichkeit, die innige Verflechtung der ganzen Persönlichkeit mit einem wahnhaft ausgebauten Inhalt. Was diejenigen Formen der Paranoia betrifft, die nach der Art ihrer Entstehung der Hysterie wenigstens nahe stehen, so scheint es sich dabei immer um Individuen zu handeln, deren Psyche von einem großen affektvollen Inhalt, einer hochwertigen Idee beherrscht wird. Diese Idee kann konstitutionell, oder auch durch besondere Umstände erworben sein. Eine konstitutionell hochwertige Vorstellung ist z. B. die, ein großer Erfinder zu sein. Ich möchte das Wort hochwertig an Stelle des Wernickeschen überwertig hier vorziehen, weil damit kein Urteil über den objektiven absoluten Wert der Idee verknüpft ist. Schon manche Idee, die als „überwertig" verlacht wurde, ist als objektiv groß später anerkannt worden, und für die Empfindlichkeit desjenigen, der sie hegt, ist es ganz gleichgültig, ob die Idee von anderen als überwertig oder als berechtigt beurteilt wird; es kommt allein darauf an, welchen Platz sie in seinem subjektiven Dasein einnimmt. Hochwertig kann z. B. noch die Idee eines älteren jungen Mädchens sein, sich verheiraten zu müssen. Erworbene hochwertige Ideen können durch die individuellen Schicksale hervorgerufen sein, und durch eine entsprechende Umgebung. Dahin ist zu rechnen die hochwertige Idee des Häftlings, wieder in die Freiheit zu wollen, oder selbst die Idee des Kranken, wieder gesund und aus dem Krankenhaus entlassen zu sein, oder auch die Idee, sich eine Rente oder eine Altersversorgung sichern zu müssen. Weder aber ist die hochwertige Idee selbst eine Paranoia, noch auch braucht sie selbst dann in eine paranoische Idee überzugehen, wenn sie auf gewisse Hindernisse pathologisch reagiert. Wir haben vielmehr schon auf diejenigen Fälle hingewiesen, bei denen es auf dem Boden solcher hochwertigen Ideen auch zu echter hysterischer Bewußtseinsspaltung kommt. Es bedarf also zur paranoischen Entwicklung einer besonderen, von der hysterischen durchaus zu unterscheidenden Anlage. Die gemeinsame Eigentümlichkeit aller dieser „psychogenen" paranoiden Erkrankungen ist aber durch die hochwertige Idee dahin bestimmt, daß sie sich auf deren Kreis beschränken, sich von ihr aus als einem Mittelpunkt entwickeln, und sich wieder — wenn auch manchmal nicht vollständig — zurückbilden, wenn die Idee sich unbehindert durchsetzen kann. So schildert Kraepelin[1]), die Untersuchungen Bonhoeffers, Sieferts, Rüdins, Birnbaums u. A. zusammenfassend, den Verfolgungswahn des Gefangenen: „Das angebliche Mißtrauen, verknüpft mit dem Gefühle hilfloser Abhängigkeit, führt zu Beziehungswahn, Beeinträchtigungen und Vergiftungsideen. Dann treten hallucinatorische Wahrnehmungen auf, spottende, drohende, beschimpfende Stimmen, endlich zeitweise, besonders in der Nacht, traumhafte Verrücktheitszustände, in denen die Kranken sich beeinflußt, gemißhandelt, vergewaltigt glauben. Im weiteren Verlauf können sich Sinnestäuschungen und Delirien von expansiver Färbung hinzugesellen, ein Zeichen dafür, daß die Gestaltung des klinischen Bildes auch durch die im Hintergrunde der Seele schlummernden sehnsüchtigen Wünsche beeinflußt wird, die aus dem Widerstreit mit der trüben Wirklichkeit natürlich immer neue Nahrung ziehen." Der Wahn verblaßt, wenn der Kranke der Freiheit wiedergegeben ist. Diese paranoischen Bilder können sich übrigens, wie schon aus der obigen Schilderung ersichtlich ist, auch mit hysterischen Zügen verbinden, außer mit hysteriformen Sinnestäuschungen und Delirien, mit Stupor, Anfällen und Dämmerzuständen.

Ganz ähnliche Bilder wie bei den Gefangenen habe ich auf den inneren und chirurgischen Abteilungen der Krankenhäuser gesehen. Man kann sie als Krankenhauswahnsinn bezeichnen. Zuerst hatte ich den Eindruck, daß sie besonders bei inkompensierten Herzfehlern unter dem Einfluß der organischen Angst entstehen, die letztere kann aber nur einen unterstützenden Einfluß beanspruchen. Diese Bilder kommen in der Tat auch bei leichteren und bei nicht mit Angstgefühlen verbundenen und auch bei nicht fieberhaften Krankheiten vor. Hier handelt es sich meist um ziemlich plötzlich entstehende und massenhaft aufschießende, vielfach hallucinatorisch begründete Beeinträchtigungsvorstellungen, die trotz Fortbestehens der Krankheit verschwinden, sobald man die Kranken wieder in ihre Häuslichkeit bringt. Man muß sich dabei erinnern, mit welchem Mißtrauen manche Bevölkerungskreise noch immer ein Krankenhaus aufsuchen

Kraepelin stellt an diese Stelle noch die Psychose der Schwerhörigen und Tauben, „eine bestimmte Art des Verfolgungswahns, der in engster ursächlicher Beziehung zu der Unfähigkeit des Kranken zu stehen scheint, den Äußerungen seiner Umgebung zu folgen."

Die Richtung des psychogenen Wahns ist durch die hochwertige Vorstellung noch nicht eindeutig bestimmt. So beschrieb Rüdin bei Gefangenen den Begnadigungswahn, und bei körperlich schwer Kranken ist der Gesundheitswahn in der verschiedensten Intensität die analoge und gar nicht sehr seltene Wendung.

Sehr bekannt sind die Wahnbildungen der in ihrer wirklichen oder vermeintlichen Bedeutung verkannten Genies. Sie können chronisch allmählich das ganze Individuum einspinnen, und sie können auch akut aus einem bestimmten Anlaß sich entwickeln. Ich selbst hatte Gelegenheit, einen solchen Fall aus nächster Nähe zu sehen. Ein junger Mann, der sein ganzes Leben auf die Universitätscarrière zugeschnitten und gehofft hatte, wurde bei der Habilitation abgewiesen. Im Verlauf weniger Tage entwickelte sich ein weitverzweigtes Wahnsystem über die Art der Intriguen, die gegen ihn gespielt hatten, unter dessen Umschlingung er sich schließlich das Leben

---

[1]) Über paranoide Erkrankungen. Zeitschr. f. d. ges. Neurol. u. Psych. 11, 633, 1912.

nahm. Ansätze zu solchen Wahnbildungen verspüren sehr viele Leute, denen irgend etwas Wichtiges vorbeigelingt oder die es nicht so weit gebracht haben, wie sie es vermeintlich oder wirklich verdient haben.

Diesen eng benachbart sind die paranoischen Äußerungen des Rechtsgedankens, die sich am gewöhnlichsten in der Form des Querulantenwahns äußern, und auch das Querulieren der Rentenjäger. Wie sich gerade bei den letzteren hysterische und paranoische Züge innig mischen, ist bekannt Das hier Gesagte genügt, um einerseits die Grenze zwischen der Paranoia, auch der psychogenen, und der Hysterie festzulegen, und andererseits gewisse Beziehungen, die zwischen den beiden Gebieten bestehen können, hervorzuheben.

Das induzierte Irresein ist eine auch psychogen entstandene, und zwar suggestiv übertragene Paranoia. Für die Unzulänglichkeit des reinen Suggestionsbegriffes für die Definition der Hysterie von unserem Standpunkt aus ist es übrigens ein sehr hübscher Beweis; andererseits ist aber zuzugeben, daß gerade zwischen diesen Fällen von wesentlich paranoischem Gepräge und der Hysterie mannigfache Übergänge und Mischformen bestehen. Wir sehen solche insbesondere in den großen und kleinen religiösen Epidemien. Wir werden es z. B. kaum als hysterisch bezeichnen können, wenn in einer solchen Epidemie Ende des 19. Jahrhunderts sich 25 Menschen unter dem Einfluß einer paranoischen fanatischen Nonne und mit dieser zusammen freiwillig lebendig begraben lassen.[1]) Wohl aber erkennen wir das hysterische Moment in der sog. amerikanischen Renaissancebewegung Anfang des 19. Jahrhunderts, wo unter dem Einfluß mystisch religiöser Predigten Zehntausende in hysterische Krämpfe verfielen. Daß jemand etwas glaubt, sei es Anerkanntes oder Nichtanerkanntes, Paranoisches oder Nichtparanoisches, Suggeriertes oder Nichtsuggeriertes, und danach denkt, handelt und leidet, ist noch nicht hysterisch. Hysterisch wird es erst, wenn eine Spaltung des Bewußtseins eintritt.

Die schweren **impulsiven** Formen der Psychopathie haben zur Hysterie wenig innere Beziehungen. Es kommt zwar vor, daß ein Kranker in einem hysterischen Dämmerzustand etwas umherläuft, oder daß ein hysterischer Junge mit oder ohne Grund etwas umherirrt, aber diese Dinge haben meist nicht den zwingenden elementaren Charakter der epileptischen Poriomanie oder der Dipsomanie, die ja von Gaupp, freilich unter dem Widerspruch Pappenheims, auch zur Epilepsie gerechnet wird, aber auch dann, wenn sie nicht zur Epilepsie gehört, viel tiefer einsetzt, als eine hysterische Störung. Daß im hysterischen Dämmerzustand und im hysterischen Affekt impulsiv erscheinende aber von der epileptischen Gruppe zu unterscheidende Handlungen aller Art, speziell auch krimineller Art, vorkommen können, war schon erwähnt. Sehr typisch ist z. B. ein Fall Cramers, eine 20 jährige Hysterica, die auf die Nachricht hin, daß ihr Geliebter sich mit einer anderen verlobt hat, in hochgradige Erregung gerät, das Geschirr in der Küche zerschlägt, auf die Straße rennt und dem vorübergehenden Gendarmen zuruft: „der Kaiser ist ein Schwein und das können Sie ihm bestellen". Entsprechend einem Dämmerzustand bestand Amnesie für die Äußerung. Es war bereits erwähnt, daß die Amnesie nicht absolut notwendige Folge eines hysterischen Dämmerzustandes ist; fehlt sie aber, so

---

[1]) v. Bechterew, Die Bedeutung der Suggestion im sozialen Leben. Wiesbaden 1905.

wird man doch mit der Diagnose einer hysterischen Handlung recht vorsichtig sein müssen. Nicht jede impulsive Affekthandlung ist eine hysterische. So würden viele Bedenken tragen, die Tat einer hysterischen Frau, die ihre Nachbarin, auf die sie — mit oder ohne Grund — eifersüchtig ist, überfällt und verprügelt, als eine „hysterische Körperverletzung" zu kennzeichnen, wie das Cramer tut.

Aber selbstverständlich können sich hysterische Symptome mit jeder Form impulsiven Charakters und auch der epileptischen Impulsionen verbinden. Eine eigentümliche Kombination von Hysterie und Impulsion zeigt ein Fall Rohde's, ein Soldat, den das hysterisch halluzinierte Bild seiner Geliebten lockte, sich von seiner Truppe zu entfernen, übrigens ein alter Vorwurf poetischer Darstellung.

Es bleibt auch an dieser Stelle noch das Verhältnis der Hysterie zur **Epilepsie** zu erwähnen. Daß echte epileptische Anfälle psychogen ausgelöst werden können, war bereits besprochen (S. 70), auch eine Erhöhung der Disposition zur Hysterie durch eine Epilepsie zugegeben (S. 130). Man könnte noch fragen, ob nicht analog den Anfällen auch epileptische Geistesstörungen psychogen ausgelöst werden können. Es wird das gewiß vorkommen, aber die Frage hat keine praktische Bedeutung, weil wir die Reizbarkeit als eine echt epileptische Eigenschaft kennen, und wir kein Interesse daran haben werden, im Einzelfall die Erregung dieser Reizbarkeit in eine hysterische und eine epileptische Komponente zu zerlegen. Es geht hier ähnlich wie bei der Dementia praecox, wo hysterische Symptome auch nicht als Hysterie neben der Dementia praecox geführt werden (S. 129).

III. Differentialdiagnose.

Die obigen Ausführungen über die Symptomatologie der Hysterie machen ein längeres Kapitel über die Differentialdiagnose wohl überflüssig und untunlich. Wir müßten sonst alles, was wir über die Beziehungen der Hysterie zu anderen Krankheiten gesagt haben, wiederholen. Nur über den praktischen Gang der Diagnosenstellung einige Worte. Die Überzeugung ist jetzt Allgemeingut der ärztlichen Praxis geworden, daß die Diagnose Hysterie im wesentlichen durch Ausschließung gestellt werden muß (Babinski, Oppenheim u. a.). Und zwar ist es zunächst erforderlich, organische Erkrankungen des Nervensystems auszuschließen. Wir sind in dieser Richtung heute in sehr viel besserer Lage, als etwa noch vor 20 Jahren. Es ist wesentlich das Verdienst Babinskis, diese einfache Fragestellung — organisch oder nichtorganisch? — immer wieder hervorgehoben und sie nicht nur durch seine eigenen Entdeckungen zum großen Teil erledigt, sondern auch anderen den Anstoß gegeben zu haben zu der Auffindung jener großen Menge von Einzelzeichen zur Unterscheidung der organischen und nichtorganischen Erkrankungen, über die wir heute verfügen. Ich brauche sie hier nicht abermals zu schildern, da sie in dem Kapitel der Symptomatologie und auch in dem allgemeinen Teil dieses Handbuchs ihre Darstellung gefunden haben. Trotzdem durch die in der Richtung Babinskis geführten Forschungen so die Diagnostik in der Neurologie, und speziell diejenige der Hysterie, außerordentlich an Exaktheit gewonnen hat, wäre es doch vermessen zu sagen, daß wir in allen zur Untersuchung kommenden Fällen ohne weiteres eine organische Erkrankung ausschließen können, auch wenn wir sichere organische Einzelzeichen auch bei bester Untersuchung nicht finden. Es wird wohl immer Fälle von Gehirntumor geben, wo der Untersucher zwar vielleicht unter dem allgemeinen Eindruck stehen mag, daß da etwas Ernsthaftes vorliege, diesen Eindruck aber objektiv für kürzere oder auch längere Zeit nicht wird begründen können. Auch Fälle von multipler Sklerose, von Arteriosklerose u. a. können sich der objektiven Feststellung längere Zeit entziehen. Vom praktischen Gesichtspunkt aus muß auch erwähnt werden, daß wir nicht immer in der Lage sind, alle überhaupt vorhandenen Untersuchungsmethoden anzuwenden. Wenn z. B. im klinischen Betriebe die Vornahme einer Lumbalpunktion die einfachste Sache von der Welt ist, so weiß jeder, daß es in der Privatpraxis manchmal die größte Schwierigkeit haben kann, diesen Eingriff durchzusetzen, auch dann, wenn er sehr erwünscht erscheint. Und die Lumbalpunktion kann gelegentlich einmal notwendig sein, um die Diagnose einer Lues oder Meningitis serosa gegenüber der Hysterie zu sichern oder auszuschließen. Endlich sei hier noch einmal erwähnt (vgl. S. 16), daß denjenigen Erkrankungen, deren Symptome nur subjektive sind, z. B. den Neuralgien, gegenüber in vielen Fällen noch ausreichende und objektiv demonstrable differentielle Merkmale überhaupt fehlen.

Ferner sei noch einmal hervorgehoben, daß die Ausschließung einer Reihe von Erkrankungen, die man früher zu den „Neurosen" gerechnet hat, deren organische Grundlage heute aber allgemein angenommen wird, in einzelnen Fällen recht schwer sein kann. Ich erinnere z. B. an die Chorea, die Paralysis agitans, den essentiellen Tremor u. a. Die Schwierigkeit liegt hier darin begründet, daß die Bewegungsstörungen dieser Erkrankungen willkürlich, bzw. hysterisch gut nachgeahmt werden können, ohne daß wir bisher über objektive klinische Beweise der organischen Natur, wie bei der cerebralen Lähmung, verfügten.

Mit der Ausschließung der organischen Nervenkrankheiten hat natürlich die von Erkrankung innerer Organe sowie etwaiger chirurgischer Erkrankungen (z. B. Gelenkerkrankungen, vgl. S. 17) Hand in Hand zu gehen. Zu den ersteren haben wir auch die Erkrankungen der Blutdrüsen zu rechnen, deren Kenntnis noch nicht abgeschlossen ist. Sie haben in dem 4. Band dieses Handbuchs eine sehr ausführliche Darstellung gefunden, auf die ich verweisen kann. Daß die Differentialdiagnose hier sehr schwierig sein kann, ergibt sich sich schon daraus, daß ganze Gebiete, wie das der Ausfallserscheinungen im Climacterium, von einzelnen wesentlich für die Hysterie in Anspruch genommen werden, eine Anschauung, mit der wir bei aller Vorsicht in der Beurteilung der innersekretorischen Störungen doch nicht übereinstimmen. Für die Behauptung, daß selbst die Differentialdiagnose gut gekannter Krankheiten der Blutgefäßdrüsen sehr schwierig sein kann, brauche ich nur an die Basedowsche Krankheit zu erinnern. Die Diagnose der Basedowschen Krankheit wird heute, wie ich glaube, schon in recht vielen Fällen zuunrecht gestellt, da wo es sich um nichts anderes als neurasthenisch-hysterische Beschwerden handelt.

Vgl. im übrigen die Bemerkungen über die Symptomatologie und die große Anzahl der Pseudokrankheiten, z. B. Pseudomeningitis (S. 18), Pseudoappendicitis (S. 16), auch die Gelenkneuralgie (S. 17), die Tetanie (S. 41) usw., im Kapitel der Symptomatologie.

Kommen die organischen Krankheiten des Nervensystems und des Körpers nicht mehr für die Diagnose in Betracht, so handelt es sich noch um die Unterscheidung der Hysterie von den anderen Neurosen, bzw. Psychoneurosen und von den Psychosen. Über die Stellung der Hysterie zu den anderen Psychoneurosen ist ausführlich gesprochen worden. Die Verwandtschaft zwischen den hysterischen Manifestationen einerseits und den neurasthenischen und anankastischen andererseits ist eine so enge, und die Mischfälle so häufig, daß wir der Differentialdiagnose in zweifelhaften Fällen keine erhebliche Wichtigkeit beilegen werden. Daß wir eine besondere Schreckneurose und eine Angstneurose überhaupt nicht anerkennen konnten, überhebt uns hier der Differentialdiagnose.

Bemerkt sei nur, daß zur Abgrenzung der Hysterie von den anderen Neurosen und Psychoneurosen, also zur positiven Bestimmung der Hysterie auch heute noch die hysterischen Stigmata und hysterischen Anfälle eine gewisse Rolle spielen, daß wir aber doch gelernt haben, uns von der ganz übertriebenen Wertschätzung, welche diesen Symptomen von der Charcotschen Schule beigelegt wurde, freizumachen. Wo sie uns entgegentreten, benutzen wir sie zur Diagnose unter Berücksichtigung der Tatsache, daß sie für die Hysterie nicht unbedingt pathognomonisch sind, vielmehr z. B. auch bei der Dementia praecox vorkommen (vgl. S. 129); wir suchen diese Stigmata aber nicht mehr, und bemühen uns, die Diagnose Hysterie, grade auch den anderen Psychoneurosen gegenüber, heute aus dem psychischen Befund zu stellen — entsprechend der psychischen Grundlage der Krankheit.

Von der größten Wichtigkeit ist gerade in dieser Hinsicht natürlich die Diagnose gegenüber den eigentlichen Psychosen, wenn wir von der Paralyse, die nur sehr selten mehr Schwierigkeiten machen wird, absehen, also gegenüber der Dementia praecox und dem manisch-depressiven Irresein. Nicht sehr schwer dürfte im allgemeinen die Differentialdiagnose dem manischdepressiven Irresein, inkl. der Melancholie und der Zyklothymie sein, wenn wir berücksichtigen, daß Mischungen auch hier vorkommen. Die Diagnose muß aber in den Mischfällen natürlich in erster Linie die schwerere endogene Komponente des manisch-depressiven Irreseins suchen und die praktischen Maßnahmen danach einrichten. Tatsächlich aber wird in der allgemeinen nichtspezialistischen Praxis die Diagnose nicht nur der Zyklothymie, sondern auch der schweren Formen des manisch-depressiven Irreseins fast nie gestellt, sondern alles wird als Hysterie bezeichnet, bis entweder die manische Erregung so weit steigt, daß der Kranke überhaupt nicht mehr zu halten ist, oder die melancholische Depression so tief wird, daß er ein Suicid begeht; und selbst nach einem echt depressiven Suicidversuch wird oft von der Diagnose Hysterie noch nicht abgegangen.

Andererseits ist es wohl möglich, daß in manchen psychiatrischen Kreisen die Diagnose Zyklothymie etwas zu häufig gestellt wird. Kopfschmerzen und nervöse Dyspepsie brauchen doch durchaus nicht immer Ausdruck einer Zyklothymie zu sein, wenn sie es auch gelegentlich einmal sein können. Die Fehldiagnose ist in den praktischen Konsequenzen recht bedenklich, wenn man sie dem Kranken mitteilt. Wenn jemand einem Hysterischen sagt: „Ihre Krankheit wird zwar nach einiger Zeit heilen, aber sie wird sicherlich in Abständen Ihr ganzes Leben hindurch wiederkommen; beeinflussen können Sie sie gar nicht" — die Auskunft eines berühmten Psychiaters an einen meiner Kranken —, so würde man das selbst einem Zyklothymen besser wohl nicht sagen. Wenn der Betreffende nun aber gar kein Zyklothyme, sondern ein einfacher Hysteriker ist, wie er es m. E. in dem konkreten Fall war, so kann die suggestive Kraft einer solchen Prognose zu den unheilvollsten Konsequenzen führen.

Lassen sich dem manisch-depressiven Irresein gegenüber bei genügender Aufmerksamkeit Fehldiagnosen wohl fast immer vermeiden, so ist die Differentialdiagnose gegenüber der Dementia praecox auch unter den Sachverständigsten eine recht bestrittene. Ich darf mich hier auf die Ausführungen Aschaffenburgs[1]) berufen, der mit Bezug auf die Ganserschen Dämmerzustände, die hysterischen Stuporzustände, die halluzinatorischdeliranten Zustände mit Pseudodemenz und funktioneller Amnesie u. a. erklärt: „Ich glaube und hoffe, daß wir dereinst imstande sind, diese Bilder von den Symptomen der Dementia praecox zu unterscheiden, einstweilen sehe ich für mich persönlich dazu keinen klaren Weg. Denn alle diese Erscheinungen haben eine solche Ähnlichkeit mit den Bildern der Dementia praecox, daß ich sie zu trennen für unmöglich halte." Die Ausführungen Aschaffenburgs beziehen sich besonders auf die in der Haft entstehenden Bilder, sie gelten aber allgemein. Wer sich an verschiedenen Kliniken umgesehen hat, weiß, daß an den verschiedenen Orten ganz verschieden diagnostiziert wird, er kann sogar meist voraussagen, daß dieser oder jener Fall dort als „Degeneration" bzw. als Hysterie, hier als Dementia praecox diagnostiziert werden würde. Erst bei jahrelanger und jahrzehntelanger Beobachtung stellen sich dann die Fehler heraus, und hier ist es beachtenswert, daß Aschaffenburg, der, der Kraepelinschen Schule angehörig, sicherlich von vornherein schon verhältnismäßig viel Dementia praecox diagnostiziert, die Erfahrung hat, daß diejenigen Fälle bei weitem überwiegen, in denen die zuerst gestellte Diagnose eines psychogenen Zustandes durch die allmählich immer deutlicher werdenden Erscheinungen der Dementia praecox und den schließlichen Ausgang widerlegt werden; das Umgekehrte wäre ihm sehr selten begegnet[2]). Eine Darstellung der Differentialdiagnose im einzelnen zu schreiben, hieße eine Darstellung der ganzen Dementia praecox geben; das ist hier unmöglich. Nur einen Gesichtspunkt wird man auch hier in den Vordergrund rücken müssen, daß auch hier die Diagnose Hysterie durch Ausschließung gestellt werden muß. Auf das positive diagnostische Merkmal der psychogenen Beeinflussung allein darf man nicht den entscheidenden Wert legen. Bleuler, Aschaffenburg u. a. betonen, daß auch bei der Dementia praecox psychogene Wirkungen sowohl im verschlechternden, bzw. krankheitserzeugenden, wie im bessernden Sinne an der Tagesordnung sind. So können Katatoniker, die gegen den Willen des Arztes in schwerem Zustande aus der Anstalt genommen werden, zu Hause sich fast sofort als sozial leidlich brauchbar erweisen (Bleulers Versetzungsbesserungen). Wo aber überhaupt die dauernden Eigenschaften der Dementia praecox, besonders die gemütliche Stumpfheit, die gelegentlichen unerklärlichen Verschrobenheiten usw. usw., zu erkennen sind, wird man sich in der Diagnose wohl sehr selten täuschen. Hat man den ersten akuten Zustand eines zweifelhaften Falles vor sich, so wird die Entscheidung oft aufgeschoben werden müssen. Neue Hoffnungen erwecken hier die Untersuchungen Fausers

---

[1]) Degenerationspsychosen und Dementia praecox bei Kriminellen. Ztschr. f. d. ges. Neur. u. Psych. **14**, 83, 1913.

[2]) Es sind auch eine ganze Anzahl Krankengeschichten angeblich hysterischer oder psychogener Art in der Literatur, die den meisten ohne weiteres als Dementia praecox erscheinen werden. Um ein Beispiel zu erwähnen, nenne ich einen von Sterling jüngst publizierten Fall (Ztschr. f. d. ges. Neur. u. Psych. **19**, 274, 1913). Die eigentümliche Form des Beziehungswahns und die wiedergegebenen Zeichnungen werden den Fall den meisten als einen typischen Hebephrenen im alten Sinne erscheinen lassen, trotz einiger psychogener Züge.

mit der Abderhaldenschen Methodik der Feststellung der im Blute vorhandenen Abwehrfermente. Fauser fand im Blute der Mehrzahl der
Dementia-praecox - Kranken geschlechtsspezifische Abwehrfermente gegen
Geschlechtsdrüsen, und ferner solche gegen Hirnrinde, bei manisch-depressivem
Irresein, Hysterie und Psychopathie nichts dergleichen. Es scheint nach
den Nachuntersuchungen von Kafka, Römer, Golla u. A., daß diese Be-
funde in der Tat bei Dementia praecox mindestens so häufig zutreffen,
daß ihnen eine klinisch-differentialdiagnostische Bedeutung wahrscheinlich
zukommt, was ja auch für die Differentialdiagnose der Hysterie von Bedeutung wäre. Wie groß die Sicherheit ist, welche uns diese Methoden
geben, das zu bestimmen, werden bei dem chronischen Verlaufe der Dementia
praecox aber erst Jahrzehnte ausreichen.

Was die Differentialdiagnose der Hysterie der Epilepsie gegenüber
betrifft, so wird die Erkennung der großen epileptischen Anfälle, wenn man
sie selbst sieht, und meist auch dann, wenn man zuverlässige Angaben des
Kranken oder seiner Umgebung, am besten natürlich geschulten Pflege-
personals hat, keine großen Schwierigkeiten machen, abgesehen von den
raffiniert simulierten Anfällen.. Daß die Pupillenstarre gelegentlich auch im
hysterischen Anfall vorkommt, war ausführlich berichtet (S. 46). Auch unsere
Stellung zu den affekt-epileptischen Anfällen war bereits erörtert; mit dem
Augenblick, wo ein echter epileptischer Anfall nachgewiesen ist, scheidet der
Fall aus dem Gebiet der Hysterie und deren unmittelbaren Nachbarschaft
u. E. auch dann aus, wenn die Auslösung dieses Anfalls psychogen erfolgte.

Schwierigkeiten macht oft die Differentialdiagnose der petit mal-Anfälle
von den hysterischen kurzdauernden Bewußtseinstrübungen. Ist doch die
Stellung der gehäuften kleinen Anfälle Heilbronners, der nicht epileptischen
Absencen des Kindesalters Friedmanns, der Narcolepsie Gélineaus zur
Epilepsie und zur Hysterie noch nicht ganz geklärt. Ich glaube freilich,
daß im allgemeinen auch hier zu leicht, d. h. zuviel Hysterie diagnostiziert wird, weil viele — unberechtigterweise — jeder epileptischen
Manifestation sogleich eine schlechte Prognose geben. Große Bromdosen
pflegen meiner Erfahrung nach übrigens auch bei den gehäuften kleinen
Anfällen mindestens für einige Zeit ausgezeichnet zu nützen, während sie
bei ähnlichen hysterischen Manifestationen ganz wirkungslos sind, so daß
man daraus einen gewissen diagnostischen Rückschluß ziehen kann.

Wenn wir uns der prinzipiellen Forderung anschlossen, daß die Diagnose Hysterie durch Ausschließung gestellt werden müsse, so will diese
Forderung nicht besagen, daß etwa durch den Nachweis einer organischen Erkrankung schon Hysterie ausgeschlossen sei. Vielmehr sind Kombinationen
organischer Krankheiten mit Hysterie sehr häufig, und praktisch
sehr zu beachten. Wir haben im Kapitel der Symptomatologie bereits die
Tatsache besprochen, daß fast alle organischen Erkrankungen des Körpers
und speziell des Nervensystems eine Bedingung der Hysterie bzw. hysterischer
Reaktionen darstellen können. Im Einzelfall hier den hysterischen Faktor
abzuschätzen, ist natürlich nur möglich auf Grund genauester Kenntnis
ähnlicher organischer Fälle.

Immer werden wir zwar diese Kombinationsfälle praktisch ganz anders
beurteilen als die reinen Hysterien. Ein organisch Kranker hat — wenn
man so sagen darf — das Recht, bis zu einem gewissen Grade auch hysterisch
zu sein. Die Widerstandsfähigkeit seines Nervensystems hysterogenen Einflüssen gegenüber ist eben durch organische Einflüsse vermindert. Für die

Prognose und Therapie ist es aber ein großer Unterschied, ob eine multiple Sklerose, eine Syringomyelie, ein Hirntumor einige hysterische Symptome zeigt, die in Anbetracht der Schwere dieser progressiven Erkrankungen gar keine Rolle spielen, oder ob etwa ein mit zerebraler Kinderlähmung behafteter Mensch in späterem Alter zufällig eine Hysterie bekommt. Es gibt keine organische Erkrankung, deren Kombination mit Hysterie nicht möglich wäre; eine Abwägung der beiden Komponenten entzieht sich aber jeder allgemeinen Darstellung und kann nur mit Bezug auf einzelne Fälle erfolgen.

Schließlich sei dann hier noch an die Kombination von Hysterie mit tiefergehenden Neurosen, wie der Migräne, erinnert, und speziell noch einmal auf die Möglichkeit der von uns sog. „hysterophilen" Entstehung einzelner Manifestationen dieser Gruppe von Neurosen hingewiesen (vgl. S. 71).

Auch über die Beziehungen der Hysterie zur Simulation ist gesprochen worden. Daß auch Hysterische nebenbei oder infolge der Hysterie simulieren, auch sich zur Täuschung des Arztes ernste und gefährliche Selbstverletzungen beibringen, ist sehr oft berichtet. Hat man einen solchen Verdacht gefaßt, etwa bei Fieber oder bei „trophischen" Störungen, so ist die denkbar schärfste Überwachung am Platze.

IV. Prognose. Therapie. Prophylaxe.

Die wichtigste Bedingung für die Beurteilung des Verlaufs und der möglichen therapeutischen Beeinflussung der Hysterie ist ohne Zweifel das Maß der degenerativen Anlage. In vielen Fällen ist der hysterische Faktor im Gesamtbilde einer psychopathischen Persönlichkeit ja beinahe zu vernachlässigen. Wenn ein unsteter, haltloser, impulsiver und urteilsloser Mensch nebenbei einige hysterische Symptome hat, so werden wir, wenn uns selbst die Beseitigung der hysterischen Symptome gelingen sollte, dem Manne schließlich doch garnichts genützt haben. Vom Gesichtspunkt der Prognose einer Therapie ist es auch gleichgültig, ob der hysterische Charakter ein so spezifischer ist, wie ihn viele Autoren schildern (vgl. S. 130), oder ob ihn wir nur als eine verhältnismäßig seltene Personifikation einer Summe von degenerativen Eigenschaften betrachten, die der Hysterische haben kann, aber nicht haben muß. Jedenfalls gibt er eine schlechte Prognose; selbst die Beseitigung einzelner Symptome gelingt nur schwer, und die Symptome verschwinden nur, um anderen Platz zu machen. Auch die Pseudologia phantastica, die der Hysterie ja mindestens sehr nahe steht, und oft in inniger Verquickung mit ihr vorkommt, bietet eine sehr schlechte Prognose, ausgenommen einige Fälle, wo sie sich auf vereinzelte pathologische Einfälle beschränkt.

Ganz trostlos ist auch die Hysterie in Kombination mit Schwachsinn.

Eine eigenartige Stellung nimmt die Kombination von Hysterie mit Cyclothymie ein. Wir stimmen wohl mit der Anschauung der meisten, besonders der Psychiater. überein, wenn wir glauben, daß bei der Cyclothymie, speziell ihren Depressionen keine Behandlung etwas nützt, auch wenn anscheinend hysterische Symptome dabei sind. Die Erfolge sind aber oft trotzdem gut und manchmal glänzend, wenn nämlich während der Behandlung die Depression zufällig spontan weicht. Die psychotherapeutischen Erfolge von Dejerine, Dubois u. a. bei Melancholie halten wir für Selbsttäuschungen dieser Autoren, die Psychoanalyse bei der Melancholie ist eine Quälerei ohne Sinn. Leider wird sie jetzt oft genug angewandt.

Diejenigen Fälle weiter, wo die Hysterie nur eine unbeachtliche Folge-erscheinung schwerer Krankheiten ist, etwa einer Syringomyelie, kommen für eine Behandlung nur in sehr beschränktem Umfang in Frage. Auch die Mischungen mit Epilepsie bieten nur dann eine Aussicht, wenn die Epilepsie sehr zurücktritt. Es sind das insbesondere diejenigen nicht häufigen Fälle, wo seltene epileptische Anfälle geradezu als ein hysterogenes Trauma wirken.

Eine Statistik über den Prozentsatz derjenigen Fälle, die durch eine ärztliche Therapie geheilt wurden, gibt es natürlich nicht. Aus der einfachen allgemein beobachteten Tatsache, die auch statistisch festgelegt ist (vgl. die Tabelle von Kraepelin S. 137), daß von einem gewissen Lebensalter ab die Hysterie viel seltener zur Beobachtung kommt, werden wir schließen dürfen, daß der Durchschnitt der Fälle von Hysterie keine schlechte Prognose gibt, und das bestätigt auch die Erfahrung. Man darf die Mehrzahl der Hyste-rien als dankbare Fälle bezeichnen.

Außer den schwereren Formen der degenerativen Anlage muß jedoch vorerst noch ein Moment erwähnt werden, das die Chancen der Therapie beeinträchtigt und sie vernichten kann, das ist die Fortdauer der die Hysterie begünstigenden oder unterhaltenden Umstände, bzw. die Unmöglichkeit diese Umstände zu ändern. Am verhängnisvollsten sind hier diejenigen Formen, die sich als grobe Wunschhysterien charakterisieren, speziell die Mehrzahl der Unfallhysterien, es sei denn, daß man die Erfüllung des Wunsches oder die Vernichtung desselben als therapeutische Maßnahmen gelten ließe. Auch ungünstige Milieuwirkungen, die sich nicht beseitigen lassen, machen natür-lich die Prognose schlecht (vgl. später über den Nutzen der Isolierung).

Kein allzu hoher Wert ist der anscheinenden Schwere der Symptome beizulegen. Im Gegenteil! Schwere monosymptomatische Formen sind im allgemeinen leichter und schneller zu heilen, als Fälle mit leichteren aber vielfältigen und wechselnden Beschwerden. Auch die Dauer des Be-stehens eines Einzelsymptoms braucht den Erfolg nicht in Frage zu stellen. Es sind Contracturen, die schon 20 Jahre bestanden, in wenigen Wochen zur Heilung gekommen, und ebenso sind lange bestehende hysterische Schmerzen nicht so undankbar, wie man annehmen möchte. Es ist selbst-verständlich, daß im allgemeinen frische Symptome leichter zu beseitigen sind als veraltete.

Daß die Wunderheilungen von Lähmungen, Blindheit usw., die seit Jahrtausenden mit Hife des religiösen oder eines anderen Glaubens voll-bracht werden, suggestive Heilungen von Hysterie sind, braucht wohl nicht mehr im einzelnen aufgeführt werden. Sie sind aber der beste Beweis, wie schnell manchmal auch sehr alte hysterische Symptome verschwinden hönnen.

Was das Lebensalter anlangt, so sind häufig hysterische Symptome des Kindesalters besonders leicht zu beseitigen. Trotzdem wird man der weiteren Entwickelung dieser Kinder doch mit einiger Besorgnis entgegen-sehen müssen. Curschmann hat 75 Proz. hysterischer Kinder für längere Zeit heilen sehen. Ziehen findet eine Neigung zur Progression namentlich in der Pubertät unverkennbar, hat aber doch schon sehr schwere Fälle völlig heilen und gelegentlich die Heilung über zehn Jahre bestehen sehen. Die Hysterie, die in späterem Alter, also etwa nach 40 Jahren erst begonnen hat, gibt im allgemeinen eine sehr schlechte Prognose.

Um die Hysterie zu heilen, hat man wohl alle die Methoden an-gewandt, die es überhaupt gibt: Psychotherapie, Diätotherapie, Medikamente, Klimatotherapie und Bäder, Elektrizität, Massage und Gymnastik, und sogar — allerdings last and least — die Chirurgie und Orthopädie. Wir können uns schon darum hier sehr kurz fassen, weil sich nirgends weniger als in der Therapie der Psychoneurosen spezielle Vorschriften für den einzelnen Fall geben lassen, in vielen Fällen sogar mehrere Wege zum Ziel führen können. Gerade bei der Darstellung dieses Gebietes besteht die Gefahr, daß der Darsteller eine große Anzahl goldener Regeln aufstellt; die im einzelnen Falle gar nichts nützen; denn auch heute noch ist die Behandlung der psychischen Krankheiten eine individuelle Kunst, mehr wohl, als die Behandlung irgendwelcher anderen Krankheiten.

Die Ausübung dieser Kunst muß freilich auf dem Boden der wissenschaftlichen Erforschung geschehen, und es ist sicher, daß gerade in der Behandlung der Hysterie die Arbeit der letzten Jahrzehnte die früher herrschende reine Empirie, die freilich häufig von durchaus richtigen Instinkten geleitet war, einer wissenschaftlichen Erörterung zugänglich gemacht hat.

Der wichtigste Fortschritt nach dieser Richtung liegt in der Bestimmung des Wesens der Hysterie als einer psychischen Erkrankung, die als im Wesen von jeder körperlichen Erkrankung unabhängig aufzufassen ist.

Für die Behandlung ist damit die Aufgabe gegeben, den krankhaften psychischen Zustand zu verändern.

Daß im übrigen dieses Bestreben instinktiv schon vielen guten Ärzten innewohnte, als noch der Uterus als Sitz der Hysterie betrachtet wurde, davon zwei Beispiele:

„Al-Raschid's schöne Beischläferin hatte sich in den Umarmungen ihres Gebieters mit so vieler Inbrunst gestreckt, daß einer ihrer Arme starr blieb. Man versuchte alles zu ihrer Herstellung; Balsame von Gilead und Mekka flossen in Strömen, Narden und Ambra dampften in dem Rauchfasse, aber umsonst. Es wurde also ein neuer Arzt, Gabriel, herbeigerufen. Dieser heilte die Kranke in einem Augenblick, durch einen psychologischen Versuch. Er stellte sich, als wollte er ihren Unterrock berühren, und dies in Gegenwart von Zeugen. Schnell entbrannte Zorn in der Brust des schönen Mädchens, ihr Krampf schwand, und sie griff mit beiden Händen auf den verwegenen Frevler zu. Sie war geheilt, der Kaiser aller Gläubigen glücklich durch die Hoffnung neuer Umarmungen und der Arzt nicht minder durch 500000 Thlr., die er für diese Kur geschenkt bekam".[1]

„Verschiedene Weiber, die der Pöbel und die Priester mit dem Teufel besessen zu sein schwuren, wurden ohnlängst auf Befehl Ihro Majestät der Kaiserin in das Hospital des Herrn von Haen gebracht. Dieser durch den Aberglauben ungeblendete Leibarzt der kaiserlichen Familie erforschte ihre Umstände in der Überzeugung, zu der ihn die katholische Glaubenslehre billig verbinden soll, daß der Teufel zuweilen in die Menschen fahre. Aber doch machte er seinem Glauben den kleinen philosophischen und dem Interesse derjenigen katholischen Geistlichen, die sich bekanntlich als Leute verstellen, die den Teufel austreiben oder ihn sonst demütigen können, sehr nachteiligen Anhang, daß in den letzteren Zeiten und besonders in unserem höchst verderbten Jahrhundert tausend Betrügereien für die Wahrheit ausgegeben, und von dummen Mönchen und Priestern verfochten werden. Diesem in seinen Hospital gebrachten Priesterteufel also gehörig auf den Leib zu kommen, stellte der Herr Leibarzt von Haen eine ganze Reihe von Krankenwärtern rings um die besessenen Weiber in Schlachtordnung. Jeder war mit einem guten Eimer voll Wasser bewaffnet. Jeder hatte von dem Herrn Leibarzte den Befehl, daß sobald nach der Benennung des Namens Gottes, seiner Heiligen und der Heiligen Dinge, dieser Teufel die Weiber nach seiner Gewohnheit reite, sobald soll urplötzlich ein Krankenwärter nach dem andern seinen Eimer dem Teufel ins Maul schmeißen. Das erste Mal hatte man ein ziemlich großes Faß

---

[1] J. C. Reil zitiert diese schöne Geschichte nach Gregor, Abdul-Pharaji, Histor. orient. dynast. Oxoniae 1662.

mit Wasser vonnöten. Da aber die angeblich besessenen Betrügerinnen hörten, daß sie nachwärts bei allen ihren Konvulsionen das gleiche Schicksal haben sollen, wurden sie auf einmal gesund und ihre Konvulsionen hörten auf, so gut auf, als die Konvulsionen der Jansenisten bei dem Grabe des Abtes Paris, da der König diesem toten Heiligen befohlen, nicht mehr Wunder zu tun".[1]

Daß der kaiserliche Leibarzt die Konvulsionen, die doch sicherlich hysterisch waren, als betrügerisch auffaßte, werden wir ihm in einer Zeit, die die Willensrichtung der Hysterie in den Vordergrund zu stellen versucht, und sie der Simulation ganz an die Seite stellt (Babinski) nicht verargen. Solche Geschichten, die sich wahrscheinlich sehr vermehren ließen, zeigen, daß es immer kluge Ärzte gegeben hat, die sich der Psychotherapie bei der Hysterie mit instinktivem Verständnis bedient haben.

Heute ist die Einsicht allgemein, daß entsprechend der psychischen Entstehung der hysterischen Erscheinungen die Psychotherapie bei ihrer Beseitigung in erster Linie anzuwenden sei.

Wenn wir unter Hinweis auf die allgemeine Darstellung der einzelnen Methoden der Psychotherapie durch F. Mohr im 1. Band des Handbuchs der Neur. hier nur die Frage erörtern wollen, wie sich die einzelnen Methoden zur Behandlung der Hysterie eignen, so möchten wir zunächst die exponierteste Vertreterin herausnehmen, weil sie den Anspruch macht, allein ohne Hilfe anderer Methoden die Heilung der Hysterie herbeiführen zu können, nämlich die Psychoanalyse und zwar mit besonderer Rücksicht auf den ihr von Freud gegebenen Inhalt.

Das therapeutische Prinzip aller psychoanalytischen Methoden im weiteren Sinne ist dies, daß mit der vollkommenen Analyse der Entstehung der hysterischen Erscheinungen auch ihre Heilung gegeben sei. Dieses Prinzip ist das gleiche, ob man zum Nachweis des psychopathologischen Weges die Hypnose in mehr oder weniger tiefer Form anwendet, oder ob man auf die Hypnose verzichtet. (Die suggestive Anwendung der Hypnose ist natürlich etwas anderes.) Die systematische Verwendung dieser psychoanalytischen Behandlungsart geht auf die kathartische Behandlungsmethode von Breuer und Freud zurück. In dem affektvollen Wiedererleben des „hypnoiden Zustandes", in der Wiedererweckung der Erinnerung für die pathogene Situation, das zum besseren Erfolg mehrmals wiederholt werden kann, und in dem Abreagieren des infolge der Amnesie unerledigt gebliebenen „eingeklemmten" Affektes, ist die Heilung gegeben für diejenigen Symptome, die der wiedererlebten Situation ihren Ursprung verdanken. Ein sehr reichhaltiges (56 Fälle) und überzeugendes Material für den Heilwert dieser Behandlungsmethode ist jüngst von L. Frank[2] mitgeteilt worden. Frank verwendet nur leichte Grade der Hypnose, den „Halbschlaf". Es kann nicht bezweifelt werden, daß diese Therapie eine Reihe sehr guter Erfolge zu verzeichnen hat, und daß sie in geeigneten Händen ganz ungefährlich ist. Die Erfolge sind manchmal so gut, daß sie eine wesentliche Begründung für den entsprechenden Mechanismus der Hysterie liefern; wenngleich Breuer schon die Möglichkeit einer Täuschung durch Suggestion betont hat, so kann die Suggestion doch wohl meist den ganzen Erfolg erklären. Andererseits wird man sich von einer Überschätzung des durch die

---

[1] J. G. Zimmermann, Von der Erfahrung in der Arzneykunde. Neue Aufl. Zürich 1777.

[2] Affektstörungen, Berlin 1913.

Aufdeckung solcher hypnoider Zustände zu erwartenden Erfolges hüten müssen. Es widerspricht dem Wesen aller psychischen Vorgänge, daß sie so einfach reversibel sein sollten, wie es die einfache Vorstellung des Abreagierens verlangt. Eine Milderung der Symptome durch das Abreagieren ist wohl nicht so selten in der Tat zu erreichen. Im Interesse der Therapie wird man sich jedoch nicht scheuen, eine Suggestion mit der kathartischen Behandlung zu verbinden, indem man in dem Kranken möglichst die Erwartung hervorruft, daß die Aufdeckung affektvoller pathogener Erlebnisse das Schwinden der Symptome herbeiführen werde.

Die Verwendung tiefer Hypnose zur Ermittlung der pathogenen Erlebnisse ist jedenfalls in der großen Mehrzahl der Fälle unnötig, aber für einzelne Fälle gerechtfertigt. Man läßt dann die in der tiefen Hypnose erinnerten Situationen in leichteren Graden und auch im Wachen noch ein oder mehrere Male wieder durchleben.

Sehr viel älter als die Verwendung der Hypnose zur Aufklärung hypnoider Zustände ist die Aufhellung von hysterischen Amnesien durch die Hypnose. Ist der Wunsch zu vergessen aber gar zu intensiv, so nutzt auch die Hypnose nichts.

Die spezielle Psychoanalyse Freuds verzichtet auf jede Hypnose, sondern benutzt nur die freien Einfälle des Kranken, der aufgefordert wird, alles zu erzählen was ihm einfalle und keinen Einfall, so unzusammenhängend mit der Krankheit er ihm auch erscheinen möge, zu verschweigen. Diese freien Einfälle des Kranken werden dann zusammen mit seinen Träumen und den Einfällen zu diesen Träumen gedeutet durch die spezielle Deutungskunst, die wir weiter oben schon kurz beschrieben haben. Auf diese Weise ergibt es sich, um es noch einmal zu wiederholen, daß alles was Freud Hysterie nennt, auf sexuelle Traumen oder das sexuelle Triebleben der frühesten Kindheit zurückgeht; das gleiche gilt für die Zwangsvorstellungen; es bleibt nur ein Kreis von Neurosen zurück, die ebenso wie die Neurasthenie auf das Sexualleben des Erwachsenen zurückzuführen sind, und die als Angstneurose von der Hysterie abgetrennt werden. Einen Fall, der nicht auf die Sexualität zu beziehen gewesen wäre, hat weder Freud noch einer seiner näheren Schüler jemals beschrieben. Unter der Annahme, daß die neurotischen Symptome durch die Lösung der Verdrängung beseitigt werden, ergibt sich also die Notwendigkeit, jeden hysterischen Menschen so lange zu analysieren, bis die Sexualpathologie des Kindesalters — bei den Angstneurosen genügt die des erwachsenen Alters — rücksichtslos aufgedeckt ist. Zu welchen Resultaten man da kommen kann, dafür bietet die Freudliteratur eine Reihe abschreckender Beispiele. Man kann die Suggestionen, die Freud und seine Schüler den Kranken geben, mit Händen greifen. Sie zwingen ihre Schlüsse dem Kranken geradezu auf, wozu sie manchmal 3 Jahre gebrauchen.

Mir ist es übrigens nicht mehr klar, wie Freud auf Grund seiner neuen Annahme, daß wesentlich nicht mehr das sexuelle Kindheitstrauma sondern die sexuelle Konstitution — alle Neurotiker sind ja pervers — die Ursache der Krankheit sei, sich nun den Heileffekt der Aufdeckung der abnormen kindlichen Sexualität denkt. Das psychische Trauma könnte, wenn es auch noch so weit zurückliegt, in der Theorie wenigstens „abreagiert" werden; aber soll dann durch die Analyse, z. B. durch die Feststellung des „Ödipuskomplexes", auch die Konstitution so geändert werden könnnen, daß nunmehr die Neurose, die doch Folge der Konstitution ist, verschwindet! Jedenfalls wäre das eine neue Annahme.

Der vollkommene Zusammenbruch der Freudschen Lehre wäre dann gegeben, wenn Stekel damit recht hätte, daß die Aufdeckung der Sexualkomplexe nur dann etwas nützte, wenn der ursächliche Zusammenhang von dem Patienten auch akzeptiert würde. Es wäre das übrigens nicht nur der Zusammenbruch der Therapie, sondern auch der Freudschen Pathologie. Denn in dem Augenblick, wo die Aufdeckung der kindlichen Sexualität, bzw. der Sexualität nichts mehr nützt, fällt der einzige Grund dafür, daß diese Sexualität mit den pathologischen Symptomen überhaupt etwas zu tun habe. Selbst der therapeutische Erfolg ließ noch immer die Möglichkeit übrig, daß dem Patienten die Ätiologie und die Heilung durch die Aufklärung so lange suggeriert worden wäre, bis er die Ätiologie und mit deren Aufklärung die Heilung akzeptierte; aber wenn die Heilung nicht implicite durch die Aufhellung der Freudschen Ätiologie gegeben ist, sondern diese erst akzeptiert werden muß, so entfällt jede Spur eines Beweises für einen ätiologischen Zusammenhang. Davon abgesehen, waren die Berichte über therapeutische Erfolge niemals sehr überzeugend und sehr zahlreich. Die Publikationen haben wohl bei den meisten Neurologen den Eindruck wachgerufen, daß man mindestens gleiche Resultate mit weniger Mühe für den Arzt und den Patienten auch ohne Psychoanalyse erreichen kann. In der neuesten Zeit finden wir, wenn ich die Literatur richtig übersehe, das Interesse an der Therapie bei den Freudschülern ganz durch das an der Theorie (Oedipuskomplex, Großvaterkomplex, Griseldaphantasie usw. usw.) überwuchert.

Wenn die Neurologen sich im allgemeinen von der Freudschen Sexualitätsschnüffelei fern gehalten haben, so lag das aber nicht nur an der Unvollkommenheit der Theorie und dem Mangel an Beweisen für eine überlegene therapeutische Wirksamkeit des Verfahrens; es lag auch wirklich nicht an einer affektiven Ablehnung der Analyse des Sexuellen, wie Freud und seine Anhänger immer behaupten. Eine Unterhaltung über Sexualität ist vielen sehr angenehm, und kein verständiger Arzt scheut sie. Die Ablehnung der Freudschen Deutekunst beruhte einfach auf dem instinktiven Empfinden, daß sie in sehr vielen Fällen dem Kranken schaden müsse. Wir stehen keineswegs auf dem Boden des Nil nocere um jeden Preis, eines der stumpfsinnigsten Worte, die je geprägt worden sind. Wir würden keinen Anstoß daran nehmen, wenn auch in der Psychotherapie einmal für eine Chance ein Einsatz gezahlt werden müßte und verloren ginge, wie das in der Chirurgie und der arzneilichen Therapie so oft der Fall ist. Aber ohne zureichende wissenschaftliche Begründung jedesmal den Einsatz riskieren, der darin liegt, das Wach- und das Traumleben eines armen Neurotikers mindestens viele Monate, oder auch einige Jahre nur auf seine Sexualität durchzuwühlen, das kann uns nur der Fanatismus zumuten, wie er in Sekten zu Hause ist. Es ist kein Zweifel, daß die Freudsche Deutekunst sehr schaden kann; ohne Beweise davon zu haben, würde Kraepelin nicht davor warnen. Wenn Hoches Ausführungen gegenüber Bleuler[1] eine solche Schädlichkeit bestreitet, so erklärt sich das nur dadurch, daß dieser Autor die sexuelle Genese der Hysterie akzeptiert. Wenn wirklich alle Hysterie auf sexuelle

---

[1] Referate auf dem Deutsch. Verein f. Psych. Breslau 1913; das Referat Hoches ist in dem Arch. f. Psych., das Bleulers in der Allg. Zeitschr. f. Psych. 1913 erschienen.

Wurzeln zurückgeht, so würde in der Tat vielleicht die Aufdeckung dieser Wurzeln bis in ihre feinsten Verzweigungen gewagt werden müssen. Wenn das aber nicht der Fall ist, muß die nutzlose Aufwühlung der Sexualität die Kranken in höchstem Maße beunruhigen. Ich selbst habe bei einer Kranken, die mir selbst, aufmerksam gemacht durch die Literatur, ihre auf die Sexualität gerichteten Einfälle in immer steigender Menge brachten, diese „Erforschung" der Sexualität abbrechen müssen, weil die Patientin auf dem besten Wege war, jede harmlose Handlung sexuell zu deuten. Von zuverlässiger ärztlicher Seite ist mir von einer Kranken erzählt worden, die nach einer Freudschen Behandlung jede Bewegung darauf hin kontrollierte, ob sie sexuell gedeutet werden könne, z. B. wenn sie einen Muff benutzte, an den Coitus denken mußte usw. Die Freudsche Symbolik muß zu solchen Resultaten führen, denn bei ihr ist jede harmloseste Bewegung eine Symbolhandlung, z. B. das Öffnen eines Täschchens Symbol für die Öffnung der Vagina. Solcher Beispiele finden sich viele in den Analysen Freuds und seiner Schüler, und das sollte nichts schaden können, auch bei vorsichtiger ärztlicher Handhabung? Die Herren müssen uns wirklich für sehr dumm halten, wenn sie uns das glauben machen wollen.

Wenn nun gar Laien, Lehrer, Lehrerinnen, Pastoren anfangen zu psychoanalysieren, so darf das wohl als grober Unfug bezeichnet werden. Und wenn Eltern ihren 5 jährigen Jungen analysieren, und der Vater den Jungen nach seinen Vorstellungen von dem Penis der Mutter fragt, so würde ich diesen Eltern ihr Kind wegen schwerer psychischer Mißhandlung von Polizei wegen wegnehmen lassen. Unglaublich ist auch, daß in Badeorten an Patienten, die sich nur wenige Wochen aufhalten wollen, psychoanalysiert wird.

Wie weit der Arzt und mit welchen Methoden er überhaupt in das sexuelle Leben und Phantasieleben des einzelnen Hysterikers eindringen will, das wird seinem Takt und seiner Beurteilung der äußeren und der inneren Ätiologie, wie auch der Chancen einer Aufdeckung überlassen bleiben. Wenn man glaubt, dem Patienten nützen zu können, wird man sich nicht zurückschrecken lassen. Der Nutzen könnte ja in dem früheren Freudschen Sinne durch ein Abreagieren der sexuellen Traumata der Kindheit geschehen, oder aber durch Aufklärung über das sexuelle Triebleben, und speziell durch die Zurückweisung der Selbstvorwürfe, die sich viele Neurotiker in ganz sinnlos übertriebener Weise über ihre sexuellen Handlungen und Triebe machen. Früher bezogen sich diese Selbstvorwürfe fast nur auf die Onanie. Viele Kranke kommen sofort mit der Angabe: ich bin nervenkrank, das ist von der Onanie gekommen. Auch illegitimer geschlechtlicher Verkehr, bzw. die Gewissensbisse infolgedessen, werden als Ursache von Neurosen angegeben, und sind es manchmal auch. Unter dem Einfluß der Verbreitung der Freudschen Lehren werden uns wohl auch andere Zusammenhänge nunmehr von den Kranken häufiger gebracht werden.

Über das „aktuelle" Sexualleben im Freudschen Sinne wird man sich in jedem Falle von Psychoneurose orientieren müssen. Dabei tut man gut, damit zu rechnen, daß man die Wahrheit nicht bei der ersten Befragung erfährt. Was in dieser Richtung verheimlicht und auch gelogen wird, wie solche Lügen auch von Ehepaaren verabredet werden, ist ja wohl allgemein bekannt. Erfährt der Arzt nach kürzerer oder längerer Zeit die Wahrheit, so kann er in einer Reihe von Fällen durch geeignete Aufklärung zur Heilung der nervösen Beschwerden manches tun. Dazu gehört z. B.

die Aufklärung über die verhältnismäßige Harmlosigkeit der Onanie. Daß man sie nicht anraten wird, versteht sich von selbst, wie denn das über die „aktuelle Sexualität" zu Sagende in geschriebenem Zustande fast immer die größte Trivialität darstellt (wie übrigens das Meiste, was sich über praktische Psychotherapie schreiben läßt). Immerhin gibt es Fälle, wo man dem Patienten zu verstehen geben kann, daß die Onanie der Übel größtes nicht ist. Stekel hat m. E. recht, wenn er in manchen Fällen die Aufgabe der Onanie als die Ursache der nervösen bzw. hysterischen Beschwerden ansieht. Ein viel berührter Punkt ist dann die Schädlichkeit des Coitus reservatus, condomatus usw. Eine Schädigung für das Nervensystem kann wohl allgemeiner Übereinstimmung nach dadurch nur dann gegeben sein, wenn durch diese Arten des Coitus der Orgasmus bei Mann oder Frau ausbleibt. Es kann unter diesen Umständen zu schweren hysterischen Zuständen, speziell auch zu „Herzneurosen" und der sogenannten Angstneurose Freuds kommen, und man wird den Kranken über die eigentliche Schädlichkeit orientieren dürfen. Zur Illustration dessen, was hier aus Furcht vor der Befruchtung an Unvernunft geleistet wird, sei ein Fall angeführt, wo $^3/_4$ Jahre nach der Hochzeit eine junge Frau mit schweren. Symptomen teils hysterischer teils anankastischer Natur zu mir kam. Da sie auch über Schmerzen „beim Coitus" klagte, schickte ich sie zunächst zum Gynäkologen, der mir mitteilte, daß die $^3/_4$ Jahre verheiratete Frau eine Virgo intacta war. Und zwar war in diesem Falle nicht Impotenz des Mannes schuld, sondern der Mann übte einen Coitus condomatus, der nicht einmal bis zum Hymen vordrang, und dann mußte die Frau sich nach jedem dieser Coitus noch Vaginalausspülungen machen. Kann man in solchen Fällen durch einfache Belehrung doch wohl häufig helfen, so nützt die Ergründung einer noch so wahrscheinlichen sexuellen Ursache, bzw. Bedingung nichts in den Fällen, in denen man die sexuelle Schädlichkeit nicht abstellen kann. Das ist z. B. dann der Fall, wenn die Ejakulation des Mannes so schnell erfolgt, ohne daß sie deswegen praecox zu sein brauchte, daß die Frau nie zum Orgasmus gelangt, oder wenn die Potenz des Mannes zu klein ist, bzw. Impotenz besteht. Daß der Rat zum extramatrimoniellen Coitus vom Arzte nie gegeben werden darf, ist wieder selbstverständlich. Wenn der Kranke diesen Ausweg selbst wählt, wird der Arzt schon darum nicht den Entrüsteten zu spielen brauchen, weil er nichts davon erfahren wird. In der Tat ist das — bourgeoismäßig ausgedrückt — „geregelte Geschlechtsleben" eins der wesentlichsten Mittel gegen die Neurose und speziell gegen die Hysterie. Der Erfolg mancher psychoanalytischen und auch mancher anderen Kur, z. B. Badekur, erklärt sich durch das Eintreten dieses Faktors, von dem der behandelnde Arzt natürlich fast nie etwas erfährt. Wenn man aber am Schlusse einer Psychoanalyse liest, daß die Patientin sich verheiratet hat und geheilt ist, so halte ich die Heirat für das therapeutische Agens, und nicht die Psychoanalyse. Soviel ist sicher, daß die Psychotherapie allein da nichts nützen kann, wo sie ein fortwirkendes Trauma nicht beseitigen kann. Es gibt sogar Fälle, wo m. E. der Arzt gegen seine bessere Überzeugung im Interesse des Friedens einer Ehe verpflichtet ist, über die Schädlichkeit etwa der mangelhaften Potenz des Mannes für die Frau dieser gegenüber zu schweigen oder sie sogar zu leugnen. Es ist das um so leichter, als die Patientinnen in der Mehrzahl der Fälle der Ansicht sind, daß die Sexualität mit ihrem Leiden nichts zu tun habe, daß sie von Natur frigide seien usw.

Beim Mann kann das Bewußtsein einer dauernden oder vorübergehenden Impotenz auch dann zu schweren neurotischen, speziell hysterischen Störungen führen, wenn er zu sexuellen Leistungen nicht verpflichtet ist, und selbst dann, wenn ein Gegensatz zwischen Libido und Potenz gar nicht besteht. Bei sehr vielen Menschen besteht der ja nicht ganz unberechtigte Glaube, daß die Potenz ein Gradmesser der Leistungsfähigkeit überhaupt ist. Ich kenne z. B. einen Künstler, der, als er die Abnahme seiner Potenz bemerkte, auf Jahre hinaus jede Tätigkeit einstellte. Von der Heilung der Impotenz ist in diesem Kapitel nicht die Rede, für die Heilung der weiteren aus der Impotenz hervorgehenden Beschwerden wird auch in diesen Fällen schon die Aufklärung über die wahre Bedeutung der Störung etwas tun können.

Die Frage nach der eventuellen Schädlichkeit der freiwilligen Abstinenz des Mannes — die theoretisch hier nicht zur Diskussion steht — wird man praktisch dem Patienten gegenüber stets verneinen müssen, wenn man nicht die Verantwortung für eine sexuelle Infektion auf sich nehmen will.

Wenn wir die Ansicht Freuds, daß jeder Hysterie eine Anomalie des kindlichen sexuellen Trieblebens zugrunde liegt, auch nicht teilen können, so entdecken wir doch nicht selten bei den Hysterischen Perversionen mannigfacher Art, speziell auch homosexuelle Anlagen mannigfachen Grades, von der manifesten Homosexualität bis zu vorübergehenden homosexuellen Neigungen des kindlichen und jugendlichen Alters.

Es ist mir nur nicht klar, was wir mit solchen Entdeckungen selbst in den Fällen, wo wir diese homosexuelle und sonstige perverse Neigungen als in mehr oder weniger engen ursächlichen Beziehungen zur Hysterie stehend vermuten, therapeutisch für die Heilung der Hysterie anfangen können. Nur in den Fällen, wo die Patienten subjektiv von diesen Neigungen unverhältnismäßig stark bedrückt werden, und sie dabei dann meist vor sich selbst verstecken (verdrängen), wird die Analyse etwas helfen können, freilich nur als Mittel zum Zweck der Aufklärung und Beruhigung. Was soll es denn nur dem Kranken nützen, wenn wir ihm nach mehrmonatlicher oder mehrjähriger Behandlung triumphierend den Beweis seiner perversen Anlage bringen — vorausgesetzt, daß wir ihm nicht vorher die Heilwirkung dieser Feststellung suggeriert haben. Ich selbst habe einen Fall von schwerer (degenerativer) Hysterie mit Zwangsvorstellungen zwar nicht ganz nach der Freudschen Art der Analyse, aber doch soweit analysiert, daß der homosexuelle Faktor, der hier von vornherein nicht schwer zu erkennen war, ganz kontinuierlich in der Tat von früher Kindheit an freigelegt wurde. Ich habe niemals bei einer Hysteriebehandlung weniger Erfolg gehabt, als in diesem Falle. Die Aufdeckung einer — normalen oder perversen — Triebrichtung allein kann einen therapeutischen Erfolg nur in den seltensten Fällen haben. Ein solcher wird nur dann eintreten können, wenn wir entweder den Trieb ändern könnten — was bei den Sexualtrieben fast nie der Fall sein wird — oder wenn wir ihm Befriedigung verschaffen können, was für den Sexualtrieb wieder nicht zu den ärztlichen Aufgaben gehört. Die Psychoanalyse kann theoretisch und praktisch wesentlich für die Therapie der sexuellen Traumata in Betracht kommen. Haben solche zur Erzeugung der Krankheit nichts beigetragen, muß sie versagen. Unnötig ist sie auch für die Ermittelung dieser Komponente, wo diese Traumata gar nicht vergessen und verdrängt, sondern im Bewußtsein geblieben sind. Hier können nur andere Methoden als die der Psychoanalyse therapeutischen Erfolg haben.

Die Freudsche Psychoanalyse richtet sich ja nur auf den Sexualtrieb, da sie ihn als den allein wesentlichen bei der Erzeugung der Hysterie betrachtet. Eine Analogie mit anderen Trieben lehrt auch hier, daß ihre Aufdeckung allein im Sinne einer Analyse gar keine therapeutische Wirkung hat. Der mächtigste Trieb ist der Nahrungstrieb, der ja heute bei den Unfallneurosen in Form der Strümpellschen Begehrungsvorstellungen eine so große Rolle spielt. Ich glaube, noch niemand hat behauptet, daß die Aufdeckung dieses Triebes bei der Unfallneurose eine therapeutische Rolle spielen könne. Hier ist wohl die ganze Welt darüber einig, daß es nur zwei Wege gibt, entweder Befriedigung des Triebes = Kapitalsabfindung, oder Unterdrückung = definitive Abweisung.

Wenn wir aber auch der Meinung sind, daß die therapeutischen Erfolge durch die Psychoanalyse allein, d. h. durch die Auflösung verdrängter Komplexe sexueller und auch nichtsexueller Art, nur in einer kleinen Anzahl von Fällen wirklich befriedigende sein können, so hat die Übertreibung der Psychoanalyse immerhin das Gute gehabt, uns auf die Notwendigkeit hinzuweisen, im einzelnen Falle die Aufdeckung der psychischen Wurzeln der Neurose zu versuchen, um auf dieser Aufdeckung dann die Behandlung zu begründen. Es kann im allgemeinen nicht mehr genügen, von der psychischen Genese und Entstehung der hysterischen Symptome überzeugt zu sein, sondern um dem Patienten helfen zu können oder auch um unsere Hilflosigkeit zu erkennen, werden wir meist die individuelle Entwicklung und Entstehungsgeschichte der Neurose kennen lernen müssen, d. h. wir werden die einzelnen Bedingungen der hysterischen Erkrankung kennen lernen und in ihrer Bedeutung für den speziellen Fall abschätzen müssen. Daß diese Psychoanalyse als ein die Therapie vorbereitender Akt von der Therapie selbst nicht ganz zu trennen ist und gar nicht getrennt werden darf, versteht sich von selbst. Man muß sich nur hüten, sich auf eine bestimmte Behandlung festzulegen, ehe man in der Beurteilung der ätiologischen Bedingungen einigermaßen sicher ist.

Diese vorsichtige Durchforschung des psychologischen Mechanismus hysterischer Symptome ist nicht nur die am besten begründete Methode der Behandlung der im Vordergrund stehenden Symptome, sondern sie ist die einzige, die Anhaltspunkte gibt, den allgemeinen psychischen Zustand des Kranken und bis zu einem gewissen Grade sogar die zugrunde liegende psychopathische Konstitution zu behandeln.

Außer der Psychoanalyse hat F. Mohr im I. Band des Handbuchs der Neurologie noch behandelt die Hypnose, die Wachsuggestionstherapie, die methodische Autosuggestion, die Ablenkung, die Überrumplung und Einschüchterung, die schmerzhaften Eindrücke, die Belehrung und Aufklärung (Persuasion), die Willenstherapie, die Beschäftigungstherapie, die Anstaltsbehandlung und Isolierung. Da wir im ganzen und in fast allen Einzelheiten mit Mohr übereinstimmen, so können wir im wesentlichen auf diese Abschnitte verweisen. Wenn wir zunächst von der Hypnose absehen, so wird bei der praktischen Behandlung wohl immer und zwar ganz unwillkürlich ein Gemisch mehrerer Methoden in Anwendung gebracht werden, so z. B. Wachsuggestion, Persuasion, Beschäftigungstherapie. Insbesondere sind wir ganz der Meinung F. Mohrs, daß sich die Persuasion von der Suggestion gar nicht trennen läßt, und daß die sogenannte Persuasion speziell Dubois' einen großen Teil ihrer Erfolge der unbewußt ausgeübten Suggestion verdankt. Immerhin ist die Persuasion die einzige Methode, die es manchmal erlaubt, wie sich Mohr ausdrückt, „den Kranken sozusagen von innen heraus gesund zu machen, ihn an der Wurzel seines Wesens zu fassen und so zu beeinflussen, ... ihn zu lehren, von den eigenen großen und kleinen Unannehmlichkeiten abzusehen und das eigene kleine Ich in einen größeren Zusammenhang einzuordnen" (vgl. weiter Handb. d. Neur. I, S. 1566). Die einzelnen Therapeuten haben in solchen therapeutischen Bemühungen verschiedene Töne, der eine einen priesterlichen, der andere den professoral-unfehlbaren, der dritte einen mehr lehrerhaften, der vierte den Ton des skeptischen Weltkindes. Je nach der Art der Patienten wirkt der eine Therapeut auf den einzelnen Patienten bald besser, bald schlechter. Vorbedingung zu allen Tonarten ist aber wohl eine ruhige — nicht zu starre — Entschiedenheit und ein unerschütterlicher Optimismus. Das Wort Leydens, das er oft wiederholte; „Es gibt Optimisten und Pessimisten unter den Ärzten. Die Optimisten bringen es immer weiter"[1]) gilt, wenn irgendwo, in der Psychotherapie.

Wenn die Suggestion offen oder versteckt in jede psychotherapeutische Behandlung eingeht, so ist lange über die Berechtigung der Hypnose Streit gewesen. Mit F. Mohr halten wir die Hypnose für erlaubt, und in denjenigen Fällen sogar für geboten, in denen wir mit den anderen Methoden nichts erreichen. Denn die Suggestion in der Hypnose ist im allgemeinen wirksamer als ohne sie. Es gibt sogar Fälle, wo wir uns von vornherein, ohne erst andere Methoden zu versuchen, sofort zur Hypnose entschließen. Es sind das solche, in denen die äußeren Umstände der Heilung ungünstig sind, z. B. unglückliche Familienverhältnisse vorliegen, durch deren ausführliche „Analyse" gar nichts gewonnen wäre, und dabei einzelne Symptome das Bild beherrschen, z. B. Neuralgien und ähnliches. Mit Ziehen halten wir die Hypnose im Kindesalter für nicht erlaubt. Als die beste Methode der Hypnose halten wir die Vogtsche der fraktionierten Hypnotisierung, weil sie gestattet, jeder drohenden unerwünschten Wirkung sogleich zu begegnen.

Über den durch Hypnose herbeigeführten durch Wochen fortgesetzten Dauerschlaf nach Wetterstrand haben wir keine eigene Erfahrung. Wir halten es aber wohl für möglich, daß in einzelnen Fällen diese Methode dann noch nützen kann, wenn alles andere versagt hat. Es dürften hier allerdings nicht sowohl die Fälle von eigentlicher Hysterie, als gewisse Zwangsvorgänge in Frage kommen. Man kann die Methode aber nur unter den Bedingungen einer dauernden Überwachung des Schlafenden durchführen.

Eine wichtige allgemeine Frage der Psychotherapie ist die, ob wir dem Kranken die psychische Genese seines Leidens mitteilen und verständlich machen sollen. Ich halte das für das Ideal, und zwar für eines, das in sehr viel mehr Fällen zu erreichen wäre, als es aus Bequemlichkeit oder Zeitmangel erreicht wird. Es ist die einzige Behandlungsmethode, welche die Forderung einer ätiologischen Behandlung wirklich befriedigt. Aber nicht in allen Fällen kann dieses Ideal auch nur angestrebt werden. Um ein Beispiel anzuführen, so kam zu mir eine ältere Dame, die, jetzt Witwe, seit ihrer Verheiratung vor 30 Jahren die heftigsten hysterischen Rücken- und Seitenschmerzen hatte. Vor 15 Jahren war ihr deswegen, d. h. wegen „Ovarialneuralgie" das eine Ovarium entfernt worden. Obwohl gerade in diesem Fall die psychische Genese auch im speziellen ziemlich klar war, wäre es doch ebenso töricht wie aussichtslos gewesen, der alten Dame davon ein

---

[1]) Er fügte noch hinzu: „Ich bin Optimist".

Wort zu sagen. Es hätte sie wahrscheinlich in die größte Aufregung versetzt, geglaubt hätte sie es doch nicht, und genützt hätte es ihr erst recht nichts. Man beläßt es in solchen Fällen eben bei den „Nerven" und kann auf diesem Boden dann doch eine ganze Menge nützen. Es ist auch ganz richtig betont worden, daß für die Durchführung einer radikalen Psychotherapie eine gewisse Bildung und Intelligenz des Kranken nötig sei. Ebenso kann bei Kindern ja von einer psychischen Aufklärung gar keine Rede sein.

In denjenigen Fällen, in denen man die reine Psychotherapie auf dem Boden der Aufklärung des Patienten über die psychische Entstehung seiner Krankheit nicht anwenden will oder kann, bleibt die maskierte Psychotherapie, die Anwendung körperlicher Maßnahmen in der Absicht, damit suggestiv zu nützen. Aber darüber muß man sich in jedem Falle klar sein: Reine Psychotherapie und maskierte Psychotherapie schließen sich gegenseitig aus. Es gibt nur ein Entweder — oder. Den Patienten, dessen hysterische Neuralgie wir elektrisch behandeln, dürfen wir gar nicht auf den Gedanken bringen, sie könne psychisch bedingt sein, und den Patienten, dem wir von der Psychogenese seiner Neuralgie überzeugen wollen, dürfen wir nicht elektrisieren. Diese Exklusion ist ja auch die Erklärung der Erfolge aller derer, welche die psychische Entstehung der Hysterie überhaupt nicht anerkennen, sondern der Meinung sind, daß sie mit ihren peripher angreifenden Methoden den Sitz der Krankheit wirklich treffen, wie z. B. die Nervenpunktmasseure. Ihre Suggestionskraft ist natürlich größer, weil sie nicht das Bewußtsein haben, unter falscher Flagge zu segeln. In sehr vielen Fällen wirkt die maskierte Psychotherapie aber sehr schädlich, weil sie dem Patienten die Überzeugung beibringt, daß er ein schwereres körperliches Leiden habe, während die einfache Versicherung, daß es sich um ein solches nicht handle, doch für eine Anzahl von Kranken schon die halbe Heilung ist.

Welche Mittel man zur maskierten Psychotherapie anwenden will, ist vollkommen gleichgültig. Man ist ja bekanntlich bis zu Scheinoperationen in Narkose gegangen. Man wird im allgemeinen ein Mittel wählen, das bei dem Patienten noch nicht angewandt ist, und von dem man sich suggestive Wirkung verspricht. Die Elektrizität eignet sich dazu in ihren einfacheren Anwendungsformen heute im allgemeinen nicht mehr; sie ist erfreulicher Weise allmählich selbst beim Publikum in Mißkredit gekommen. Sie ist bei der großen Mehrzahl der Kranken ja auch schon ohne Erfolg angewandt worden. Wer sich einen Hochspannungsapparat gekauft hat, wird die Kranken da hineinsetzen. Er hat eine gewisse suggestive Kraft; die Diathermiebehandlung hat sogar etwas unmittelbar Angenehmes. Die Nervenpunktmassage ist, wenn man sie bewußt als Mittel der maskierten Psychotherapie anwendet, unter Umständen, wie ich aus eigener Erfahrung sagen kann, von ganz guter Wirkung, Zuerst suggeriert man den Kranken die Nervenpunkte und dann suggeriert man sie ihnen unter der Form der Massage wieder weg, indem man ihnen gleichzeitig die feste Überzeugung suggeriert, daß mit dem Verschwinden der Nervenpunkte auch die nervösen Beschwerden weichen müßten. Es ist wohl überflüssig, alles das zu nennen, was man sonst noch anwenden kann, z. B. Bestrahlungen mit farbigem Licht usw. Einzelne Patienten erzählen von ganz grotesken Maßnahmen, die ihnen verordnet wurden, der eine mußte z. B. dreimal täglich 10 Schläge mit der flachen Hand gegen seinen Kopf führen.

Eine meiner Kranken war in einem Sanatorium der Glaube an die allein seligmachende Kraft des „Kiestretens" beigebracht worden, trotzdem es ihr gar nichts genützt hatte. Sie hatte sich daraufhin Kies nach Berlin mitgebracht und einen ganzen Winter hindurch jeden Morgen nach dem Aufstehen Kies getreten, trotzdem sie sich dabei dauernd verschlimmerte.

Zusammenfassend halte ich die maskierte Psychotherapie also für ein recht trauriges Surrogat, daß sich aber in einer Anzahl von Fällen nicht entbehren läßt, das aber aus Bequemlichkeit häufiger angewandt wird, als nötig und zweckmäßig ist.

Daß man die Hypnose, soweit man sie überhaupt anwendet, nicht als Wundermittel ausgeben darf, sondern den Kranken seinem Bildungsgrade entsprechend über das psychische Wesen der Hypnose unterrichten muß, ist wohl heute selbstverständlich.

Das Allerschlimmste ist natürlich, wenn körperliche Maßnahmen aus falscher Diagnose angewandt werden. Wie viele Tausend Nasen sind behandelt worden, weil hysterische Kopfschmerzen bestanden, und zwar meist mit dem Erfolg einer ausgesprochenen Verschlechterung. Die Operationen an den Genitalien wegen Hysterie werden wohl heute kaum mehr ausgeführt, immerhin ist es noch nicht allzu lange her, daß vielen die Ovarien wegen „Ovarialneuralgie" exstirpiert wurden. Auch von der Operation der Wanderniere hört man heute weniger als wohl vor 10 bis 20 Jahren. Zu den schlimmsten Folgen kann auch die Verkennung hysterischer Contracturen als lokaler Knochen- und Gelenkerkrankungen führen. Mir sind mehrere Fälle bekannt, die durch jahrelange Behandlung mit Verbänden, Ruhigstellung, Korsetts in einen ganz traurigen Zustand gekommen waren. Recht schlimm sind auch Schädel- bzw. Gehirnoperationen aus Verkennung der Hysterie. In einem Fall hatte der Chirurg bereits „die erste Zeit" gemacht, ehe er sich entschloß, einen und dann noch einen zweiten Neurologen zuzuziehen. In einem anderen Fall, dem ich mehrfach begegnet bin — er ging von einem Krankenhaus zum anderen —, und den ich dann immer vor Operationen bewahrt habe, sind im Laufe weniger Jahre an verschiedenen Stellen drei Schädeloperationen wegen Unfallhysterie vorgenommen werden; der dritten ist er erlegen; die Autopsie ergab nur die Folgen der Operationen. Ich erwähne solche Fälle nur darum, weil es noch immer Chirurgen und innere Mediziner gibt, welche die Neurologie für überflüssig oder doch für eine Sache halten, die man in 14 Tagen lernen kann. Ich gebe aber zu, daß in manchen Fällen die Entscheidung selbst darüber, ob etwa nach einem Unfall eine Schädeloperation vorgenommen werden soll, oder ob eine Hysterie vorliegt, sehr schwer sein kann. Über die Operationen bei hysterischem Ileus vgl. S. 57.

Es kommen auch gewiß Fälle vor, wo organische Veränderungen übersehen und die Kranken deswegen erfolglos mit Psychotherapie behandelt werden. Es gibt z. B. Fälle von Herzerkrankung, die lange Zeit zu Unrecht als nervös angesehen werden. Eine längere Beobachtung kann nötig sein, um die Diagnose zu sichern. Mit Recht aber hat Hatschek kürzlich wieder darauf hingewiesen, daß es ganz verkehrt ist, wenn man nichts Organisches nachweisen kann, dem Kranken zwar zu sagen, er wäre nervös, ihm aber trotzdem — weil es ja doch etwas sein könnte — einige Tropfen Strophanthus oder Digitalis oder dergl. zu verordnen. Dem Kranken wird durch die Verordnung dieser Mittel, deren Bedeutung er ja kennt, genau das Gegenteil suggeriert, was ihm der Arzt mit Worten zu suggerieren versucht hat.

Noch einige allgemeine Bedingungen der reinen Psychotherapie sind zu besprechen. Zunächst muß man sich Zeit ausbedingen. Es ist ganz merkwürdig, daß Kranke, die jahrelang ohne Erfolg zum Nasenarzt oder zum Gynäkologen gegangen sind, wenn ihnen der Psychotherapeut in drei Sitzungen nichts geholfen hat, von der Nutzlosigkeit der Therapie überzeugt sind. Daß die Patienten von der langen Dauer mancher Formen der Psychotherapie wissen, wie z. B. der Psychoanalyse und der Nervenpunktmassage (die Herren Nervenpunktmasseure mögen ihre Einreihung unter die Psychotherapeuten verzeihen), und sich darauf von vornherein einrichten, ist eins der Geheimnisse mancher Erfolge dieser Methoden. Auch auf die Möglichkeit vorübergehender Verschlimmerungen müssen die Kranken vorbereitet werden. Es gibt Kranke, die auf jede, auch die harmloseste Behandlung mit sehr starker Verschlimmerung reagieren. Eine nicht unenergische Kranke mit hysterischen Beckenneuralgien legte sich nach einer harmlosen Kur in einem Bade auf 4 Wochen zu Bett, weil sie nun überhaupt nicht mehr gehen konnte. Die Bäder waren „zu stark" gewesen. Eine Injektion von Natr. cacodyl. wurde mit 14 tägigem Krankenlager beantwortet. In solchen Fällen kommt man ohne eine Bedingung nicht aus, die von einer Anzahl von Psychotherapeuten, insbesondere Dejerine fast generell zur Anwendung gebracht wird, die Isolierung. Die Isolierung bezweckt, den Kranken allen schädlichen Einflüssen seines Milieus zu entziehen, und ihn ganz dem Einflusse im Sinne Dejerines der „Persuasion" des Arztes zu unterstellen. Wie groß der Einfluß der Umgebung ist, das sieht man am besten bei Kindern, für welche schon Charcot die Notwendigkeit der Trennung von den Eltern nachdrücklichst betonte. Es handelt sich bei dieser Isolierung der Kinder nicht allein um die Ausschaltung eines oft krankmachenden Milieus, sondern auch um die Ausschaltung des höchst schädlichen übermäßigen Mitleids, das sehr viele Eltern mit den kranken Kindern haben. Unart und Hysterie gehen im Kindesalter oft ineinander über. Vor fremden Leuten geniert sich das Kind, unartig und krank zu sein, und oft wird selbst schwerere Hysterie nicht eigentlich durch Isolierung, sondern dadurch, daß man das Kind nur den Eltern wegnimmt und in ein Pensionat oder dergl. tut, wie abgeschnitten. Die Isolierung im Sinne Dejerines ist aber noch mehr. Hier wird der Kranke von jedem Verkehr mit der Außenwelt abgeschnitten, er wird ins Bett gelegt, darf in der ersten Zeit nichts lesen, keine Briefe empfangen, sich nur mit dem Arzt und eingearbeiteten Pflegepersonen unterhalten. Außerdem erhält er zunächst reine Milchdiät. Vielleicht ist ein solcher Schematismus notwendig, um gleichzeitig eine größere Anzahl von Kranken ohne gar zu große Opfer an Zeit behandeln zu können. Der Eindruck, den man in der Dejerineschen Abteilung empfängt, ist auch ein glänzender. Nur ist natürlich die Suggestion bei dieser Behandlung auch nicht ausgeschlossen. Man fühlt vielmehr, wie sie den ganzen Raum durchdringt und sich unhörbar und unsichtbar von dem einen Bett zum andern fortpflanzt. Leider ist mir nicht bekannt, daß in Deutschland eine ähnliche Einrichtung bestände, die gerade auch für die Angehörigen der nicht wohlhabenden Kreise sehr segensreich wirken könnte. Im Prinzip wird man mit Dubois die strenge Isolierung als eine notwendige Maßregel nur für eine Anzahl von Fällen anerkennen können, in anderen erscheint sie geradezu kontraindiziert. Es kann geradezu eine Lebensfrage für den Kranken sein, daß es gelingt, ihn in seiner gewohnten Tätigkeit vielleicht zwar einzuschränken, aber doch zu halten. Davon muß man bei der freien Behandlung natürlich sich vergewissern, daß der Kranke auch die therapeutischen Ratschläge befolgt. Der individuellen Therapie muß bei der Behandlung der Neurose und speziell der Hysterie der weiteste Spielraum gegeben werden, und vielleicht ist nächst dem Optimismus zum Erfolge nichts so notwendig, als die Abstreifung jedes Schematismus.

So kann auch die Frage: Sanatorium oder nicht? allgemeingültig nicht beantwortet werden. Es kommt wesentlich darauf an, ob der Arzt an dem Sanatorium ein tüchtiger Psychotherapeut ist. Die Gefahren des Sanatoriums sind bekannt: die Anhäufung von nervösen Individuen, die sich gegenseitig in ungünstigem Sinne beeinflussen können, und die übermäßige Anwendung physikalischer Maßnahmen, zu der die großartigen Badeanlagen der Sanatorien veranlassen. In vielen Sanatorien, besonders solchen für Minderbemittelte, scheint mir auch von der an und für sich in vielen Fällen durchaus angebrachten Beschäftigungstherapie ein schematischer und unzweckmäßiger Gebrauch gemacht zu werden. Mit Beschäftigungstherapie und dem berühmten „Stundenplan" allein werden Nervöse nur selten geheilt. In anderen Sanatorien werden die Patienten allmählich zu einer weitgehenden Unselbständigkeit erzogen. Es wird ihnen die Überzeugung beigebracht, daß es ihnen nur im Sanatorium gut gehen könne. Zu langer Aufenthalt in Sanatorien wirkt sehr häufig schädlich.

Die Überführung in eine geschlossene Anstalt ist bei psychotischen Erregungszuständen notwendig. Bei milderen Dämmerzuständen hat übrigens manchmal die Überführung in eine Anstalt einen sofort heilenden Einfluß durch die Ausschaltung der ungünstig wirkenden Umgebung. Andererseits wissen auch die Psychiater, ich finde einen entsprechenden Hinweis z. B. bei Fürstner, daß in der Anstalt ganz untraktable Hysterische durch die Freiheit manchmal wie umgewandelt werden.

Neben der dauernden Beaufsichtigung durch den Arzt hat das Sanatorium noch die Bedeutung, daß es alle die Mittel zur Verfügung hat, um die allgemeine körperliche Kräftigung der Nervösen möglichst schnell zu bewirken. Aber auch außerhalb der Sanatorien ist es nötig, zugleich mit der Psychotherapie für die körperliche Kräftigung und Erholung Sorge zu tragen. Neben den eigentlichen Badekuren und Erholungsreisen usw. wird man je nach den individuellen Umständen in das tägliche Leben des Kranken solche Kräftigungsmomente einschieben: Spazierengehen, Sport (genau zu bestimmen und zu dosieren), Bäder, Luftbäder, Massage, Abreibungen usw. usw. In der Tat dienen diese Dinge nicht nur der körperlichen, sondern auch der psychischen Kräftigung, und bilden so legitime Bundesgenossen der Psychotherapie.

Eine besondere Diät für Nervöse gibt es nicht, abgesehen von den Fällen, wo eine Mastkur angezeigt ist. Von den Genußmitteln sind Kaffee und Alkohol im allgemeinen zu verbieten, der koffeinfreie Kaffee scheint harmlos; auch aus dem absoluten Alkoholverbot braucht man keine Prinzipienfrage zu machen. In einzelnen Fällen kann man genau abgemessene Quanten m. E. ruhig gestatten.

Auch in der Verordnung von Sedativen und Schlafmitteln lehnen wir einen Schematismus ab. Von einzelnen wird gefordert, die Verordnung von Schlafmitteln bei Nervösen und speziell bei Hysterikern ganz zu unterlassen, sondern die Kranken nur mit Suggestion zu behandeln und sie speziell von der Überschätzung der Bedeutung der Schlaflosigkeit abzubringen, was gewiß das Ideal ist. Dabei kann es aber dann passieren, daß ein solcher Therapeut während einer 4 wöchigen Kur den Patienten doch nicht zum Schlafen bringt, und wenn diese 4 Wochen diejenigen gewesen sind, die der Kranke im ganzen Jahre zu seiner Erholung und Behandlung übrig gehabt hat, so kann das Ergebnis nicht als erwünscht bezeichnet werden. In vielen Fällen ist die sofortige Verordnung eines Schlafmittels für einige Tage indiziert, und zwar gibt man gleich genügende, eher ein wenig zu große Dosen, die man so bald als möglich verringert, nur jeden zweiten oder dritten Tag gibt und dann ganz wegläßt. In anderen Fällen ist es gut, sich von vornherein doch die Hintertür eines Schlafmittels ausdrücklich offenzuhalten. Die besten Erfolge erzielt man mit der rein suggestiven oder persuasiven Methode und der Entziehung jedes Schlafmittels in den Fällen, die jahrelang von anderer Seite mit Schlafmitteln gefüttert worden sind. Wie man im einzelnen Fall verfährt, hängt aber ganz von den besonderen Bedingungen desselben ab; es ist ein Unterschied, ob jemand im Sanatorium liegt, oder ob er neben „freier Behandlung“ seinem Berufe nachgehen soll. In einem Saal, wo mehrere Kranke liegen, wird es nicht möglich sein, dem einen Schlafmittel zu geben und den anderen suggestiv zu behandeln usw.

Das Brom wird man bei erregten Kranken in freier Behandlung kaum entbehren können, in der Isolierungstherapie oder im Sanatorium wird das möglich sein.

Wir haben schließlich noch eine Behandlungsart zu erwähnen, die eigentlich das Gegenteil einer Behandlung ist, die zielbewußte und absichtliche Vernachlässigung. Theoretisch betrachtet ist sie eine Variante der Suggestion. Indem wir den Kranken vernachlässigen, suggerieren wir ihm, daß er nicht schwer krank ist. Es ist ja bekannt, wie manchmal auf Krankenabteilungen die Verlegung des Kranken in ein Einzelzimmer und kurze, gleichgültige Visiten hier selbst schweren hysterischen Zuständen ein schnelles Ende machen können. Am allerwichtigsten ist die bewußte Vernachlässigung im Kindesalter. Sie erstickt gerade bei Kindern oft manches hysterische Symptom im Keim (Ziehen). Aber auch im späteren Alter kann das gleiche der Fall sein. Ein Beispiel: Eine Dame, die ich wegen anderer Beschwerden behandelte, erzählt mir, daß sie in den letzten Tagen mehrere Male auf der Straße habe stehen bleiben müssen, weil der eine Fuß plötzlich gelähmt gewesen wäre. Nach der Untersuchung erklärte ich ihr, daß so etwas vorkomme und gar nichts bedeute. (Später erzählte sie mir, daß sie ein paar Tage vorher die Nachricht von dem Schlaganfall einer Freundin bekommen hätte. Damit war für mich auch die Ursache ihrer Lähmung klar und damit die Diagnose der Hysterie.) Es erhellt jedenfalls, wie wichtig in ähnlichen Fällen die Nichtachtung von Symptomen ist, wenn man nicht schwerere Zustände unmittelbar heraufbeschwören will. Dem Nervenarzt wird diese sehr segensreiche Methode freilich sehr schwer gemacht; abgesehen davon, daß sie mit seinen materiellen Interessen in Widerspruch steht, so wollen die Kranken ja natürlich beachtet und behandelt werden. Mit Ausnahme der Nosophoben empfinden sie es als eine Beleidigung, wenn man die Schwere ihrer Krankheit bezweifelt, und wenn man ihnen einfach sagen würde „es ist nichts“, so würden sie sich das Gegenteil sofort von einem anderen Arzt bestätigen lassen. Es gehört schon eine große Vertrautheit mit seinen Kranken, wie sie der Hausarzt hat, dazu, um in so einfach wirksamer Weise verfahren zu können.

Die Nichtachtung stellt gewissermaßen schon eine Form der Prophylaxe dar, die sich von der Therapie hier überhaupt nicht so scharf scheiden
läßt, wie bei körperlichen Erkrankungen. Können wir sonst etwas für die
Prophylaxe tun? Man darf wohl sagen, daß alles, was zur kräftigen geistigen
und körperlichen Entwicklung des Einzelnen und der Gesamtheit gehört, auch
zur Prophylaxe der Hysterie beiträgt. Die großen Fragen der Erziehung
sind auch Fragen der Prophylaxe der Hysterie, ebenso wie die Probleme
der sexuellen Ordnung und der Verbesserung der wirtschaftlichen Lage.
Vom ärztlichen Standpunkt wäre da noch besonders die populäre Aufklärung
über das Wesen des Nervensystems und die Beziehungen des Seelischen
zum Körperlichen zu erwähnen. Dem Arzt fällt dann eine besondere Rolle
zu bei der Überwachung der Erziehung psychopathischer Kinder. Diese
Dinge sind in der Entwicklung. Ich setze diejenigen Vorschriften hierher,
die Ziehen für die prophylaktischen Maßregeln bei psychopathischen Kindern gibt:
1. Völlige Enthaltung von Kaffee, Tee, Alkohol, Gewürzen und Tabak bis zur
Pubertät einschließlich. 2. Überwachung des Sexuallebens. 3. Abhärtung durch kühle
Abreibungen und kühle Bäder; Gewöhnung an Schmerz und Strapazen; regelmäßige
Gymnastik (event. auch Sport). 4. Vorsichtiges Zurückhalten der Phantasieentwicklung
(Überwachung der Lektüre, Vorsicht mit Alleinlassen usf.); Begünstigung aller objektiven Beschäftigungen (Sammlungen jeder Art; Bauen, Zeichnen, event. auch Malen
nach Vorlagen oder nach der Natur; Legespiele; Freiluftspiele mit anderen Kindern usf.).
Die Lebensweise ist jedenfalls durch einen bestimmten Stundenplan zu regeln. 5. Der
Besuch einer öffentlichen Schule ist in der Regel dem Privatunterricht vorzuziehen.
6. Bei ungünstigen häuslichen Verhältnissen (ungünstiges Vorbild der Eltern, Verwöh-
nung durch die Eltern usf.) ist die Erziehung außerhalb des elterlichen Hauses in einem
Pädagogium oder in einer geeigneten Pension oder auf dem Lande bei einem Lehrer,
Arzt oder Geistlichen anzuordnen; in schweren Fällen kommen die sog. Heilpädagogien
(medizinische Pädagogien), wie sie Kahlbaum zuerst gegründet hat, in Betracht.
7. Gewöhnung an Gehorsam und Selbstbeherrschung auf dem Wege einer ruhigen Strenge.
Leidenschaftliches Ausschelten ist fast niemals erfolgreich. Auch körperliche Züchtigungen sind selten wirksam; immerhin sind die in demselben Umfang wie bei dem
normalen Kind zulässig. Andere Strafen (Entziehung von Vergnügungen usw.) sind
nicht nur erlaubt, sondern bei verständiger Anwendung in der Regel auch ausreichend.
Die Zuziehung eines sachverständigen Arztes ist schon im Hinblick auf die
Schwierigkeiten der Diagnose in jedem Fall notwendig.

Ähnliche Prinzipien auch für die Kinder weniger bemittelter Volks-
kreise durchzusetzen bezweckt die Agitation für die Gründung von Psycho-
pathenheimen, der ein möglichst großer Erfolg zu wünschen ist.

Anhang.

Anhangsweise sei dann endlich noch der **forensischen Bedeutung** der Hysterie
ganz kurz gedacht. Faßt man die Hysterie einigermaßen scharf und läßt sie nicht in der
allgemeinen Psychopathie und Degeneration aufgehen, so ist ihre Bedeutung für das
kriminelle Forum nicht gerade sehr groß. Es sind zwar eine große Anzahl von Fällen
hysterischer Krimineller in der Literatur, und zwar soll der Diebstahl die vorwiegende
strafbare Handlung sein (Fürstner, Moravcsik u. a.). Ich würde in einer Anzahl
von Fällen Anstand nehmen, diese Diebstähle als hysterisch zu bezeichnen, auch dann,
wenn die Diebin einige hysterische Zeichen oder hysterische Anfälle hat. Es dürfte
eine ganze Anzahl „impulsiver" Handlungen darunter sein, die wir auch dann nicht zur
Hysterie rechnen würden, wenn während der impulsiven Handlung das Bewußtsein mehr
oder weniger getrübt ist. Auch die sexuelle Komponente (Fetischismus u. dgl.) bei der
Begehung sinnloser Diebstähle wird wohl nicht immer entdeckt, und auch manische
Stimmungen können daran beteiligt sein.
Diese Zweifel an der hysterischen Genese von Verbrechen gelten im allgemeinen nicht

von denen, die in einem eigentlichen hysterischen Dämmerzustand ausgeführt sind. Hier scheinen Brandstiftungen recht häufig zu sein (Gimbal, Schwarzwald). Vereinzelt sind Mordversuche im hysterischen Dämmerzustand berichtet (Osborne). Häufig sind die Mordversuche von Müttern an ihren Kindern zugleich mit Selbstmordversuch der Mutter. Auch die Kindestötung in der Geburt wird wohl nicht so selten im hysterischen Dämmerzustand ausgeführt. Ebenso sind mehr oder weniger ernste Angriffe auf Personen und Beleidigungen, auch Majestätsbeleidigungen verzeichnet. Nicht selten scheint die Fahnenflucht in einem Dämmerzustand begangen zu werden. Sittlichkeitsattentate sollen von Hysterischen sehr selten ausgeführt werden, wie denn im allgemeinen die Seltenheit schwerer Verbrechen hervortritt (Voß u. a.). Sehr häufig ist der Alkohol an der Hervorbringung des Dämmerzustandes beteiligt; dann sind die Übergänge zum pathologischen Rausch fließende. Bei Frauen spielt die Menstruation eine besonders große auslösende Rolle (Köberlin).

Für einen tiefen Dämmerzustand wird man immer die Unzurechnungsfähigkeit annehmen, aber die Grenze nach den Affektverbrechen, die man unmöglich alle als hysterisch bezeichnen kann, ist fließend, und dementsprechend, werden wir die Beurteilung abstufen. Die Beurteilung ist auch durch die Gewandtheit des Hysterischen, hinterher mit Hilfe der „Wunschamnesie" einen Dämmerzustand zu konstruieren, recht erschwert. Forel und Henneberg halten auch den echten Trancezustand spiritistischer Medien für einen solchen der Unzurechnungsfähigkeit. Über Verbrechen in der Hypnose vgl. S. 91.

Da wir eine spezifische hysterische Konstitution nur sehr bedingt anerkennen, so erübrigt sich auch die Besprechung ihrer forensischen Bedeutung. Sie geht auch in der Praxis vollkommen auf in die Beurteilung der allgemeinen psychopathischen Konstitution, wie auch Wollenberg hervorhebt, und manche kriminellen Fälle, die als hysterisch berichtet sind, enthalten eigentlich sehr wenig Hysterisches (z. B. eine Anzahl der von Burgl mitgeteilten).

Eine zweifellos sehr enge Beziehung der Hysterie besteht grade für die forensische Beurteilung jedoch zu der phantastischen Konstitution, speziell der Pseudologia phantastica und dem pathologischen Schwindlern[1]). Diese Mischung macht sich bekanntlich einmal auf kriminellem Gebiet geltend in der Begehung von Hochstapeleien. Auch in der forensischen Beurteilung spiritistischer Medien spielt dieselbe Mischung ihre Rolle[2]). Ihre größte Bedeutung erhält sie aber in den falschen Anschuldigungen und falschen Aussagen Hysterischer. Besonders berüchtigt sind hier die Fälle von Anschuldigung wegen Notzuchtsattentaten gegen Ärzte und Zahnärzte. Auch falsche Selbstanschuldigungen Hysterischer kommen vor. Hysterische Kinder sind ein für allemal als unglaubwürdig zu betrachten (Ziehen u. a.). Das Gegenstück zu dieser Unglaubwürdigkeit der hysterischen Pseudologie ist die eventuelle Straffreiheit bei Meineid.

Eine zivilrechtliche Bedeutung für die Geschäftsfähigkeit und die Ehescheidung erhält die Hysterie nicht durch ihre vorübergehenden Symptome, sondern wieder nur durch den Boden der allgemeinen psychopathischen Konstitution.

Über die Bedeutung der Hysterie für die praktische Unfalllehre vgl. das Kapitel von Schuster, Trauma und Nervenkrankheiten im Handb. d. Neur. V S. 991.

Literatur.[3]

Abraham, K., Das Erleiden sexueller Traumen als Form infantiler Sexualbetätigung. Zentralb. f. Nervenheilk. **18.** 1907. S. 854.

Abraham, Die psychosexuellen Differenzen der Hysterie und der Dementia praecox. Zentralbl. f. Nervenheilk. **19.** 1908. S. 521.

Abraham, K., Traum und Mythus. Leipzig-Wien 1909.

[1]) Vgl. Delbrück, Die pathologische Lüge. Stuttgart 1891. — Koeppen, Über die pathologische Lüge. Charité-Ann. 23, 1898. — Henneberg, Zur forensischen Beurteilung der Pseudologia phantast. Charité-Ann. 25 u. a.

[2]) Henneberg, Zur forensischen psychiatrischen Beurteilung spiritistischer Medien. Arch. f. Psych. 37, Hft. 3.

[3]) Die Literaturangaben beschränken sich wesentlich auf wichtigere Arbeiten der neueren Zeit. Eine Aufzählung einer größeren Anzahl, die Hysterie betreffenden Arbeiten, findet sich bei Voß, Klinische Beiträge usw. Jena 1909. Man vergleiche ferner den Abschnitt Hysterie in den Jahresberichten der Neurologie u. Psych. seit 1897 und den gleichen Abschnitt in der Bibliographie der Neurologie u. Psych., herausgegeben von der Redaktion der Ztschr. f. d. ges. Neurol. u. Psych. seit 1910.

D'Abundo, G., Turbe neuro-psichiche consecutive alle commozioni della guerra Italo-Turca. Rivista ital. di Neur., Psich. ed Elettr. **5.** 1912. S. 257.

Ach, Über geistige Leistungsfähigkeit im Zustand des eingeengten Bewußtseins. Zeitschr. f. Hypnot. **9.** 1900. S. 1.

Adler, Über den nervösen Charakter. Wiesbaden 1912.

Alzheimer, Über rückschreitende Amnesie bei der Epilepsie. Allg. Zeitschr. f. Psych. **53.** 1897.

Andernach, Ein Fall von Hysterie mit Oedème bleu und Differenz der Kniephänomene. Münchner med. Wochenschr. 1909. S. 2222.

Apte, Maurice, Les stigmatisés, étude historique et critique sur les troubles vasomoteurs chez les mystiques. Thèse de Paris 1903.

Aschaffenburg, Die Bedeutung der Angst für das Zustandekommen des Zwangsdenkens. 4. Gesellsch. Deutsch. Nervenärzte 1910. Deutsche Zeitschr. f. Nervenheilk. 1911.

Babinski, De la migraine ophthalmique hystérique. Progrès médical. 1891.

Babinski, Hypnotisme et hystérie. Gaz. hebdomad. de Méd. et Chir. Juli 1891.

Babinski, Association de l'hystérie etc. Bull. de la Soc. méd. des hôpit. de Paris. 11. Nov. 1892.

Babinski, Contractures organique et hystérique. Bull. de la Soc. méd. des hôpit. de Paris. 1893.

Babinski, Diagnostic différentiel de l'hémiplégie organique et de l'hémiplégie hystérique. Gaz. des hôpit. 5. u. 8. Mai 1900.

Babinski, Définition de l'hystérie. Soc. de neurol. de Paris. 7. Nov. 1901. (Rev. neurol.)

Babinski, Ma conception de l'hystérie etc. Chartres 1906.

Babinski, De l'épilepsie spinale fruste. Soc. de neurol. de Paris. 1. März 1906. (Rev. neurol.)

Babinski, Démembrement de l'hystérie traditionnelle. Pithiatisme. Semaine méd. 1909.

Babinski, L'hypnotisme. Semaine méd. 1910.

Babinski et Dagnan-Bouveret, Emotion et Hystérie. Journ. de psychol. 1912. Nr. 2.

Babonneix, Le développement de l'hystérie dans l'enfance. Gaz. des hôpit. 1904. S. 1408.

Bauer, K., Ständige Incontinentia urinae infolge infantiler Hysterie. Budapesti orvosi ujsag. 1906. Nr. 27. Ref. Neurol. Zentralbl. 1907. S. 364.

Baumann, W., Ein seltener Fall von hysterischem Dämmerzustand. Neurol. Zentralbl. 1906. S. 849.

Bechterew, W. v., Was ist Suggestion? Journ. f. Psych. u. Neurol. **3.** 1904. S. 101.

Bechterew, W. v., Die Bedeutung der Suggestion im sozialen Leben. Wiesbaden 1905.

Bechterew, W. v., Die Angst vor geschlechtlicher Schwäche als Ursache der Impotenz. Zentralbl. f. Nervenheilk. **20.** 1909. S. 505.

Bechterew. W. v., Psyche und Leben. 2. Aufl. Wiesbaden 1908.

Beck, Abdominale Scheingeschwülste bei Kindern. Monatsschr. f. Kinderheilk. 1905.

Becker, Die Simulation. Leipzig 1908.

Becker, Über hysterische Pseudoaphasie. Deutsche med. Wochenschr. **37.** 1911. S. 875.

Bérillon, Die psychische Behandlung des nächtlichen Bettnässens. Zeitschr. f. Hypnot. **2.** 1893. S. 322.

Berkhahn, Mit Einschlafen verbundene Anfälle. Deutsche Zeitschr. f. Nervenheilk. **2.** S. 177.

Bernhardt, Über pollutionsartige Vorgänge beim Weibe ohne sexuelle Vorstellungen und Lustgefühle. Ärztl. Praxis. 1903. Ref. Neurol. Zentralbl. 1905. S. 171.

Bernhardt, Hysterische Geistesstörung bei einer Epileptischen. Neurol. Zentralbl. 1907. S. 83.

Bernheim, Définition et traitement curatif de l'hystérie. Rev. génér. de Clinique et de thérap. 1907.

Bernheim, Neurasthénies et psychonévroses. Paris 1908.

Bernheim, Révision du chapitre des névroses et psychonévroses. L'encéphale. **6.** 1911. II. S. 1.

Berliner, K., Klinische Studien über die Reflexzeit des Kniephänomens. Sommers Klinik f. psych. u. nerv. Krankh. **7.** 1912. S. 2.

Bettmann, Die Hautaffektionen der Hysterischen usw. Deutsche Zeitschr. f. Nervenheilk. **18.** 1900. S. 345.

Bettmann, Hysterische Selbstbeschädigung unter dem Bilde der multiplen neurotischen Hautgangrän. Münchner med. Wochenschr. 1903. Nr. 41.

Bézy et **Bibent,** Die Hysterie im kindlichen und jugendlichen Alter. Übers. Berlin 1902.

Binder, Chronische Hautblutungen bei Hysterie. Deutsche med. Wochenschr. **36.** 1910. S. 562.

Binet, Sur les altérations de la conscience chez les hystériques. Rev. philos. 1889. S. 162.

Bing, Über den Begriff der Neurasthenie. Med. Klin. 1908. S. 143.

Binswanger, O., Die Hysterie. Wien 1904.

Binswanger, O., Über einen eigenartigen hysterischen Dämmerzustand (Ganser). Monatsschr. f. Psych. u. Neurol. **3.** 1898. S. 175.

Binswanger, L., Analyse einer hysterischen Phobie. Jahrb. f. psychoanalyt. pathol. Forschungen. **3.** 1912. S. 228.

Binswanger, L., Hysterieanalyse. Jahrb. f. psychoanalyt. Forschungen. **1.** 1909.

Birnbaum, Zur Frage der psychogenen Krankheitsformen. Zeitschr. f. d. ges. Neur. u. Psych. **1.** 1910. S. 27.

Birnbaum, K., Zur Frage der psychogenen Krankheitsformen. Zeitschr. f. d. ges. Neur. u. Psych. **7.** 1911. S. 404.

Birnbaum, K., Die kriminelle Eigenart der weiblichen Psychopathen. Arch. f. Kriminalanthr. **52.** 1913. S. 364.

Birnbaum, K., Zur Lehre von den degenerativen Wahnbildungen. Allg. Zeitschr. f. Psych. **66.** 1909. S. 19.

Bischoff, E., Übungsfähigkeit und Ermüdungsfähigkeit usw. Arch. f. d. ges. Psych. **23.** 1912. S. 423.

Bleibtreu, Scheinbare Makrocheilie bei Hysterie. Münch. med. Wochenschr. 1907. S. 265.

Bleuler, Bewußtsein und Assoziation. Journ. f. Psych. u. Neurol. **6.** 126. 1905/6.

Blumer, G., The coming of psychasthenia. Journ. of nerv. and ment. dis. **33.** 1906. S. 336.

Boldt, Schwere hysterische Lähmung eine Züchtigungsfolge. Ärztl. Sachverst.-Ztg. **17.** 1911. S. 289.

Bomugat, De l'attaque convulsive de toux hystérique. Thèse de Bordeaux. 1905.

Bonhoeffer, K., Der pathologische Einfall. Deutsche med. Wochenschr. 1904. Nr. 39.

Bonhoeffer, K., Wie weit kommen psychogene Krankheitszustände vor, die nicht der Hysterie zuzurechnen sind. Zeitschr. f. Psych. **68.** 1911. S. 371.

Bonhoeffer, K., Über die Beziehung der Zwangsvorstellungen zum Manisch-Depressiven. Monatsschr. f. Psych. u. Neurol. **33.** 1913. Heft 4.

Bonnus, Crampe des écrivains et torticollis d'origine mentale. Nouv. Jour. 1905. Nr. 2.

Boucarut, C., Observation de tremblement hystérique. Rev. de méd. Juli 1904.

Bourneville, Ce que deviennent les hystériques. Le progr. méd. 1906. S. 611.

Bousquet et **Anglada,** Contracture hystérique généralisée. Gaz. des hôpit. 1909. S. 347.

Brachet, Traité de l'hystérie. Paris 1847.

Bramwell, Ein Fall von Hysterie. Zeitschr. f. Psychotherapie. **1.** 1909. S. 239.

Bratz und **Falkenberg,** Hysterie und Epilepsie. Arch. f. Psych. **38.** 1904. S. 500.

Bregmann, L., Über Farbensehen und Farbenblindheit bei Hysterie. Neurol. Zentralbl. 1906 S. 1143.

Breuer und **Freud,** Über den psychischen Mechanismus hysterischer Phänome. Neurol. Zentralbl. 1893. Nr. 1 u. 2.

Briquet, Traité de l'hystérie. Paris 1859.

Broca, A., et **Herbinet,** Attitudes vicieuses par contracture hystérique chez les enfants. Nouv. iconogr. 1905. S. 443.

Bromann, Zur Methodik der hysterischen Behandlung. Zeitschr. f. Hypnot. **6. 7. 10.**

Bruck, Zur Kasuistik der hypnotischen Schlafzustände. Deutsche med. Wochenschr. 1905. S. 415.

Bruns, Die Hysterie im Kindesalter. 2. Aufl. Halle a. S. 1906.

Brunslow, Über hysterische Schmerzen am Warzenfortsatz bei Ohrenkranken. Deutsche militärärztl. Zeitschr. 1909. S. 188.

Buch, Globusgefühl und Aura. Arch. f. Psych. **40.**

Buch, Das Globusgefühl. St. Petersburger med. Wochenschr. 1905. Nr. 4.

Bumcke, O., Was sind Zwangsvorgänge. Halle a. S. 1906.

Bumcke, O., Über Pupillenstarre im hysterischen Anfall. Münchner med. Wochenschr. 1906. S. 741.

Bumcke, O., Über die Pupillenstörungen bei der Dementia praecox. Münchner med. Wochenschr. 1910. Nr. 51.

Burgl, Die Hysterie und die strafrechtliche Verantwortlichkeit der Hysterischen. Stuttgart 1912.

Burian, Konstantes Harnträufeln infolge von infantiler Hysterie. Orvosi Hetilap 1906.

Büttner, Ein dem Beinphänomen der echten Tetanie gleichendes .. Symptom... Wiener klin. Wochenschr. **24.** 1911. S. 167.

Charcot, Leçons sur les maladies du système nerveux.

Chauveau, De la fièvre hystérique. Journ. de méd. int. **10.** 1906. S. 255.

Cruchet, R., Sur l'amblyopie hystérique monoculaire. Arch. de neurol. **19.** 1905. S. 337.

Cohn, P., Gemütserregungen und Krankheiten. Berlin 1903.

Curschmann, H., Über hysterisches Ödem. Münchner med. Wochenschr. 1904. S. 180.

Curschmann, H, Über Tetanie, Pseudotetanie usw. Deutsche Zeitschr. f. Nervenheilk. **27.** 1906. S. 239.

Curschmann, H., Über das Wesen einiger körperlicher Störungen der Hysterie. Therap. d. Gegenw. 1906. S. 440.

Curschmann, H., Über Labyrintherkrankung als Ursache des spastischen Torticollis. Deutsche Zeitschr. f. Nervenheilk. **33.** 1907. S. 305.

Curschmann, H., Zur Symptomatologie und Prognose der Kinderhysterie. Med. Klinik. 1907. S. 918.

Curschmann, H., Über hysterische Schweiße. Münchner med. Wochenschr. 1907. S. 1673.

Dax, R., Über hysterischen Ileus. Beitr. z. klin. Chir. **70.** 1910. S. 330.

Dana, The dimitation of the term of Hysteria. Journ. of abnorm. Psychol. 1909.

Dannehl, Neurasthenie und Hysterie in der Armee. Deutsche militärärztl. Zeitschr. 1909. S. 969.

Dejerine et **Ferry**, Sur un cas de contracture du Medius de la main droite guéri. Rev. neurol. **18.** 1910. S. 767.

Dejerine et **Gauckler**, Psychonévroses. Paris 1911.

Delbrück, Die pathologische Lüge. Stuttgart 1891.

Delius, Einfluß zerebraler Momente auf die Suggestion usw. Wiener klin. Rundsch. 1905. Nr. 11/12.

Deschampes, Le rire hystérique. Thèse de Bordeaux. 1905.

Dexler, Zur Frage der Hysterie bei Tieren. Neurol. Zentralbl. 1907. S. 98.

Dessoir, M., Doppelich. Leipzig 1890.

Dexler, Das Scheuen der Pferde. Stampedes of horses. Arch. f. Psych. **42.** 1907. S. 198.

Devaux et **Logre**, Amnésie et fabulation. Nouv. iconogr. 1911.

Diepgen und **M. Schröder**, Über das Verhalten der weiblichen Geschlechtsorgane bei Hysterie usw. Zeitschr. f. klin. Med. **59.** 1906. S. 154.

Diller, Attacks of hysterical aphasia occuring in a patient subject to typical epileptic seizures. Journ. of Amer. Med. Assoc. 1906. S. 112.

Domrich, Die psychischen Zustände, ihre organische Vermittlung usw. 1849.

Donath, J., Hysterische Amnesie. Arch. f. Psychiatrie. **44.** S. 559.

Donath, J., Hysterische Pupillen- und Accomodationslähmung. Deutsche Zeitschr. f. Nervenheilk. **2.** S. 217.

Dölger, R., Hysterische (funktionelle) absolute Taubheit beiderseits (vollkommene Anästhesie des N. acusticus mit Hypästhesie des N. vestibularis). Deutsche med. Wochenschrift. **38.** 1912. S. 1696.

Dörfler, Der Zustand der Gebärenden. Friedreichs Blätter. 1893. Heft 4.

Dornblüth, O., Die Psychoneurosen. Leipzig 1911.

Dougall, W. M., State of the Brain During Hypnosis. Brain P. 122. **31.** S. 242.

Dreyfus, G. L., Die Melancholie. Jena 1907.

Dreyfus, G. L., Über nervöse Dyspepsie. Jena 1908.

Dubois, P., Psychologie und Heilkunst. Berliner klin. Wochenschr. 1909. Nr. 25.

Dubois, P., Conception psychologique de l'origine des psychopathies. Arch. de Psych. 10. 1910. Nr. 37.

Dubois, P., Die Psychoneurosen. 2. Aufl. Bern 1910.

Dubois, P., Über die Definition der Hysterie. Korrespondenzbl. f. Schweiz. Ärzte. 1911. Nr. 19 u. Nr. 30.

Dubois, P., Die Dialektik im Dienste der Psychotherapie. Zeitschr. f. Psychotherap. u. Psychol. **4.** 1912. S. 278.

Dubois, P., Ethik und Psychotherapie. Zentralbl. f. Schweizer Ärzte. 1911. Nr. 35.

Dubois, Zur Frage der sogenannten Ausfallserscheinungen. Monatsschr. f. Geburtsh. u. Gynäg. **37.** 1913. S. 207.

Dubois, Die Isolierkur etc. Ztschr. f. Balneol. etc. **6.** 1913.

Dumas et **Malloizel,** L'expression polyglandulaire des émotions. Journ. de psychol. 1910. S. 62.

Dünner, L., Zur psychogenen Pseudomeningitis. Diss. Berlin 1912.

Dupré et **Logre,** Hystérie et Mythomanie. L'encéphale. **6.** 1911. Nr. 2. S. 383.

Ehrström, Är resdifferensen af behydelse för frekvensen af de functionella neuroserna i landet. Finska Läkaresällsk Handl. **51.** 1909. S. 131. Ref. Jahresber. f. Psych. u. Neurol. S. 677.

Ellis, H., Die Welt der Träume. Würzburg 1911.

Elsenhans, Lehrbuch der Psychologie. Tübingen 1912.

Enge, Blutschwitzen bei einer Hysterischen. Zentralbl. f. Nervenheilk. **33.** 1910. S. 153.

Estrabanc, Les faux urinaires. Thèse de Paris 1899.

Etienne, Ulcère utéro-vaginal phagadénique et gangrène cutanée de nature hystérique. Rev. neurol. 1906. Nr. 2.

Eulenburg, Hysterie des Kindes. Berlin 1905.

Faddejew, T., Noch ein Fall von Fahnenflucht infolge affektiven Zustandes. Militärmediz. Journ. (russ.) **238.** 1912. S. 38.

Faworsky, A., Die trophischen Störungen der Haut und der Schleimhäute bei Hysterie. Wiener med. Blätter. 1905. S. 71.

Fearnsides, A case of functional hysteric trophoedeme. Brit. Journ. of Derm. **23.** 1911. S. 150.

Federn, S., Blutdruck und Hysterie. Wiener med. Wochenschr. 1905. S. 2157.

Feilchenfeld, W., Vortäuschung von Myopie ¡bei Schulkindern. Berliner klin. Wochenschrift. 1909. Nr. 42.

Felicine-Gennoitsch, Über produktive Tätigkeit bei hysterischer Hallucination. Arch. f. Psychiatrie. **48.** 1911. S. 1098.

Féré, Notes pour servir à l'histérie de l'hystéro-épilepsie. Arch. de neurol. 1882. S. 282.

Ferenczi, Introjektion und¦ Übertragung. Jahrb. f. psychoanalyt. usw. Forschung. **1.** 1909. S. 422.

Ferrari, Le emozioni e la vita del suscosciente. Bologna 1911.

Fischer, O., Ein weiterer Beitrag zur Klinik und Pathogenese der hysterischen Dysmegalopsie. Monatsschr. f. Psych. **21.** S. 2.

Fleiner, Verdauungsstörungen und Psychoneurosen. Münchner med. Wochenschr. 1909. S. 489.

Forel, Der Hypnotismus. 5. Aufl. Stuttgart 1907.

Forel, Verbrecher und konstitutionelle Seelenabnormitäten. München 1907.

Forster, E., Über die körperlichen Strafen in der Schule. Berliner klin. Wochenschr. 1908. Nr. 34.

Fouquet, Deux cas d'alopécie circonscrite du cuir chevelu consécutive à un choc nerveux. Bull. de la Soc. de Derm. **24.** 1913. S. 201.

Frank, Die Psychanalyse. München 1910.
Frank, Affektstörungen. Berlin 1913.
Freuds Arbeiten 1893 bis 1909 einzeln aufgeführt und referiert von K. Abraham. Jahrb. f. psychoanalyt. usw. Forschungen. **1.** 1909. S. 546.
Freud, S., Bemerkungen über einen Fall von Zwangsneurose. Jahrb. f. psychoanalyt. usw. Forschungen. **1.** 1909. S. 357.
Freud, S., Über Psychoanalyse. Leipzig-Wien 1910.
Freud, S., Psychopathologie des Alltaglebens. 4. Aufl. Berlin 1912.
Freund, W. A., Neurasthenia hysterica und die Hysterie der Frau. Mod. ärztl. Bibl. Berlin 1904. Nr. 3.
Friedenreich, Hysteri, Mordforsög og Forsög paa Selvmord, Simulation. Hosp. Tid. 1903. Nr. 13/14. Ref. Neurol. Zentralbl. 1905. S. 223.
Friedjung, J., Eine typische Form der Hysterie im Kindesalter und ihre Beziehung zu der Anatomie der Linea alba. Zeitschr. f. Heilk. **25.** 1904. S. 209.
Friedländer, A., Hysterie und moderne Psychoanalyse. XVI. intern. mediz. Kongr. Budapest 1909.
Friedmann, M., Weiteres zur Entstehung der Wahnideen und über die Grundlage des Urteils. Monatsschr. f. Psych. u. Neurol. **1.** 1897. S, 455.
Fritsch, A. v., Die Krankheiten der Prostata. Handb. d. Urologie. **3.** 1906. S. 629 (895.).
Fuchs, A., Fall sogenannter trepidanter Abasie. Neurol. Zentralbl. 1904. S. 1136.
Fürstner, Die Zurechnungsfähigkeit der Hysterischen. Arch. f. Psychiatrie. **31.** 1899. S. 627.
Ganser, Zur Lehre vom hysterischen Dämmerzustand. Arch. f. Psychiatrie. **38.** 1904. S. 34.
di Gaspero, H., Hysterische Lähmungen, Studien über ihre Pathophysiologie und Klinik. (Monographien aus dem Gesamtgebiet der Neurologie und Psychiatrie, herausgegeben v. A. Alzheimer (Breslau) und M. Lewandowsky (Berlin), Heft 3.) Berlin. 1912.
Gaupp, Über den Begriff der Hysterie. Zeitschr. f. d. ges. Neurol. u. Psych. **5.** 1911. S. 457.
Geijerstam, Einiges über Hypnotismus. Zeitschr. f. Psychther. u. med. Psych. **3.** 1911. S. 299.
Génévrier, Troubles vasomoteurs chez une hystérique. Nouv. iconogr. de la Salp. 1904. Nr. 6.
Gibson, A., Die nervösen Erkrankungen des Herzens. 2. Aufl. Wiesbaden 1910.
Gilles de la Tourette, Traité clinique et thérapeutique de l'hystérie. Paris 1891, deutsche Übersetz. von K. Grube 1894.
Golant, R., Über die motorischen Associationsreflexe. Ergebn. d. Neurol. u. Psych. **1.** 1912 . S. 593.
Goldberger, Die Rolle des Ruhebedürfnisses bei Neurosen. Gyógyásjat. **53.** 1913. S. 24. Ref. Zeitschr. f. d. ges. Neurol. u. Psych. Ref. **7.** S. 765.
Goldflam, Hysterisches Fieber. Neurol. Zentralbl. 1906. S. 978.
Goldstein, Weitere Bemerkungen zur Theorie der Halluzinationen. Zeitschr. f. d. ges. Neurol. u. Psych. **14.** 1913. S. 501.
Göring, Ein hysterischer Schwindler. Zeitschr. f. d. ges. Neurol. u. Psych. **1.** 1910. S. 251.
Grasset, La sensation du „déjà vu". Journ. de Psychol. **1.** 1904. S. 17.
Grasset, Coxalgie hystérique etc. Gaz. des hôpit. 1905.
Graeter, Ein Fall von epileptischer Amnesie durch hypnotische Suggestion beseitigt. Zeitschr. f. Hypnot. **8.** 1899. S. 133.
Graves, W. W., Anaesthesia associated with hyperalgesia sharply confined to areola-nipple area of both breasts; a new and apparently constant stigme of hysteria. Journ. of ment. and nerv. dis. Okt. 1905.
Grober, Hysterischer Schlafzustand mit choreatischen Bewegungen. Deutsche Zeitschr. f. Nervenheilk. **28.** 1905.
Grober, Mitteilungen über Hysterie 2. Deutsche Zeitschr. f. Nervenheilk. **28.** 1905. S. 281.
Großmann, Suggestion und Milchsekretion. Zeitschr. f. Hypnot. **1.** S. 71.

Grünbaum, R., Über das „harte, traumatische Ödem" des Handrückens Deutsche med. Wochenschr. 1903. Nr. 51/52.

Gudden, Über Massensuggestion und psychische Massenepidemien. München 1908.

Haberman, Hypnosis. Internat. Clinics. **4.** S. 143.

Hamburger, Zur Diagnose psychogenen Doppeltsehens. Wiener klin. Wochenschr. **57.** 1910. S. 748.

Hänlein, Neuere Literatur über hysterische Ohrenerkrankungen. Med. Klin. **7.** 1911. S. 825.

Hartenberg, L'Hystérie et les Hystériques. Paris 1910.

Haßlauer, Über hysterische Stimmstörungen. Würzb. Abh. **4.** 1904. Heft 10.

Hatschek, Zur Praxis der Psychotherapie. Wiener klin. Wochenschr. 1913. Nr. 25.

Haymann, Kinderaussagen. Saml. zwangl. Abh. Halle 1909.

Hecker, Über larvierte und abortive Angstzustände bei Neurasthenie. Zentralbl. f. Nervenheilk. 1894.

Heilbronner, K., Über gehäufte kleine Anfälle. Deutsche Zeitschr. f. Nervenheilk. **31.** 1906.

Heinicke, Zur Kasuistik der nervös bedingten Sekretionsanomalien: Ein Fall von „Sein hystérique" der Franzosen. Neurol. Zentralbl. **31.** 1912. S. 821.

Hellpach, W., Zur Frage der Lenksamkeit. Zentrlbl. f. Nervenheilk. **16.** 1905. S. 449.

Hellpach, W., Grundlinien einer Psychologie der Hysterie. Leipzig 1904.

Henneberg, R., Zur forensisch-psychiatrischen Beurteilung spiritistischer Medien. Arch. f. Psychiatrie. **37.** Heft 3.

Henneberg, R., Beeinflussung einer größeren Anzahl Gesunder durch einen geisteskranken Schwindler. Char.-Ann. **26.**

Henneberg, R., Über das Gansersche Symptom. Allg. Zeitschr. f. Psychiatrie. 1904. S. 611.

Henneberg, R., Zur forensischen und klinischen Beurteilung der Pseudologia phantastica. Char.-Ann. **25.**

Henneberg, R., Über Spiritismus und Geistesstörung. Arch. f. Psychiatrie. **34.** Heft 3.

Hentig, v., Zur Psychologie des lebenslänglich Verurteilten. Arch. f. Kriminalanthr. u. Kriminalistik. **52.** 1913. S. 72.

Herz, E., Ein Fall von Phantoma hystericum im Anschluß an die Menarche. Wiener med. Wochenschr. 1905. S. 231.

Herz, E., Hysterische Magenblähung. Monatsschr. f. Psych. u. Neurol. **3.** 1898. S. 529.

v. Heuß, Alternierende oberflächliche Nekrose der Lidhaut usw. Gräfes Arch. f. Ophth. **74.** 1910. S. 388.

Heveroch, Über transitorisches Delirium bei traumatischer Neurose. Casopis ces. lék. 1904. Ref. Neurol. Zentralbl. 1905. S. 168.

Hildebrandt, A., Über hysterische Skoliose. Char.-Ann. **28.** 1904. S. 205.

Hinrichsen, O., Über das Abreagieren usw. Zeitschr. f. d. ges. Neurol. u. Psych. **16.** 1913. S. 199.

Hirsch, G., Eine hysterische „Röntgenverbrennung". Monatsschr. f. Geburtsh. **36.** 1912. S. 335.

Hirsch, M., Schlaf, Hypnose und Somnambulismus. Deutsche med. Wochenschr 1895. Nr. 36.

Hirschlaff, Suggestivtherapie. Neue Rundschau. Mai 1911. S. 695.

Hitschmann, E., Freuds Neurosenlehre. Leipzig-Wien 1911.

Hoche, Handb. der forensischen Psychiatrie Berlin 1901.

Hofbauer, Über pathologische Atmungsformen. Schmidts Jahrb. **184.** S. 1.

Huchard, Caractère, moeurs, état mental des hystériques. Arch. de neurol. 1882.

Hüttenbach, Kombination organischer Nervenkrankheiten mit Hysterie. Deutsche Zeitschr. f. Nervenheilk. **30.** 1905.

Jahrb. f. psychoanalytische und psychopathologische Forschung, herausgeg. v. Bleuler u. Freud, redig. von Jung seit 1909.

Jahrmärker, Krankhafte Rausch- und Affektzustände. Monatsschr. f. krim. Psych. u. Strafrechtr. 1908. S. 26.

Jakowenko, Eine psych. Epidemie auf religiöser Grundlage. Psychiatrie d. Gegenw. (russ.). **5.** 1911. S. 191. Ref. Zeitschr. f. d. ges. Neurol. u. Psych. **Ref. 4.** S. 825.

Jamin, Über hysterisches Zittern. Münchner med. Wochenschr. 1905. S. 1070.

Janet, Aschaffenburg, Jung und **Jelgersma,** Théories modernes sur la génèse de l'hystérie. I. Intern. Kongr. f. Neurol. u. Psychiatrie. Amsterdam 1907.

Janet, · J., Hystérie et sonnambulisme. Rev. scientifique. 1888. S. 616.

Janet, P., L'état mental des Hystériques. **2.** Auflage. Paris 1911. Deutsche Übers. des 1. Bandes der 1. Aufl. von Kahane. Leipzig-Wien 1904.

Jaroscyński, Ein Fall von doppeltem Ich. Gaz. lekarska. 1909. Ref. Jahresb. f. Neurol. u. Psych. S. 678.

Jaspers, Heimweh und Verbrechen. Groß' Arch. **35.** S. 1.

Jaspers, Die phänomenologische Forschungsrichtung in der Psychopathologie. Zeitschr. f. d. ges. Neurol. u. Psych. **9.** 1912. S. 391.

Ibrahim, I., Über respiratorische Affektkrämpfe in frühem Kindesalter (Wegbleiben). Zeitschr. f. d. ges. Neurol. u. Psych. **5.** 1911. S. 388.

Jendrássik, Über den Neurastheniebegriff. Deutsche med. Wochenschr, 1909. Nr. 31.

Illoway, H., Ein Fall von hysterischer Darmparalyse (Paralysis intestinalis) von seltener Form. Arch. f. Verdauungskrankh. **18.** 1912. S. 303.

Jolly, Hysterie. Ziemssens Handbuch. Leipzig 1875.

Jones, E., The precise diagnostic value of allochiria. Brain 1907.

Ingelrans, Le syndrome de Moebius (Akinesia algera). Gaz. des hôpit. 1905. S. 783.

Jourdan, Hystérie et suicide. Rev. de l'hypnot. **23.** 1909. S. 144.

Isserlin, Die psychoanalytische Methode Freuds. Zeitschr. f. d. ges. Neurol. u. Psych. **1.** 1910. S. 52.

Jung, Die Freudsche Hysterietheorie. Monatsschr. f. Psych. **23.** 1908. S. 310.

Jung, C. G., und **Fr. Ricklin,** Diagnostische Associationsstudien. Journ. f. Psych. u. Neurol. **3.** 1904. S. 55.

Kafka, Zur Kenntnis der Gesichtsfeldeinschränkungen von hemianopischem Typus auf hysterischer Grundlage. Prager med. Wochenschr. 1908. Nr. 33.

Kauffmann, Über hysterisches Fieber. Zeitschr. f. d. ges. Neurol. u. Psych. **5.** 1911. S. 706.

Kausch, Beiträge zur Hysterie in der Chirurgie. Grenzgeb. d. Med. u. Chir. **17.** 1907. S. 469.

Kienböck, Angina pectoris hyst. Wiener klin. Wochenschr. 1904.

Klien, Psychisch bedingte Einengungen des Gesichtsfeldes. Arch. f. Psych. u. Nervenkrankh. **42.** S. 359.

Klieneberger, Gehörstäuschungen bei Ohrerkrankungen. Allg. Zeitschr. f. Psychiatrie. **69.** 1912. S. 285.

Klotz, M., Die Behandlung der Enuresis nocturna. Deutsche med. Wochenschr. 1912. Nr. 49.

Knapp, Simulation einer Tastlähmung. Deutsche med. Wochenschr. 1908. Nr. 22.

Knapp, The Reflexes in Hysteria. Journ. of nerv. and ment. dis. **37.** 1910. S. 93.

Knothe, Über das Wesen der Hysterie. Odessa 1910.

Köberlin, Zurechnungsfähigkeit der Hysterischen. Friedrichs Blätter. 1909.

Kohnstamm, A. und **Pinner,** Blasenbildung durch hypnotische Suggestion. Verhandl. d. Deutschen Dermatolog. Gesellsch. **10.** Berlin 1908.

Kohts, A., Einfluß des Schreckens auf die Entstehung von Krankheiten. Berliner klin. Wochenschr. 1873. Nr. 24.

Kollarits, Charakter und Nervosität. Berlin 1912.

Kollarits, Torticollis hystericus. Deutsche Zeitschr. f. Nervenheilk. **29.** 1905. S. 413.

Köllner, Störungen des Farbensinnes. Berlin 1912.

Kölpin, O., Hysterische Schlaf- und Dämmerzustände mit eigenartigen Augenstörungen. Neurol. Zentralbl. **29.** 1910. S. 226.

Krafft-Ebing, R. v., Zur Suggestivbehandlung der Hysteria gravis. Zeitschr f. Hypnot. **4.** 1896. S. 27.

Kraus, F., Die Abhängigkeitsbeziehungen zwischen Seele und Körper in Fragen der inneren Medizin. Ergebn. d. inn. Med. u. Kinderkrankh. **1.**

Kreuser, Psychische Wirkung des Erdbebens vom 16. November 1911. Psych.-neurol. Wochenschr. **14.** 1912/13. S. 369.

Kronfeld, A., Über die psychologischen Theorien Freuds und verwandte Anschauungen. Samml. v. Abhandl. z. psychol. Pädagogik. **3.** 1. Heft. 1912.

Krönig, Über die Bedeutung der funkt. Nervenkrankheiten für die Diagn. u. Therapie in der Gynäkologie. Leipzig 1902.

Kutner, R., Über katatonische Zustandsbilder bei Degenerierten. Allg. Zeitschr. f. Psychiatrie. **67.** S. 363.

Kuré, Ken, Psychisch ausgelöste paroxysmale Kammertachysystole. Deutsch. Arch. f. klin. Med. **106.** 1912. Heft 1 u. 2.

Lafon et Teulières, Mydriase hystérique. Nouv. iconogr. 1907. S. 243.

Landouzy, Traité complet de l'hystérie. 2. éd. Pairs 1848.

Langemak, Spastische Erkrankungen des Magendarmtractus. Zentralbl. f. d. Grenzgeb. d. Med. u. Chir. **5.** 1902. S. 399.

Lasègue, Anesthésie et ataxie hystériques. Arch. génér. de méd. 1864.

Laurent, L., De l'état mental des hystériques. Arch. clin. de Bordeaux. 1892.

Legrand de Saulle, Les hystériques. Paris 1883.

Leppmann, F., Über den Einfluß der Hysterie auf die Invalidenversicherung. Vierteljahrsschr. f. ger. Med. **37.** II. Suppl.-Heft Sitzungsber.

Levy-Suhl, Hypnotische Beeinflussung der Farbenwahrnehmung. Zeitschr. f. Psychol. **53.** S. 179.

Leyden, Schrecklähmung. Berliner klin. Wochenschr. 1905. Nr. 8.

Liébeault, Du Sommeil et des états analogues. Paris 1866.

Liébeault, Hypnotismus und Suggestionstherapie. Zeitschr. f Hypnot. **1.** 1892. S. 11.

Liégeois, J., Der Fall Chambige vor dem Schwurgerichtshof in Constantine (Algier). Zeitschr. f. Hypnot. **1.** 1892. S. 212.

Lilienfeld, Zwei Fälle von Schulterblatthochstand und Schiefhals bedingt durch hysterische Muskelkontraktion im Kindesalter. Zeitschr. f. orthop. Chir. **23.** 1909. S. 462.

Linenthal. Hysterical anaesthesia. Journ. of abnorm. Psychol. **5.** 1910. S. 20.

Lipmann, O., Die Spuren interessebetonter Erlebnisse usw. Leipzig 1911.

Lomer, G., Geschlechtliche Abnormitäten bei Tieren. Neurol. Zentralbl. **25.** 1906. S. 513.

Lomer, G., Liebe und Psychose. Wiesbaden 1907.

Löwenfeld, L., Über den sexuellen Präventivverkehr. Sexual-Probleme. **8.** 1912, S. 757.

Löwy, M., Die Hypochondrie und ihre Wurzeln. Prager med. Wochenschr. 1908. S. 766.

Löwy, Über eine Unruheerscheinung: Die Halluzination des Anrufes mit dem eigenen Namen (ohne und mit Beachtungswahn). Jahrb. f. Psych. u. Neurol. **33.** 1912. S. 1.

Lust, F., Zur Pathogenese der Rumination im Säuglingsalter. Monatsschr. f. Kinderheilk. **10.** Heft 1.

Maas, O., Beitrag zur Kenntnis hysterischer Sprachstörungen. Berliner klin. Wochenschrift. 1905. Nr. 48.

v. Mach, Ein Beitrag zur Psychologie der Zeugenaussagen. Arch. f. Kriminalanthr. u. Kriminalistik. **51.** 1913. S. 273.

Maier, H. W., Über katathyme Wahnbildung und Paranoia. Zeitschr. f. d. ges. Neurol. u. Psych. **3.** S. 555. 1913.

Mainzer, Mitteilungen über die Hysterie der Tiere. Neurol. Zentralbl. 1906. S. 441.

Marchand et Usse, L'idée pathologique du divorce. Ann. médico-psychol. **71.** 1913. S. 604.

Margulies, Zur Frage der Hystero-Epilepsie. Klin. f. psych. u. nerv. Krankh. **6.** 1911. S. 350.

Mathieu et Roux, La Sialorrhóe nerveuse. Gaz des hôpit. 1905. S. 759

Mathieu und Roux, Un cas d'hémorialémèse. Gaz. des hôpit. 1905. S. 891.

Matthies, Hysterischer Dämmerzustand mit retrograder Amnesie. Allg.'Zeitschr. f. Psych. **65.** 1908. S. 188.

Matzenauer, Hysterische Hautgangrän. 1904. S. 141.

Medea, A proposito dei disturbi trophici nell' isteria. Corriere sanitario. **21.** 1910. Nr. 47.

Merzbacher, L., Kasuistische Beiträge zur hysterischen Artikulationsstörung usw. Münchner med. Wochenschr. 1904 Nr. 33.

Meyer, E., Beziehungen der Hysterie zu den Erkrankungen der weiblichen Genitalorgane. Monatsschr. f. Geburtsh. u. Gynäk. **23.**

Meyer, O., Beiträge zur Kenntnis der Hysterie im Kindesalter. Jahrb. f. Kinderheilk. **62.** 1905. S. 173.

Meyer, S., Die Diagnose der Hysterie. Med. Klin. 1910. Nr. 7.

Meyer, S., Hysterie-Typen. Psych.-neurol. Wochenschr. **13.** 1911. Nr. 2 u. 3.

Meyer, S., Zur Hysterietheorie. Zeitschr. f. d. ges. Neurol. u. Psych. **5.** 1911. S. 216.

Meyer, S., Was charakterisiert die Hysterie? Med. Klin. 1909. Nr. 39.

Michailow, Zur Ätiologie der Neurasthenia sexualis beim Manne. Zeitschr. f. Neurol. **3.** 1909. S. 944.

Mills, The differential diagnosis of grave Hysteria etc. Journ. of nerv. and ment. dis. **36.** 1909. S. 401.

Minor, Hemispasmus glossolabialis. Festschr. f. Leyden. **1.** Berlin 1902. S. 443.

Mitchell, S. und **Spiller, W. S.,** A case of uncomplicated hysteria in the male, lasting 30 years. Journ. of nerv. and ment. dis. **31.** 1904. S. 625.

Mittenzwey, Versuch zu einer Darstellung und Kritik der Freudschen Neurosenlehre Zeitschr. f. Pathopsychol. **1.** 1912 und folgende.

Möbius, Über den Begriff der Hysterie. Zentralbl. f. Nervenheilk. 1888.

Möbius, Akinesia algera. Deutsche Zeitschr. f. Nervenheilk. **1.** S. 121.

Möbius, Weitere Erörterungen über den Begriff der Hysterie. Neurol. Beitr. Leipzig 1894. 1. Heft.

Moll, A., Hypnotismus. 4. Aufl. Berlin 1907.

Moll, A., Die Behandlung sexueller Perversionen mit besondrer Berücksichtigung der Assoziationstherapie. Zeitschr. f. Psychother. u. Psych. **3.** 1911.

Mörchen, Zur Frage des hysterischen Fiebers. Berliner klin. Wochenschr. 1908. S. 2220.

Müller, Ch., Über hysterische Selbstverletzung. Münchner med. Wochenschr. 1905. S. 1147.

Müller. E., Über eine einfache Methode zur Unterscheidung zwischen organisch und psychisch bedingten Sensibilitäts- und Motilitätsstörungen. Berliner klin. Wochenschr. 1903. S. 689.

Münzer, Psychische Epidemien. Med. Klin. 1911. Nr. 2.

Muralt, L. v., Zur Frage der epileptischen Amnesie. Zeitschr. f. Hypnot. **10.** 1902. S. 75.

Muskat, Die hysterische Skoliose. Grenzgeb. d. Med. u. Chir. **4.** 1901. S. 232.

Néri, Sur les caractères paradoxaux de la démarche chez les hystériques. Nouv. iconogr. de la Salp. 1908. S. 231.

Neumann, H., Die funktionellen Nervenkrankheiten des Kindesalters. Deutsche Klin. 1909.

Neutra, Über ein Ermüdungsphänomen bei Hysterie und Neurasthenie. Wiener klin. Wochenschr. 1904. S. 463.

Nißl, Hysterische Symptome bei einfachen Seelenstörungen. Zentralbl. f. Nervenheilk. u. Psych. 1902. Nr. 1.

Nobl, Universeller Haarschwund durch psychisches Trauma. Wiener klin. Wochenschr. **26.** 1913. S. 641.

Nonne und **Beselin,** Über Contractur und Lähmungszustände der Augenmuskeln bei Hysterie. Leipzig 1896.

Nonne, Über zwei durch zeitweiliges Fehlen der Patellarreflexe ausgezeichnete Fälle von Hysterie. Deutsche Zeitschr. f. Nervenheilk. **24.** 1903.

Nonne, Nachtrag. Deutsche Zeitschr. f. Nervenheilk. **25.** 1904. S. 487.

Nonne, Über Hystero-Epilepsie. Mitt. a. d. Hamb. Staatskrankenanst. **8.** 1905. Heft 2.

Nonne, Kombination von Grande hystérie und Tabes dorsalis. Neurol. Zentralbl. 1905. S. 142.

Noorden, C. v., Vagusneurosen. Char.-Ann. **18.** 1893. S. 249.

Oekonomakis, Zur Frage der Hysterie. Neurol. Zentralbl. 1909. S. 790.

Onanoff, La perception inconsciente. Arch. de neurol. 1890. S. 373.

Oppenheim, Tatsächliches und Hypothetisches über das Wesen der Hysterie. Berliner klin. Wochenschr. 1890.

Oppenheim, Die ersten Zeichen der Nervosität des Kindesalters. Berlin 1904.

Oppenheim, Psychasthenische Krämpfe. Journ. f. Psych. u. Neurol. **6.** S. 247.

Oppenheim und **Hoche,** Pathologie und Therapie der nervösen Angstzustände. Referate auf der 4. Gesellsch. Deutsch. Nervenärzte 1910. Deutsche Zeitschr. f. Nervenheilk. 1911.

Oettinger, Case of recurrent autohypnotic sleep etc. Journ. of nerv. and ment. dis. **35.** 1908. S. 129.

Parinaud, Anesthésie de la rétine. Bull. Acad. Roy. de méd. de Belgique. 1886.

Pelman, Psychische Grenzzustände. 2. Aufl. Bonn.

Pelz, Eigenartige Störung des Erwachens. Zeitschr. f. d. ges. Neurol. u. Psych. **2.** 1910. S. 689.

Pershing, Hysterical movements. Journ. of Amer. Med. Assoc. **44.** 1905. S. 447.

Pfister, H., Über Störungen des Erwachens. Berliner klin. Wochenschr. 1903. S. 384.

Pick, A., Hyperästhesie der peripherischen Gesichtsfeldpartien. Neurol. Zentralbl. 1906. S. 498.

Pick, A., Über eine eigenartige Lähmungsform bei Hysterie. Verhandl. XVIII. Kongr. f. inn. Med. 1904.

Pick, A., Über Hyperästhesie der peripherischen Gesichtsfeldpartien. Neurol. Zentralbl. **25.** 1906. S. 497.

Pick, A., Über Störungen motorischer Funktionen durch die auf sie gerichtete Aufmerksamkeit. Wiener klin. Rundschau. 1907.

Pick, A., Zur Lehre von den Störungen des Realitätsurteils bezüglich der Außenwelt. Zeitschr. f. Pathopsychol. **1.** 1911. S. 67.

Pitres, A., Leçons cliniques sur l'hystérie et l'hypnotisme. Paris 1891.

Plaut, Psychologische Untersuchung an Unfallskranken. Neurol. Zentralbl. 1906. S. 481.

Pollak, O., Über die respiratorische Kontraktion der Stimmlippen bei psychogenen Neurosen. Monatsschr. f. Ohrenheilk. **45.** 1911. S. 1107.

Pollak, Hyperemesis gravidarum. Grenzgeb. d. Med. u. Chir. **8.** 1905. S. 321.

Räcke, Über hysterische Schlafzustände. Berliner klin. Wochenschr. 1904. Nr. 51.

Räcke, Zwangsvorstellungen und Zwangsantriebe vor dem Strafrichter. Arch. f. Psychiatrie. **43.** Heft 3.

Räcke, Hysterisches Irresein. Berliner klin. Wochenschr. 1907. Nr. 10.

Raimann, Die hysterischen Geistesstörungen. Leipzig-Wien 1904.

Raimann und **Fuchs,** Ungewöhnlicher Fall von hysterischer Beinlähmung. Wiener klin. Wochenschr. 1909. Nr. 49.

Raimist, Ein Fall von dauernder hysterischer „Retentio urinae". Neurol. Zentralbl. 1907. S. 696.

Raimist, Hysterie. Zur Frage der Entstehung hysterischer Symptome. Berlin 1913.

Ranschburg, Das kranke Gedächtnis. Leipzig 1911.

Raymond, Anorexie hystérique. Journ. de méd. et chir. prat. **76.** 1905. S. 646.

Raymond, F., De l'anesthésie cutanée et musculaire. Rev. de méd. 1891. S. 389.

Redlich, Über ein eigenartiges Pupillenphänomen, zugleich ein Beitrag zur hysterischen Pupillenstarre. Deutsche med. Wochenschr. 1908. S. 313.

Reed, R., A case of hysteria in a girl of thirteen years, illustrating the mechanism of an hallucination. New-York Med. Journ. **95.** 1912. S. 994.

Régis, E., Simulation de la folie et syndrôme de Ganser. Rev. de méd. légale. **19.** 1912. S. 226.

Ribot, Das Gedächtnis. Hamburg-Leipzig 1882.

Richer, Etudes cliniques sur la grande hystérie. Paris 1885.

Ricklin, F., Zur Psychopathologie hysterischer Dämmerzustände und des Ganserschen Symptoms. Psych.-neurol. Wochenschr. 1905. Nr. 21/22.

Rimbaud und **Roger,** Polyurie nerveuse. Prov. méd. 1909. S. 36.

Rittershaus, E., Die Komplexforschung. Journ. f. Psych. u. Neurol. **15.** 1909. S. 63.

Rittershaus, E., Die „Spuren interessebetonter Erlebnisse" und die „Komplexforschung". Zeitschr. f. d. ges. Neurol. u. Psych. Orig. **8.** 1912. S. 273.

Rock, Beitrag zur Kenntnis der Alopecia neurotica. Derm. Wochenschr. **56.** 1913. S. 661.

Rohde, Zur Genese von „Anfällen" und diesen nahestehenden Zuständen bei sogenannten Nervösen. Zeitschr. f. d. ges. Neurol. u. Psych. Orig. **10.** 1912. S. 473.

Rohde, Ein Beitrag zur Psychologie der Fahnenflucht. Allg. Zeitschr. f. Psychiatrie. **68.** 1911. S. 377.

Romberg, Wesen und Bedeutung der Hysterie. Deutsche med. Wochenschr. **36.** 191. S. 777.

Róna, S., Zur Ätiologie der sogenannten spontanen hysterischen Gangrän auf Grund von 5 Fällen. Arch. f. Derm. **75.** S. 257.

Rothe, A. v., Pseudoappendicitis hysterica. Zentralbl. f. Chir. 1908. S. 338.

Roux, Jean-Charles, L'hystérie digestive. Caractères distinctifs et formes cliniques. Int. Beitr. z. Pathol. u. Ther. d. Ernährungsstör. **3.** 1912. S. 367.

Sabrazès et **Bousquet,** A propos d'un cas d'allocheirie sensorielle. Rev. neurol. 1905. Nr. 11.

Sachs, E., Über den sogenannten Hemispasmus glossolabialis der Hysterischen. Arch. f. Psychiatrie. **42.** S. 900.

Sakorraphos, Sur un cas d'occlusion intestinale d'origine hystérique. Progr. méd. 1904. Nr. 52.

Sänger, Neurasthenie und Hysterie bei Kindern. Berlin 1902.

Sänger u. Wilbrand, Neurologie des Auges. Wiesbaden. Seit 1900.

Sauvineau, Le ptosis paralytique dans l'hystérie. Rev. neurol. 1907. Nr. 3.

Sauvineau, La mydriase hystérique n'existe pas. Rev. neurol. 1906. Nr. 22.

Savill, Hysterical skin symptoms and emotions. Lancet. 1904. S. 273.

Schaikewicz, Über Akinesia algera. Neurol. Centralbl. 1907. S. 741.

Schaller, Einige Zahlen über Unfallneurose, Rente und Kapitalsabfindung. Stuttg. 1910.

Scheu, Hysterische Hüfthaltung mit Skoliose. Zeitschr. f. orthop. Chir. **14.** 1905. S. 233.

Schilling, Ein Beitrag zur forensischen Beurteilung degenerativer Geisteszustände. Ärztl. Sachverst.-Ztg. **19.** 1913. S. 188.

Schlesinger. H., Syphilitische und hysterische Pseudoosteomalacie. Deutsche med. Wochenschr. 1906. Nr. 1.

Schmidt, R., Fakire und Fakirtum. Berlin, Barsdorf 1908.

Schmidt, Zur Prognose und Symptomatologie der Kinderhysterie. Diss. Tübingen 1907.

Schneickert, Schmähbriefe einer Hysterischen. Arch. f. Kriminalanthrop. **36.** 1910. S. 144.

Schnyder, Définition et nature de l'hystérie. Genève 1907.

Schrenck-Notzing, Eine Geburt in der Hypnose. Zeitschr. f. Hypnot. **1.** 1892. S. 49.

Schultze, E., Über hysterische Hemiplegie. Deutsche med. Wochenschr. 1908. S. 544.

Schultze, E., Traumatische Hysterie bei Epilepsie. Med. Klin. 1909. Nr. 44/45.

Schultze und **Stursberg,** Neurosen nach Unfällen. Wiesbaden 1912.

Schwab, Ein Beitrag zum hysterischen Fieber. Monatsschr. f. Geburtshilfe. **28.** 1908. S. 414.

Schwarzwald, Beitrag zur Psychopathologie der hysterischen Dämmerzustände und Automatismen. Journ. f. Psych. u. Neurol. **15.** 1909. S. 89.

Scripture, Psychoanalysis and Correction of Character. Journ. of nerv. and ment. dis. **38.** 1911. S. 743.

Seifert, Über hysterische kutane und sensorielle Anästhesie und deren Folgen auf die willkürliche Bewegung und das Bewußtsein. Münchner med. Wochenschr. 1904. S. 2320.

Seiffer, W., Hysterische Skoliose. Char.-Ann. **28.** 1904.

Siefert, Über funktionelle Hemiathetose. Arch. f. Psychiatrie. **38.**

Sigwart, Selbstmordversuch während der Geburt. Arch. f. Psychiatrie. **42.** 1907. S. 249.

Sittig, O., Zur Kenntnis der Dysmegalopsie. Monatsschr. f. Psych. u. Neurol. **33.** 1913. S. 361.

Sittig, O., Ein Beitrag zur Kasuistik und psychologischen Analyse der reduplizierenden Paramnesie. Zeitschr. f. Pathopsych. **2.** 1913. S. 162.

Skliar, N., Zum Wesen der Hysterie. Zeitschr. f. d. ges. Neurol. u. Psych. Orig. **9.** 1912. S. 325.

Smith, E. B., A type of nervous vomiting in childhood. Lancet. 1911.

Sokolowski, Hysterie und hysterisches Irresein. Zentralbl. f. Nervenheilk. u. Psych. 1896. S. 302.

Sollier, P., Genèse et nature de l'hystérie. Paris 1897.

Sollier, P., Théorie physiologique de l'hystérie. Journ. de neurol. 1904. S. 1.

Sollier, P., Le soi-disant démembrement de l'hystérie. Journ. de neurol. 1909. S. 461

Souques, Monoplégie brachiale par électrisation etc. Rev. neurol. **18.** 1910. II. S. 138

Steffens, Über Hystero-Epilepsie. Arch. f. Psychiatrie. **39.** 1905. S. 1252.

Steinhausen, Über die physiologische Grundlage der hysterischen Ovarie. Deutsche Zeitschr. f. Nervenheilk. **19.** 1900. S. 370.

Stenger, Die traumatische Labyrinthneurose. Deutsche med. Wochenschr. 1905.

Stierlin, E., Nervöse und psychische Störungen nach Katastrophen. Deutsche med. Wochenschr. 1911. Nr. 44.

Stierlin, E., Über die medizinischen Folgezustände der Katastrophe von Courrières. Berlin 1909.

Stintzing, R., Hysterischer Mutismus in Verbindung mit hysterischem Asthma nach Unfall. Deutsche Zeitschr. f. Nervenheilk. **28.** 1905. S. 273.

Strauß, Über hysterische Skoliose. Grenzgeb. d. Med. u. Chir. **17.** S. 632.

Sträußler, Beiträge zur Kenntnis des hysterischen Dämmerzustandes. Über eine eigenartige, unter dem Bilde eines psychischen „Puerilismus" verlaufende Form. Jahrb. f. Psych u. Neurol. **32.** 1911.

Strohmayer, Über die ursächlichen Beziehungen der Sexualität zu Angst- und Zwangszuständen. Journ. f. Psych. u. Neurol. **12.** 1908.

Strohmayer, Kinderhysterie mit schweren Störungen der Lage- und Bewegungsempfindungen. Zeitschr. f. d. ges. Neurol. u. Psych. Orig. **10.** 1912. S. 599.

Strümpell, Zur Frage des hysterischen Fiebers. Deutsche Zeitschr. f. Nervenheilk. **30.** 1906.

Terrien, Accidents hystériques d'imitation. Progrès méd. 1906.

Tetzner, Fall von doppelseitiger hysterischer Nackenmuskelcontractur. Ärztl. Sachverst.-Ztg. 1905. S. 465.

Thomas, J. J., Hysterie in children. Journ. of nerv. and ment. dis. **35.** 1908. S. 210.

Thomsen, R., Zur Klinik und Ätiologie der Zwangserscheinungen usw. Arch. f. Psychiatrie. **44.** 1908. S. 1.

Tilanus, C. B., Hysterischer Schulterblatthochstand. Ned. Tijdschr. v. Geneesk. **56.** 1912. I. S. 410.

Tölken, Hysterische Contracturen. Zeitschr. f. klin. Med. **17.** S. 179.

van der Torren, J., Psychosen und Psychoneurosen auf dem Boden einer überwertigen Idee. Zeitschr. f. d. ges. Neurol. u. Psych. Orig. **9.** 1912. S. 91.

Trappe, Die hysterischen Contracturen usw. Mitt. a. d. Grenzgeb. ld. Med. u. Chir. **14.** 1908. S. 514.

Trömner, Gehstottern. Neurol. Zentralbl. 1906. S. 857.

Tuczek, Zur Lehre von der Hysterie der Kinder. Berliner klin. Wochenschr. 1886. Nr. 31 32.

Veraguth, Mikropsie und Makropsie. Deutsche Zeitschr. f. Nervenheilk. **24.**

Vogt, O., Zur Psychogenese hysterischer Erscheinungen. Arch. f. Psychiatrie. **31** (Sitz Berlin).

Vogt, O., Die direkte psychologische Experimentalmethode in hysterischen Bewußtseinszuständen. Zeitschr. f. Hypnot. Leipzig 1897.

Vogt, O., Sur la genèse et la nature de l'hystérie. XIII. Congr. intern. de méd. Arch. de psychiatrie. 1900.

Vogt, O., Spontane Somnambulie in der Hypnose. **6.** S. 80 und 287.

Vogt, O., Normalpsychologische Einleitung in die Psychopathologie der Hysterie. Zeitschrift f. Hypnot. **8.** S. 208.

Vogt, O., Zur Kritik der psychogenetischen Erforschung der Hysterie. Zeitschr. f. Hypnot. **8.** S. 342.

Vogt, O., Die möglichen Formen seelischer Einwirkung. Zeitschr. f. Hypnot. **9ff.**

Voß, G., Klinische Beiträge zur Lehre von der Hysterie. Jena 1909.

Voß, G., Zur Lehre vom hysterischen Fieber. Deutsche Zeitschr. f. Nervenheilk. **30.** 1906.

Vorster, Über hysterische Dämmerzustände. Monatsschr. f. Psych. **15.** 1904. S. 161.

Wallner, Strafanzeigen psychisch abnormer Personen. H. Groß' Arch. 1909. S. 249.

Walthard, M., Über die Bedeutung psychoneurotischer Symptome für die Gynäkologie. Zentralbl. f. Gynäkologie. 1912. Nr. 16.

Warda, Ein Fall von Hysterie usw. Monatsschr. f. Psych. u. Neurol. **7.** 1900. S. 301.

Warda, Zur Geschichte und Kritik der sogenannten psychischen Zwangszustände. Arch. f. Psychiatrie. **39.** 1902.

Warda, Zur Pathologie der Zwangsneurose. Journ. f. Psych. u. Neurol. **2.** 1903.

Warda, Zur Pathologie und Therapie der Zwangsneurose. Monatsschr. f. Psych. u. Neurol. **22.** 1907. Ergh.

Weber, Parkes, Über die Verbindung von Hysterie mit Täuschungssucht und die phylogenetische Auffassung der Hysterie als eine pathologische Steigerung (oder Erkrankung) tertiärer (nervöser) Geschlechtscharaktere. Arch. f. d. ges. Psych. **24.** 1912. S. 63.

Wendt, Ein Beitrag zur Kasuistik der Pseudologia phantastica. Allg. Zeitschr. f. Psych. **68.** 1911. S. 482.

Wertheim-Salomonson, Hysterische Hüfthaltung mit Skoliose. Deutsche Zeitschr. f. Nervenheilk. **19.** 1900. S. 87.

Werther, Über hysterische Hautnekrose usw. Derm. Zeitschr. **18.** 1911. S. 341.

Westphal, A., Traumatische Hysterie mit eigenartigen Dämmerzuständen und dem Symptom des Vorbeiredens. Deutsche med. Wochenschr. 1904. Nr. 1.

Westphal, A., Weiterer Beitrag zur Pathologie der Pupille. Deutsche med. Wochenschr. 1912. Nr. 38.

Westphal, A., Unter dem Bilde einer Ophthalmoplegia externa verlaufender Fall traumatischer Hysterie. Deutsche med. Wochenschr. 1905. Nr. 22.

Wetterstrand, O. G., Der Hypnotismus. Wien-Leipzig 1891.

Wetterstrand, O. G., Die Heilung des chronischen Morphinismus usw. mit Suggestion und Hypnose. Zeitschr. f. Hypnot. **4.** 1896. S. 9.

Wetterstrand, O. G., Über den künstlich verlängerten Schlaf. Zeitschr. f. Hypnot. **1.** 1892. S. 17.

Wick-Roth, Über Simulation von Blindheit und Schwachsichtigkeit und deren Entlarvung. Berlin 1907.

Widal, Lemierre et **Digne,** Polyurie hystérique et polychlorurie. Gaz. des hôpit. 1905. S. 279.

Widmer, C., Die Rolle der Psyche bei der Bergkrankheit und der psychische Faktor be-Steigermüdungen. Münchner med. Wochenschr. 1912. S. 912.

Williams, T. A., Genesis of hysterical status in childhood. Brit. Journ. of child. dis. **8.** 1911. S. 63.

Wilmanns, K., Die leichten Fälle des manisch-depressiven Irreseins usw. Volkmanns Vorträge. 1906. Nr. 434.

Wilson, Some modern french conceptions of hysteria. Brain. **33.** 1911. S. 131.

Wimmer, Über associierte und athetoide Bewegungsstörungen bei traumatischer Hysterie. Med. Klin. 1913. S. 15.

Winkler, Die forensische Bedeutung der Hysterie. Ref. Zeitschr. f. d. ges. Neurol. u. Psych. **1.** 1910. S. 552.

Wollenberg, Der psychische Moment bei der Neurasthenie. Deutsche med. Wochenschr. 1906. Nr. 17.

Wölfflin, Über ein seltenes Gesichtsfeldsymptom bei Hysterie. Arch. f. Augenheilk. **65.** 1910. S. 309.

Woltar, Wandertrieb bei einer Hysterischen. Prager med. Wochenschr. 1904. S. 565.

Woltar, Über rinden-epileptischen ähnliche Krämpfe hysterischer Natur. Prager med. Wochenschr. 1904. S. 673.

Wundt, W., Hypnotismus und Suggestion. 2. Aufl. Leipzig 1911.

Zentralblatt für Psychoanalyse seit 1910.

Ziehen, Th., Zur Lehre von den psychopathischen Konstitutionen. Char.-Ann. von **29.** 1902 ab bis 1912.

Ziehen, Th., Die Geisteskrankheiten des Kindesalters. Berlin 1904 u. 1906. 2. u. 3. Heft.

Zilocchi, Neurastenia costitutionale e] psicastenia. Giornale [di [Psich. chin. e tecn. manic. **35.** Nr. 3.

Zingerle, Über transitorische Geistesstörungen und deren forensische Beurteilung. Juristisch psych. Grenzfragen. **8.** 1912. Heft 7.

Sachregister.